Ear Reconstruction

耳再造术

原书第2版

原著 〔巴西〕Juarez M. Avelar　主译 薛 峰 蔡 震　主审 霍 然 潘 博

中国科学技术出版社
· 北 京 ·

图书在版编目（CIP）数据

耳再造术：原书第 2 版 /（巴西）华雷斯·M. 阿维拉尔（Juarez M. Avelar）原著；薛峰，蔡震主译 . — 北京：中国科学技术出版社，2023.7

书名原文：Ear Reconstruction, 2e

ISBN 978-7-5236-0084-9

Ⅰ . ①耳… Ⅱ . ①华… ②薛… ③蔡… Ⅲ . ①耳疾病—耳鼻喉外科手术 Ⅳ . ① R764.9

中国国家版本馆 CIP 数据核字 (2023) 第 037654 号

著作权合同登记号：01-2022-6441

策划编辑	靳 婷 焦健姿
责任编辑	靳 婷
文字编辑	冯俊杰 魏旭辉
装帧设计	佳木水轩
责任印制	徐 飞

出 版	中国科学技术出版社
发 行	中国科学技术出版社有限公司发行部
地 址	北京市海淀区中关村南大街 16 号
邮 编	100081
发行电话	010-62173865
传 真	010-62179148
网 址	http://www.cspbooks.com.cn

开 本	889mm×1194mm 1/16
字 数	265 千字
印 张	13
版 次	2023 年 7 月第 1 版
印 次	2023 年 7 月第 1 次印刷
印 刷	北京盛通印刷股份有限公司
书 号	ISBN 978-7-5236-0084-9/R·3013
定 价	168.00 元

译者名单

主　译　薛　峰　山东第一医科大学附属省立医院（山东省立医院）

　　　　蔡　震　四川省医学科学院·四川省人民医院

主　审　霍　然　山东第一医科大学附属省立医院（山东省立医院）

　　　　潘　博　中国医学科学院整形外科医院

副主译　胡守舵　北京中西医结合医院

　　　　郭万厚　华北理工大学附属医院

　　　　谢　祥　北京大学第三医院

　　　　李学川　上海交通大学医学院附属瑞金医院

译　者　（以姓氏笔画为序）

　　　　马文超　唐山煤医尚美整形美容医院

　　　　王　伟　华北理工大学附属医院

　　　　王　宇　北京协和医学院整形外科医院

　　　　王　彤　华北理工大学附属医院

　　　　王　恒　华北理工大学附属医院

　　　　孔祥虹　成都八大处医疗美容医院

　　　　包明菲　唐山煤医尚美整形美容医院

　　　　刘　莹　北京中西医结合医院

　　　　李　行　秦皇岛潘纳茜医院

　　　　李宏文　北京协和医学院整形外科医院

　　　　李学川　上海交通大学医学院附属瑞金医院

　　　　李淼淼　河南省人民医院

　　　　张来鑫　华北理工大学附属医院

　　　　张家瑞　华北理工大学附属医院

　　　　陈再洪　四川省医学科学院·四川省人民医院

　　　　陈晓芳　北京中西医结合医院

　　　　周增丁　上海交通大学医学院附属瑞金医院

　　　　孟　真　山东第一医科大学附属省立医院（山东省立医院）

胡守舵　北京中西医结合医院

姚　程　中国医学科学院整形外科医院

郭万厚　华北理工大学附属医院

姬东硕　北京中西医结合医院

盛　阳　四川省医学科学院·四川省人民医院

崔　玮　四川省医学科学院·四川省人民医院

韩　星　北京中西医结合医院

谢　祥　北京大学第三医院

蔡　震　四川省医学科学院·四川省人民医院

薛　峰　山东第一医科大学附属省立医院（山东省立医院）

内容提要

　　本书引进自 Springer 出版社，由巴西耳再造专家 Juarez M. Avelar 精心编著，为全新第 2 版。全书共 18 章，着重探讨了先天性小耳畸形修复重建手术的原则、围术期的设计、护理、手术步骤、术后并发症的预防、翻修手术及术后远期随访等内容。著者在前一版的基础上，拓展了耳屏及外耳道重建、后天性耳缺损修复重建、招风耳及巨大耳的矫正，不仅引证了大量文献，还融入了自身临床工作的经验与反思，展示了丰富的手术相关图片。本书对想要开展和已经开展耳再造综合治疗的医生具有重要的临床参考价值，对小耳畸形领域的初学者有良好的引导作用，已从事耳再造多年的整形科、耳鼻咽喉科医生亦可从中获得经验并查漏补缺。

主译简介

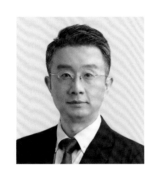

薛 峰

主任医师，整形外科博士，硕士研究生导师，山东第一医科大学附属省立医院（山东省立医院）烧伤整形美容外科。中华医学会整形外科分会耳再造学组委员，山东省医学会医学美学与美容分会委员，山东省医院协会整形美容专业委员会主任委员，耳畸形－国家多中心项目专家组成员，中国康复医学会修复重建外科专业委员会第八届青年委员会委员，中华医学会整形外科分会第十九次全国学术交流会耳整形与再造专业学术工作组委员，中华医学会整形外科分会第十九次全国学术交流会眼部美容专业学术工作组委员，山东省医学会医学鉴定专家库成员，山东省住院医师规范化培训质量控制专家组成员。从事整形美容外科专业 20 余年，致力于体表器官再造、体表肿瘤手术、瘢痕修复及美容外科，特别在先天性小耳畸形的耳廓再造及其他耳廓畸形的修复整形、美容外科方面积累了丰富的经验。参与省自然基金项目 2 项，获国家发明专利 4 项，在 SCI 期刊及国内核心期刊发表论文多篇。

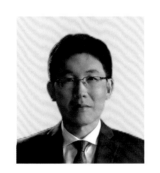

蔡 震

主任医师，硕士研究生导师，整形外科博士，四川省医学科学院·四川省人民医院整形外科主任。中华医学会医学美学与美容分会第八届委员，中华医学会整形外科学分会第八、九届青年委员，中华医学会整形外科学分会耳再造学组委员，中华医学会医学美学与美容分会脂肪学组委员，中华医学会医学美学与美容分会美容技术学组委员，《中华整形外科杂志》第七届通讯编委，《中华医学美容美学杂志》第六届编委，《中国美容整形外科杂志》第九届编委，得克萨斯大学西南医学中心、匹兹堡大学医学中心与梅奥医学中心整形外科访问学者。从事整形修复、体表器官再造和美容外科临床工作，尤其擅长耳再造及各种耳畸形矫正手术。

中文版序一

在整形外科专业领域，耳廓的各种先天性畸形和外伤性畸形或缺损是比较常见的疾病，由于耳廓立体结构和解剖亚单位的复杂，其修复再造手术极具挑战性和专业乐趣。近40年来，医学技术不断创新发展，为整形外科带来了良好的机遇。耳廓整形技术作为整形外科一个非常有代表性的亚专业，在国内外一代又一代整形外科医生的不懈努力、探索和创新下取得了长足进步，同时也吸引了一批年轻优秀的整形外科医生专研其中。

薛峰教授带领的主译团队均毕业于北京协和医学院整形外科医院外耳整形再造中心，他们博士毕业数年，当年的莘莘学子已成长为国内各大医院整形外科的骨干，同时也带领着各自的团队在整形外科的道路上不断前行，在耳廓再造及其他耳廓畸形修复方面历经较为漫长的学习和训练，已堪当重任。

鉴于目前有关耳再造及耳廓整形可供学习的参考专著较少，巴西 Juarez M. Avelar 医生是巴西首屈一指的耳再造与耳廓整形专家，在该领域耕耘多年，积累了丰富的经验，其编著的 *Ear Reconstruction* 恰为国内整形外科医生提供了学习借鉴国外耳廓再造与整形现状的机会。2005年，他曾到访中国，来北京八大处整形医院外耳中心进行短期学术交流，我和他就耳廓再造支架材料的选择有过深入探讨，彼此留下了深刻的印象。时光荏苒，这部凝聚 Juarez M. Avelar 教授多年耳廓整形经验的心血之作必定可以令国内整形外科医生从中获益。

欣慰于年轻译者团队的进步，更欣喜于整形外科亚专业耳廓整形再造专业的后继有人，言由心生，是以为序。

中国医学科学院北京协和医学院整形外科医院　蒋海越

中文版序二

耳再造术是整形外科最为困难复杂的手术之一，需要整形外科医生多年的经验，熟练掌握各项整形外科基本技术与操作。

1920 年，Gillies 把经过雕刻的肋软骨埋植于乳突区皮下，之后再掀起，并用颈部皮瓣覆盖掀起后产生的创面，这一操作使 Gillies 成为近代小耳畸形外科治疗的先驱。此后虽有一些医生应用此法并对其进行改进，但因效果不佳且易产生并发症等原因停滞不前。现代应用自体肋软骨分期进行耳再造正式开始于 20 世纪 50 年代中期，Tanzer 把这一技术推向高峰。

巴西是人口大国，耳畸形患者很多。Juarez M. Avelar 是巴西耳再造整形专家，自 20 世纪 70 年代起开始进行耳再造整形工作，至今积累了极其丰富的临床经验。

20 世纪 80 年代初，宋儒耀教授推出适合当时我国国情的一期耳再造手术后引起轰动，国内的整形医生相继采用此法进行耳再造手术，虽然此法后来随国情变化逐渐演变成现在广泛应用的皮肤扩张法分期耳再造手术，但至今仍有一些患者适用此法再造。Juarez M. Avelar 医生早期的耳再造手术，也是倾向于使用自体肋软骨块雕刻出新耳廓支架，应用颞浅筋膜瓣覆盖完成一期耳再造手术。

现代耳再造手术，通常分 3～6 期完成，应用皮肤扩张法的耳再造手术也需要 2～3 期完成。Juarez M. Avelar 医生则在大多数情况下将耳再造手术分为二期完成，一期取肋软骨雕刻支架，埋植于乳突区皮下形成耳廓；一期术后半年进行二期手术，主要为修复，手术相对较小。2005 年夏季，Juarez M. Avelar 医生访问中国医学科学院整形外科医院，观看了我做耳再造手术的整个过程。早在 20 世纪 80 年代，我已拜读过他的文章，此后就更留意他在耳再造方面的成就与著作了。

由 Juarez M. Avelar 编著的 *Ear Reconstruction* 如今已更新至第 2 版，全书共 18 章，全方位、毫无保留地展示了耳再造整形手术的各个细节。耳再造有两个要素：支架与皮肤。Juarez M. Avelar 医生在支架方面主要应用自体肋软骨，皮肤方面则在耳后乳突区埋入支架前进行即时皮肤扩张。

在小耳畸形患者中，如果耳后无毛发皮肤面积大，再造手术较容易施行，术后效果往往也较好。但许多小耳常伴有颅颌面等部位的畸形，导致发际线低下，耳后无毛发皮肤很少等，手术就会变困难，再造耳的效果也不会理想。

近年来我国在耳整形再造方面发展很快，许多青年医生都想尽快掌握这方面的技术。虽然许多论著或学术会议甚至网络上经常会介绍这方面的内容，但多数医生只能看到不太详细的手术方法介绍，以及类似广告展示的术后几乎完美无缺的效果图。这些只能在耳后皮肤条件好的患者身上才能实现，然而平时我们接触到的多是局部皮肤条件不好的患者，因此也就不大可能做出那样完美的效果。针对这些患者，有些医生的选择是不做，而选择做这些手术的医生也不会把手术效果图展示在图书期刊或会议交流上。显然这样不利于青年医生的全面认知。

Juarez M. Avelar 医生在书中详细介绍了耳再造的手术要点，如在埋入耳软骨支架时，使用特殊的器械将支架通过分离的皮下隧道埋入，这样使得手术的创伤变得很小，也减少了皮下血肿等并发症；在供区取肋软骨时尽量保留软骨膜，防止胸壁的继发性凹陷等。

在病例的选择上，Juarez M. Avelar 医生不仅对许多局部皮肤条件好的先天性小耳畸形患者施行耳再造手术，也对那些无毛发皮肤量少或伴有严重颅颌面部畸形导致发际线低下、残耳偏前下方的患者，在细致分析患者畸形的前提下，制订手术方案，为他们施行耳再造手术。

书中对外伤性耳畸形修复的描述很多，这部分患者残伤耳的表现形式多种多样，有的周边皮肤留有严重瘢痕，重建相当困难。但他仍然比较成功地为患者进行了再造修复手术。

在图片展示方面，Juarez M. Avelar 医生把效果好的、差的、不理想的，甚至存在组织坏死的情况都毫无保留展示出来。事实上，大多整形医生也都有这样的经历，对于许多耳后皮肤条件不好的患者，再造出来的耳廓不大理想。但现实中，多数医生却只愿意展示完美的图片，而对效果较差的术后图片有所保留，仅在讨论中轻描淡写地写上几句。这对青年医生全方位了解耳再造整形手术并没有太大帮助。只有像 Juarez M. Avelar 医生这样，毫无保留地全方位显示术后图片，才能使得青年医生充分认识耳再造手术的复杂和困难，促进他们不断努力，熟练掌握并改进耳再造的手术方法。

本书从相关解剖、畸形分类开始，对耳整形各方面进行了细致论述，除重点对小耳畸形的再造手术进行介绍外，也对术后并发症的防治做了详细描述。著者坚持对术后患者进行随访，时间最长者为 40 年，使我们对耳再造术后的长期变化有了直观了解。对广大有志于耳再造整形手术的医生来说，本书确实是一部不可多得的参考书。

中国医学科学院北京协和医学院整形外科医院　庄洪兴

中文版序三

　　以先天性小耳畸形为代表的耳廓畸形是整形外科的常见病，耳廓再造与整形手术是一项非常有挑战性的手术，是整形外科的代表性手术之一。近年来，随着经济文化及生活水平的提高，人们对容貌和形象美的认知和要求不断提高，国内外整形外科专业日益发展壮大。作为整形外科分支之一的耳廓整形专业也引起越来越多整形外科医生的关注。

　　薛峰医生作为山东省立医院整形外科的优秀医生，多年来一直在耳廓再造及其他耳廓畸形整形方向积极探索和努力，在先天性小耳畸形的耳廓再造及其他耳廓畸形的修复手术方面做了大量工作，取得了良好效果，受到了同行及患者的一致好评。

　　医学科学进步的推动力之一是不断的交流、互通有无。我国与国际整形外科的疾病谱、手术模式等方面大体一致，但也各有特色，在耳廓再造与整形方面亦然。很高兴薛峰医生在进行耳廓再造与整形的临床工作之余，将巴西耳廓再造与整形权威专家的这部专著引入到国内，让国内的整形外科同道们能够深入了解巴西耳廓整形技术的现状。希望国内日益增多的对耳廓整形感兴趣的同道，能够通过这部专著汲取国外医生在耳廓整形方面的优势，借鉴其中的经验教训，在耳廓再造与整形的道路上不断进步！

山东第一医科大学附属省立医院（山东省立医院）　霍　然

原书序一

  耳再造对整形医生来说是具有挑战性的事情。耳部细微的软骨结构、薄弱的表面皮肤，以及与面部特征相平衡的特征不易仿造。在我的整个职业生涯中，我乐此不疲地研究不同的耳部先天性畸形和外部损伤领域，这也是我之前出版各种著作的主要方向。在这一领域，我们通常会遇到一些难点，如瘢痕组织、皮肤覆盖较差、软骨残余及患者的个性化要求。无论是先天缺损和还是后天创伤，以上所有的因素都有可能导致治疗结果不尽如人意。尽管如此，仍会有勇敢之人站出来迎接这些挑战。Juarez M. Avelar 医生就是这样一位先驱者，他不仅是一位优秀的学者，更是一名经验丰富的外科医生。他在书中向读者全方位展示了耳再造手术，从诊断到各式各样的治疗技术和策略，系统阐述了如何矫正耳部的各个复杂部分，提出了诸多值得称赞的解决方案。更令人欣慰的是，著者一生都在不断探索，他克服了许多困难并获得了令人满意的结果，使耳再造术不断完善，直至成为完美的艺术。

Ivo Pitanguy, MD

原书序二

本书第 1 版成功展示了国际整形外科医师协会对耳再造术的研究兴趣，也证明了本书著者 Juarez M. Avelar 医生的远见卓识。在本书第 1 版的序言中，我曾着重强调了外科医生专业技术和持续培训学习的重要性，以便尽可能为每位患者寻找完美的治疗方案，从而达到最佳的治疗效果。此外，外科医生的耐心也非常重要，它可以帮助医生雕刻出最佳的软骨结构，但仅仅有耐心并不能达到最佳效果，还需要细心处理软组织，细致进行术后护理，并在处理过程中仔细观察，这些对达到最佳效果至关重要。在此次著作中，我们发现，手术效果近乎完美的外科医生们几乎一生致力于自身所在的领域。本书讲述了 Juarez M. Avelar 医生的部分故事，我为他的全部工作成果感到骄傲。我曾与他共事过一段时间，深感他对工作孜孜不倦的热情，他一直以留名医学史为奋斗目标，他也一直为实现这一目标而不断努力着，对此我深感钦佩。

Jorge M. Psillakis, MD

译者前言

2020 年初秋，中国科学技术出版社的编辑找到我，说有一部耳廓整形外科专业方面的英文专著，问我是否有兴趣翻译出版中译本，因为他们知道我一直在做耳再造和其他耳廓畸形方面的工作。一听说耳再造，我立刻产生了浓厚的兴趣。我从事耳廓再造与整形已整整 17 年，能翻译这方面的专著，于我而言意义非凡。

我询问起这本专著和作者的相关信息，才知道 *Ear Reconstruction* 由巴西权威耳再造 Juarez M. Avelar 专家撰写。

巴西？耳再造专家？这些似曾相识的词语将我的思绪带回到了 2005 年。那时，我正在中国医学科学院北京协和医学院整形外科医院就读博士研究生。整形外科医院是国内乃至世界整形外科专业规模最大的专科医院，因地处北京石景山区八大处路，也被称为北京八大处整形医院。医院于 1957 年由著名整形外科专家宋儒耀教授带领团队创建，是中国最早的集医疗、教学、科研于一体的整形外科专科中心，是中国整形外科事业的摇篮之一，是中国整形外科的国家级平台。

2004 年，整形外科医院在全国只招收 10 余名博士，我有幸成为其中的一员。能在这样的平台读博士，大家自然非常珍惜，心无旁骛、不辞辛苦，一边临床实践做手术，一边总结临床经验、撰写学术论文。我的导师庄洪兴教授是中国整形外科的知名专家，是中国耳再造和耳廓整形手术的开创者。我读博士时才发现，原来小耳畸形和其他耳廓畸形的患者竟然这么多！寒暑假是学生整形的旺季，我们经常要在好几个手术室来回忙碌，轮流操作，大家通力协作，互相帮忙。每天要做一二十台手术，往往做到半夜。虽然有时会感到疲惫，但每天都有收获。在手术台上，看着老师精湛的手术技艺造就了一个又一个逼真的耳朵，在赞叹之余，我备受鼓舞，希望尽最大努力将所学的知识和技能转化成自己的临床能力。

读博士三年期间，这种高强度、长时间的工作节奏极大锻炼了我，使我的专业技能得到了很大提升。直到今天，我一直保持着这种旺盛的精力和高强度工作状态，同事们甚至送我"劳模"的绰号。当我在工作中遇到了困难或感到疲惫时，我总会回想起当年导师专注做手术的神态，并又有了前行的力量。多年之后，回首那段拼命三郎似的奋斗时光，仍让我感慨不已。读博期间的历练为我的职业生涯奠定了坚实的基础，也为翻译这部医学著作埋下了伏笔。

2005 年夏季的一天，时任医院外耳中心的蒋海越副主任找到我，说："有位巴西耳再造专家来医院参观，你英语好，带他到手术室参观一下庄洪兴主任的手术吧"。巴西？耳再造专家？要知道，我导师的耳再造手术在国内首屈一指，巴西专家的到访参观令我对这位巴西专家充满了好奇。给他当翻译，带着他参观导师的手术，实在是与他交流专业问题的难得机会。我清楚地记得，那天我非常激动，带着他观摩了庄老师好几台耳再造手术。他对庄老师的手术很感兴趣，问了很多专业问题。但是，那位巴西专家的耳再造手术水平到底怎么样，我一直无从知晓。

机缘巧合，现在我竟然有机会参与翻译这部专著，终于可以直接了解这位巴西权威耳再造专家和他的耳廓再造与耳畸形手术了。我先研读了一下这部专著的原版，对巴西耳再造与耳廓整形的情况有了大致了解。巴西耳再造与耳廓整形的疾病谱与我国相近。书中著者详细描述了与耳再造相关的解剖学基础、先天性耳廓畸形的分类、手术原则、手术设计、术后处理、耳屏重建、外耳道重建等内容。先天性小耳畸形是其中的重点，正如耳再造大师 Brent 等众多整形外科专家所言：外耳整形与再造手术对于大多数整形医生来说都具有很大的挑战性。

原著中展示了丰富多样的病例及手术前后照片，面对每一个手术，医生都会在职业道德和责任感的推动下尽自己最大努力朝着最好的方向去做，但依然难以获得完美的效果。而在翻译过程中，译者尊重原著，如实体现了著者的工作成果。

我国耳廓整形专业日益发展，正是由于同仁们的不懈努力。我们欣喜地看到，每年的整形外科学术会议上总会有我国整形外科专家关于耳再造与耳廓整形的精彩展示，不断有越来越多的医生对耳再造与耳廓整形专业产生兴趣并加入其中，队伍越来越强大。这恰恰是我们决定翻译本书的重要原因。

博采众长，取长补短，方能不断超越自己。通过这部著作，我们可以了解巴西整形现状，并由此了解世界的整形趋势，其中一些手术案例非常值得我们学习和借鉴。"学，然后知不足"，希望有志于耳再造与耳廓整形的同仁通过本书能有所收获、有所启发。更期待这部著作能架起我国整形与国际整形沟通的桥梁。若如此，作为本书译者的我们倍感欣慰。

参与本书翻译的各位医生都毕业于北京八大处整形医院耳再造中心，毕业后分别在国内各大医院从事耳廓整形相关工作，经过多年历练，都成长为医院的中坚力量。作为北京协和医学院毕业的博士，我们都曾在耳再造中心受到老师们的精心指导和培养，他们高超的技艺和高尚的职业操守深深影响着我们。"谁言寸草心，报得三春晖"。现如今我们将这部专著翻译出来，作为学生们共同努力的小小成果，向当年培养我们的老师做一次集体汇报。饮水思源、拙木成材是对老师们的最好回报。

这部中译本是团队协作的结果。外科医生的工作必须要有很好的团队协作精神，手术无论大小，都需要医生、医护人员良好的通力配合。同样，参与本书翻译的成员虽然都在国内不同医院工作，但是共同的求学经历和共同的理想，让大家克服重重困难，有条不紊地完成了翻译工作。这部著作内容专业性很强，难度也非常大，翻译团队成员为此付出了艰辛的努力，做出了无私奉献，因篇幅所限，不再一一列出，在此表示衷心的感谢！需要特别感谢导师庄洪兴教授和蒋海越院长，作为中国耳再造与耳廓整形领域的开创者和引领者，他们对本书的翻译出版给予了很多关爱和严谨细致的指导，并提出了宝贵意见，这些都是鼓舞我们完成这项工作并不断前行的巨大动力！此外，还要衷心感谢两位主审专家霍然、潘博教授，作为国内整形领域和耳再造方面的知名专家，他们在繁忙的工作之余抽出时间给予了高屋建瓴的指导，为本书增色不少，一定可以让众多在耳廓整形道路上前行的医生们受益匪浅。

由于本书内容涵盖广泛，加之中外术语规范及语言表达习惯有所差异，中文翻译版可能存在疏漏和欠妥之处，恳请读者批评指正，不吝赐教。

山东第一医科大学附属省立医院（山东省立医院） 薛　峰

原书前言

由于 *Ear Reconstruction* 得到了国际整形外科医生们的广泛认同，Springer 出版社出版了本书第 2 版。在漫长的职业生涯中，我在这一领域引入了诸多技术。在第 1 版中，每章都会阐述我引入的技术，各章均着重于技术点，强调手术的实用性、可重复性和成功性，同时还为更多外科医生提出了能够继续扩充知识储备和技能的建议，使他们在整形外科的亚专科中找到各自所长。因每位患者呈现出的耳部畸形各不相同，这就要求医生必须解决患者特殊的问题，这是一个持续性的挑战。自从事该领域研究开始，我就不是在简单地探索新的治疗技术，而是在手术中不断创新，以期达到合适的美学效果。在我发表的论文及参与编写的著作章节中，或者我在巴西及其他国家演讲时，我都会对新的方法进行描述。

全新第 2 版详细阐述了一些新的主题，这些主题均围绕耳再造展开，包括耳廓的具体解剖学、耳屏重建、术前的手术计划、二次重建、穿刺及人或动物咬伤造成的耳损伤修复和重建、耳部截断后的处理、患者的术后护理、手术结果的后续随访分析，以及用于招风耳手术耳廓修复的耳廓重建、外耳道重建、改善面部轮廓的耳廓缩小成形术等。因此，在全新版本中读者会发现一些新的主题，可以帮助他们充实相关知识、改善手术结果。可以说，新版本对前一版做了全面补充。

操作娴熟的整形医生选择熟知的手术技术进行手术并不能保证耳再造达到最好的效果。整形外科医生必须谨记，要细致分析患者畸形状况、仔细推敲手术设计，耳再造后必须平等对待每位患者的随访。需要重点强调的是，不同患者的瘢痕组织具有个体化的反应，即从一个区域到另一个区域可能会出现各自不同的变化。由于软骨组织无法形成血管，进行耳再造的每一个过程都是持续性挑战。基于以上考虑，在计划手术前应评估先前手术留下的瘢痕（见相应章节）。同时，为了构建皮瓣，进行皮肤切口及损伤都是很难的任务，这也是手术中基础且必要的环节。

此外，还要告诉外科医生的是，进行耳再造并不是考虑如何采用常规的手术，因为每位患者都是不同的，会呈现出各种未知的畸形，而且这些患者还可能会出现特殊异常并伴有心理问题，因此必须在术前进行充分分析。尽管有以上考虑，每位整形外科医生都必须对手术结果保持谨慎，必须意识到达到良好美学效果并不意味着患者及家属一定会满意。这种观点是基于对再造耳的外部判断和对手术结果的个人分析。由于这种主观性，再造耳更多考量的是新器官的空间投影，而非众所周知的技术。

Juarez M. Avelar

São Paulo, Brazil

目　录

第1章 耳再造术相关的外耳解剖结构
Surgical Anatomy with Regard to Ear Reconstruction

Juarez M. Avelar　Thiago M. Avelar　著
陈再洪　蔡　震　译

一、概述

耳廓结构复杂，位于头颅两侧的中央，其构造特殊：菲薄的皮肤覆盖一片状软骨。双侧耳廓本质上是两个独立的解剖结构，每侧都有丰富的血管分布，却罕有血管从一侧耳廓穿向对侧。它们作为附属器官对面部轮廓有重要美学意义，这使它们拥有独特的结构、定位与方位。

菲薄皮肤覆盖耳廓表面95%，具有独特的纹理、组织学、弹性、颜色与厚度特征。耳廓外观为卵圆形，垂直长度（5.8～6.3cm）大于水平长度（3.2～3.6cm），其形状、大小、方位、外部结构都大有不同，在测量时需要仔细评估（图1-1）。Avelar与Bocchino曾在1989年提出，正常的耳廓与头部侧方成角20°～30°，乳突与耳平面夹角20°～30°，耳甲腔－乳突角常为90°。

人类耳廓呈现出一些未知的特点和功能，对于外科医生来说，创造出一个完美结构耳廓仍然是一个挑战。

当人失去一只耳朵时，功能性听力可能受损，证明了外耳对听觉功能的重要性。笔者的先天性耳畸形患者中，75%表现为与此相关的听力障碍，这是由于内部解剖结构改变造成，无法通过耳廓重建、甚至是外耳道重建来改善。

Gillies与Milard在1957年将耳的外观形容为一个问号，或许他们意在强调这一器官有许多尚未被人熟知的功能和属性。笔者曾描述人耳的形状与胚胎或胎儿的相似程度，这种近似不仅在于形状，因为耳廓的血管分布与宫腔内的胚胎也很相似（Avelar，1986，1997，2003，2013）。众所周知，出入胚胎和胎儿的动静脉循环经由位于其凹陷部的脐带，而耳廓的血液供应经由凹陷部的耳甲，此解剖特征是笔者外耳重建技术的基本原则（Avelar，1979，2011，2013）。

人的耳廓有两面：前外侧面显示其特殊的隆起与褶皱结构（图1-1），背面则较为隐蔽。

二、方法

外耳由数个解剖结构组成，以下结构需要重点说明：①耳廓支撑结构；②表面皮肤；③内在肌肉；④动静脉血液供应；⑤感觉神经分布。

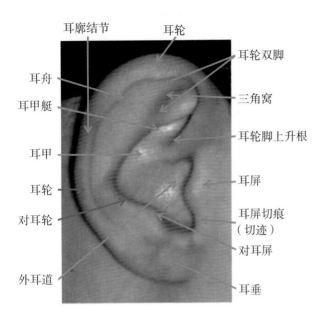

▲ 图 1-1　普通耳廓前侧的解剖结构及其美学和功能要素

（一）耳廓支撑结构

耳廓软骨是一种特殊的解剖结构，其独特之处在于人体其他部位没有类似的结构。其厚度不均，表面呈特定不规则性，表现在每个人身上都

是如此，因此耳再造手术中，创造耳廓立体结构是恒久的挑战（图 1-2）。褶皱和弯曲构成了特征性的耳廓单位，每个人是不同的，这些解剖分布对个人身份识别都具有重要意义，在利用自体肋软骨耳再造时需将其充分呈现（Avelar，2000a，b）。先天耳畸形患者的残余耳廓软骨的形状和大小多种多样，笔者以此为特征将其分类（图 1-2）（Avelar，1986，2011，2013）。

耳廓软骨是具有坚固成分的片状软骨，可固定与颞骨深部，从而在耳廓的前后部之间形成一个解剖分隔，不仅如此，它还分离了耳廓两侧的血管（图 1-2），从而在耳廓两侧形成丰富的血管网，呈现出特定的分布，对手术大有帮助。

在急诊室首次接诊存留蒂部的耳廓撕裂伤患者时，该血管分布尤其重要，建议将撕裂的耳段缝合至原位，即使是少量的蒂也能从其血管网带来足够的血供。因此有必要提及 Gillies 原则："将正常的组织复位到正常的位置，并将其牢牢固

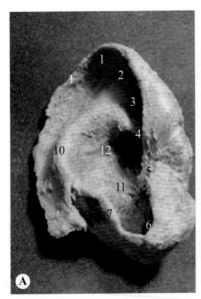
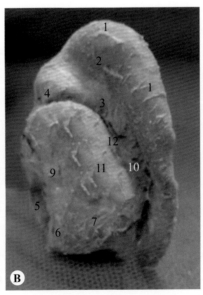
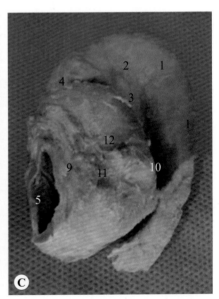

▲ 图 1-2　耳软骨的解剖

A. 外耳的正面及其解剖结构。B. 耳廓软骨的解剖单位。C.（耳廓）用肋软骨雕刻的耳廓框架及其解剖单位，用于全耳再造。1. 耳轮；2. 对耳轮脚；3. 三角窝；4. 耳轮脚上升根；5. 耳屏；6. 耳屏切迹；7. 对耳屏；9. 外耳道；10. 对耳轮；11. 耳甲腔；12. 耳甲艇

定"（Gillies 和 Millard，1957）。

但是，在部分或整个耳廓组织已离断的情况下，笔者并不推荐第一时间在急诊室将其原位缝合，因为组织存活概率甚微。这一点十分重要，在本书中笔者将用一整章内容阐述。仅有少量小血管（主要血管网的一部分）可以从一侧耳廓的软骨穿至另一侧，通常不超过3条，为前血管和后血管。

耳廓软骨两面均被覆一层菲薄、结实、规则且黏附的软骨膜，容易与软骨分离。需要特别注意，在每次耳廓手术中都要仔细操作，使用合适的手术器械来保护软骨膜。软骨膜牢固附着于软骨，但在耳轮及耳廓褶皱等部位则附着更紧密。从成年人身上看到，除了悬垂于耳廓下部的耳垂，软骨决定着外耳的形状和大小。软骨组织紧紧地围绕在颞骨的骨管周围，形成一个隧道，即外耳道。耳软骨由肌肉和韧带包绕，是软骨移植的良好供区。切取耳廓软骨时，软骨膜必须保留，不得损伤或切除。耳廓软骨移植适用于鼻整形、二期鼻整形、鼻部分再造、耳部分再造、眼睑与眶底再造。笔者曾移植巨大复合体（软骨、软骨膜、皮下组织和皮肤）用于鼻和耳的部分再造，这种移植需要精细的术后护理才能取得成功（Avelar 等，1984）。

由于软骨组织内无血管形成，软骨移植新的受区必须有足够丰富的血运，促使软骨表面形成新的软骨膜。因此，瘢痕组织形成部位不适合软骨移植，因其受区血供受限。基于此，软骨移植需要良好的血管灌注，以供应软骨组织必需的营养物质。

耳软骨除了构建外耳的框架，对内耳结构形成也很重要。耳软骨沿乳突自外向内连续生长，形成外耳道，覆有一层特殊的皮肤组织，直至鼓膜。虽然耳廓重建是"外部工作"，但是需要考虑它与内部结构，即中耳和内耳的关系，这对大多数后天性和先天性畸形的患者十分重要（图1-3）。因此，耳鼻喉科医师和语音治疗师在手术团队中的作用十分重要（Baudet，1972，1973；Baudet 等，1972；Davis，1987；Destro 和 Speranzini，1994；Lewis 和 Fowler，1979；Mladick 等，1971；Nahai 等，1978；O'Toole 等，2008；Schonauer 等，2004）。

（二）覆盖的皮肤

耳廓表面覆盖的皮肤分为三类，分别覆盖于耳前皮肤、耳后皮肤和耳垂。

1. 耳前皮肤

耳廓前表面被覆组织较特殊，由薄层的皮肤覆盖耳甲、耳舟和卷曲的支撑结构。该部位皮肤最贴近软骨（图1-1）。在皮肤和软骨之间，仅有一层菲薄的软骨膜和极薄的皮下脂肪层，血管神经分布其中，构成复杂网络。由于此处血供丰富，可以放心地设计旋转皮瓣，此时，软骨膜下平面是剥离的最佳平面，几乎无出血。

该处皮肤无毛发生长且高度敏感，属于性敏感带。然而，随着年龄增长，耳屏和对耳屏可出现毛发生长。外耳道内表面覆有丰富的耵聍腺和毛囊（图1-3）。

2. 耳后皮肤

耳廓后方皮肤类型与耳前方不同，其质地柔软平滑，可在颅耳沟的耳软骨骨架表面滑动，较耳前皮肤厚。该处覆盖软组织的分层表现为一种有趣的结构，皮肤下方为两层分布类似的脂肪层。根据笔者对腹壁解剖结构的描述，人体所有体表部位都是这样（Avelar，1986，1989a，2016）。浅层（疏松结缔组织）较固定，包含大的脂肪细胞和垂直皮肤的微小血管（后文也将提到；Avelar，1989b，2016）。然而深层（层状结

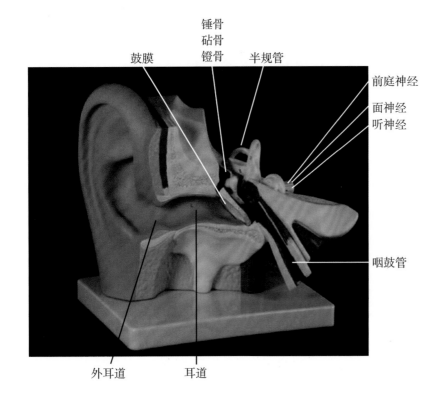

锤骨
砧骨
镫骨

鼓膜　　　　　　　半规管

前庭神经
面神经
听神经

咽鼓管

外耳道　　　耳道

◀ 图 1-3　巴西耳科研究所的外耳、中耳和内耳解剖模型，用于向患者示教说明

构）贴在软骨上，由数层结构构成。由于脂肪层的存在，耳后皮肤可轻易在耳廓骨架表面滑动。两层脂肪之间为筋膜，内有复杂的神经血管网络交叉。

3. 血管结构

耳后血液供应有 2 个来源：①浅层血管网来自耳后动脉；②深层的血供来自颈外动脉分支。

(1) 表浅血管网——来自耳后动脉的分支，供应耳廓后方组织。在设计皮瓣时，必须对这些解剖结构做彻底（充分）的术前评估。

(2) 深部血供来自颈外动脉分支。由于该耳廓背面深部血管的存在，使得多种皮瓣的制作成为可能。这些皮瓣可以穿过耳软骨转移到（转移修复耳前部）耳前部，也可以用来修复位于耳廓的小缺损（图 1-4）。

制作这些皮瓣时，术者必须考虑到来自颈外动脉分支的深部血供，这些分支独立于来自耳后动脉的血管结构，穿行于耳甲软骨后方和乳突前

缘之间。

耳廓后方的皮肤是全层皮肤移植的理想供区，是用于眼睑重建最柔软的皮肤，还可应用在面部的其他区域。耳廓后方皮肤允许大部分切除用于皮肤移植，只要操作仔细，就不会损坏供区，并能通过连续缝合关闭切口，这是笔者在耳重建二期手术的首选植皮供区。耳廓后方除了可以用作岛状皮瓣供区，甚至可以从颅耳沟切取皮肤和皮下组织进行大型复合组织移植（Avelar 等，1984）。

4. 耳垂

耳垂通常位于耳廓下段，但与耳廓其他部分的组织不同。耳垂质地柔软，前后两侧都有薄层皮肤覆盖。两层皮肤之间为特殊的脂肪组织及其独立的血管结构，该血管结构还供应耳廓下段组织。

尽管耳垂无软骨组织，但在完全耳离断及无耳畸形的重建手术中笔者会在同一软骨支架上将

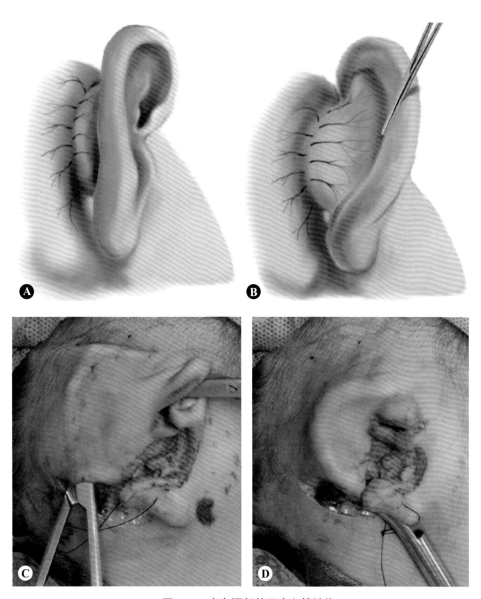

▲ 图1-4　来自深部的耳廓血管结构

A和B. 来自颈外动脉分支的小血管，这些血管由深及浅自乳突前缘灌流至耳廓后方；C. 术中照片显示右侧小耳畸形患者制备皮下腔穴；D. C形器械穿过该皮下隧道，保护再造的耳甲免受破坏

耳垂雕刻出来。在这些情况下，由于术后皮肤组织回缩，仅用皮瓣重建耳垂可能不会带来成功的效果。

（三）肌肉

在耳外科手术中，有两组肌肉可用于治疗或修复术后并发症或进行二次重建：耳外肌和耳廓邻近部位肌肉。

1. 耳外肌

人类的耳外肌一直被认为是更原始动物的遗迹和无用的残留结构。事实上，这些肌肉在狗、马、牛和许多其他动物身上都非常发达且活跃。它们负责调整耳朵的方向，以提高听力和注意力。但人的耳外肌非常单薄，因此耳朵的活动度非常小。

在试图理解这些肌肉对于人和动物的作用差

异时，就需要着重研究比较解剖学。本章描述的内容较粗略，仅提供人类耳外科手术相关的信息。人耳廓肌肉大体可分为内在肌和外在肌两组。

内在肌位于耳廓内部，与韧带协同作用，维持耳廓的位置和形态（图1-5）。

耳屏和对耳屏上还附着其他肌肉，起到舒张和收缩的括约肌作用，可控制声音进入外耳道。笔者注意到，招风耳具有发达的耳内在肌，可在耳廓的一段和另一段之间产生强大的牵引力，带来重要的改变，即减少耳廓褶皱投影，使其变得平坦。

对外耳道缺如的重度小耳畸形患者进行耳再造手术时，耳内在肌是始终存在的。它们附着于残耳软骨组织的深层结构上，必须在一期手术将其切除。事实上，这些肌肉和残留的韧带牢固地嵌在深部骨骼结构的骨膜中，即正常耳朵外耳道的位置。

外在肌的一端嵌于耳甲软骨背面，形成强韧的肌腱（图1-5）。因此，该嵌入点毗邻韧带，外在肌的其他末端附着于颅骨及面部的其他结构。

其位置、形态和活动均作用于固定并维持耳的位置。虽然外在肌相当扁平、短小且发育不全，但它们显著加强耳的基底。由于耳廓90%暴露于体表，所以其基底部需要强有力的固定。外在肌有上、后、前三块肌肉，无下方肌肉，均由面神经支配。

2. 耳上肌

耳上肌最发达，纵向的肌纤维上半部分附着于耳甲后方，下半部分位于肌腱上，上极附着于颞筋膜深层（图1-5）。

3. 耳后肌

耳后肌较上方肌小，肌纤维从耳甲软骨后方的肌腱水平延伸，到达肌腱后端（附着于乳突区）（图1-5）。

4. 耳前肌

耳前肌比其他外在肌都小，其后端嵌入耳甲后方的肌腱，前端嵌入颧弓（图1-5）。

（四）动脉血管

耳廓及其毗邻区域由两种类型的动脉血管：

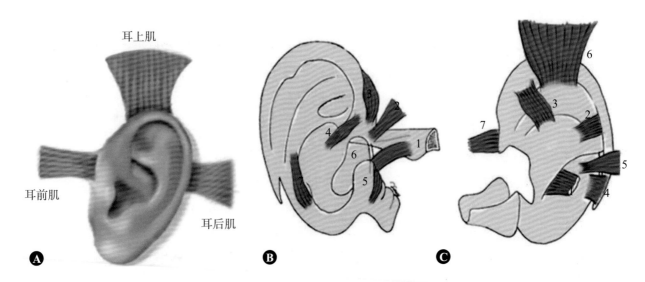

▲ 图1-5 耳的内在肌、外在肌及韧带的示意图

A. 耳的外在肌：耳上肌、耳前肌、耳后肌；B. 右耳的耳软骨前侧：1. 耳前韧带；2. 外上韧带；3. 大耳轮肌；4. 小耳轮肌；5. 耳屏肌；6. 锥状肌；7. 对耳屏肌；C. 耳软骨的后侧：1. 耳后韧带；2. 耳廓横肌；3. 耳廓斜肌；4. 耳轮切迹肌；5. 耳后肌；6. 耳上肌；7. 耳前肌

浅动脉和深动脉。

1. 浅动脉

浅动脉血管是耳廓主要的血管网，来自 3 条颈外动脉（external carotid artery，ECA）分支：颞浅动脉（superficial temporal artery，STA）、耳后动脉（posterior auricular artery，PAA）、枕动脉（occipital artery，OA），还有其他颈外动脉分支。

耳廓及其毗邻区域的主要血管为几种皮瓣和软骨皮瓣提供了极好的条件。这些动脉供应耳的皮肤表面和耳廓（Avelar，1977，1989a，1997，2013）。颞浅动脉是耳廓重要血管之一，在耳廓上半部分、颞区表面和耳前区的血液供应最为重要。耳后动脉和枕动脉来自颈外动脉，供应耳廓后方、颅耳沟。此三条主要动脉分成许多分支，为耳廓及乳突、颞区、耳前区和耳廓下方提供丰富血运。根据 Testut 和 Jacob（1975）的观点，耳后动脉和颞浅动脉形成了各种各样的分支。对耳廓进行解剖后，笔者发现这些血管在进行耳部再造时对制作皮瓣和筋膜瓣非常重要（Avelar，1977，1978）。

2. 深动脉

耳廓的更多血管供应来自其深部，位于韧带和软骨周围，数个分支血管来自 4 条主要动脉：颞浅动脉、耳后动脉、枕动脉及上颌动脉（来自颈外动脉的耳深支）（图 1-4）。

来自以上 4 条动脉的血管形成了丰富的浅层血管网，该血管网十分重要，并且独立于前述的浅动脉血管网。这些血管来自深层组织，走行垂直于皮肤表面，连续包绕耳软骨。在小耳畸形的耳廓重建以及耳缺损修复手术中须利用此解剖结构。乳突前缘可作为动脉血液供应由深及浅的参考标志（图 1-4）。

因此，在先天畸形的耳再造术中不应破坏乳突前缘，避免对深动脉造成任何损伤。

三、小耳畸形患者的血管结构

小耳畸形患者的残耳结构的解剖与其他先天畸形大不相同。存在部分残留软骨组织的先天性耳廓畸形称为"小耳畸形"，其解剖结构不同于正常耳。研究畸形耳廓的解剖学，不仅需要讨论组织的大小，还要考虑到血管结构的高度变异。只要有机会，都应对伴随小耳畸形的尸体进行解剖学研究。

根据笔者的研究，所有手术都需要特别仔细操作，研究解剖结构的复杂变异。关于血管结构，值得一提的是，来自颈外动脉的 2 个分支都存在，但表现为特殊的分布。颞浅动脉分支供应耳前皮肤和颞区头皮，有时颞浅动脉穿行远离耳廓区域。耳后动脉表现出一些难以描述的变异。但是，需要注意残耳结构的血管并不接收来自耳后动脉的血供。残余软骨组织的所有血管供应都来自包绕外耳道的深层骨的浅面血管。如有外耳道缺如，则会在其原位出现颞骨凹陷。源自深部组织的血供经过此凹陷，供应至残余软骨组织和局部皮肤。所以，小耳畸形的结构删除有特殊的血管结构，独立于颞浅动脉和耳后动脉。血管来自深层结构，到达耳廓皮肤，与耳后动脉分支形成广泛的血管网络。血管呈几个伞样的拱形，因其来自深部，与乳突上缘平行（图 1-4）。

由于这种血管分布，在耳再造术中不应破坏再造耳的中心，因为此区域是再造耳廓的血管蒂部。从一根动脉开始几个分支血管分布到周围并供应皮肤，所有血管平行穿过局部皮肤。所以可以在设计皮瓣的同时保护好来自深部组织的良好血管结构（图 1-4）。

当进行皮肤潜行剥离重建耳廓时，上述信息非常重要。因此，由于皮肤血管损坏、皮瓣制作困难，耳廓上任何手术瘢痕都会成为棘手的问题。但这并不意味着不能进行任何手术。手术设计时应避免使瘢痕位于皮瓣中部。手术瘢痕将阻止血管形成，皮瓣末端血运将受到严重损害。所以，皮瓣制作一定要慎重。

（一）静脉循环

静脉与同名动脉伴行，提供耳及耳周区域的血液回流。静脉数量多于动脉，每条动脉伴行 2 条静脉，有时也会有 1 条或 3 条。所有静脉血液都回流至颈外静脉。

（二）神经支配

耳廓及其毗邻接受神经支配，以形成必要的运动和感觉功能。支配耳肌的神经主要有三组：耳大神经、面神经和耳颞神经（图 1-6）。面神经穿经腮腺时分出一大片纤维，可归纳为五组。后上组纤维源自面神经颞支，穿出腮腺后，位置变得表浅，在距离耳屏软骨前缘 5mm 处向上移行，支配耳前肌和一些耳内在肌。该神经的上部纤维继续垂直支配耳上肌和耳后肌。

现已有面神经在耳廓及其毗邻区域活动的详细记载。此处动静脉交感性舒缩和分泌功能或许是由来自三叉神经的纤维形成的。感觉功能也很重要，进行耳廓的任何类型手术都需要对其进行研究。耳大神经是主要的神经，它接收来自第二和第三颈神经（C_2 和 C_3）的纤维（图 1-6）。在面部提升手术中，进行颈侧壁皮肤剥离时或许能看见该神经。耳大神经在胸锁乳突肌后缘开始走行表浅，并沿之向上走行，位于其腱膜和颈阔肌或颈浅筋膜（颈阔肌腱膜的延伸）之间。耳大神经向前上方走行，跨过颈静脉后分成两组纤维，即前支和后支。前支到达耳垂，再细分为几个较小的分支，提供耳廓外侧下半部分的感觉（图 1-6），后支达到乳突表面。因此，耳大神经的任何损伤都会损害耳下半部分的感觉功能。

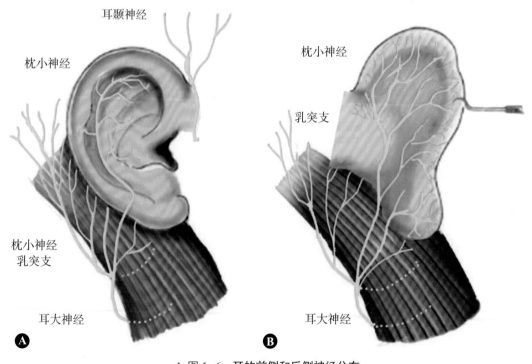

▲ 图 1-6 耳的前侧和后侧神经分布
A. 前侧；B. 后侧

耳廓前外侧表面的感觉来自耳颞神经。该神经同时提供耳廓前外侧部分和耳轮前部的感觉（图1–7）。外耳道的前壁和上壁由耳大神经支配，后壁由耳颞神经支配。

（三）讨论

耳的解剖学对耳廓修复重建至关重要，它尤其涉及耳廓软骨的解剖单位及耳廓的皮肤覆盖和血管分布。耳廓软骨的特殊结构赋予该器官一种独特的形态。由于软骨内无血管分布，修复耳廓的微小缺损以及整个耳廓的重建都非常具有挑战性，正如Gillies（1920）首先报道，重建耳廓的缺损部分时，必须遵循这些规程。

由于先天和后天耳廓畸形多种多样，需要经过特定的手术方法达到满意效果。保证耳廓血供是手术的基本步骤。三条主要动脉（颞浅动脉、耳后动脉和枕动脉）提供所有组织的主要血供，并参与形成重要的浅表血管网络（Avelar，1977，1978，1989b）。此外，另有一深部血管网穿过乳突前缘到达耳廓，在耳再造手术中很有用。皮肤潜行剥离必须十分仔细，以保留再造耳的中央区域，此处将作为再造耳的蒂部。

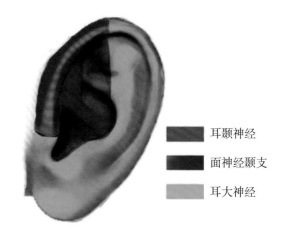

耳颞神经
面神经颞支
耳大神经

▲ 图1–7 耳前感觉神经分布示意

四、结论

介绍耳的解剖学目的在于提供关于建立皮瓣及软骨瓣相关的基本信息，以便修复先天性和后天性耳畸形。颞浅动脉、耳后动脉和枕动脉为皮瓣提供重要的表浅血管网，来自乳突前缘深部组织的血供为再造耳廓的蒂部提供重要的血管支持。进行后天性耳畸形耳再造时，将在外耳道附近形成再造耳的蒂部，且无须在外耳道后缘潜行剥离。进行先天性耳畸形的重建时，耳廓的蒂部将位于再造耳的投影中心。

参考文献

[1] Avelar JM (1977) Reconstrução total do pavilhão auricular num único tempo cirúrgico (total reconstruction of the auricular pavilion in one stage). Rev Bras Cir 67:139-149

[2] Avelar JM (1978) Reconstrução total da orelha numa única cirurgia. Variação técnica. Folha Médica (Br) 76:457-467

[3] Avelar JM (1979) Microtia: simplified technique for total reconstruction of the auricle in one single stage. In: Fonseca Ely J (ed) Transactions of the seventh international congress of plastic and reconstructive surgery. Cartgraf, Rio de Janeiro, p 353

[4] Avelar JM (1986) Surgical anatomy and distribution of the subcutaneous tissue on human body. (Anatomia cirúrgica e distribuição do tecido celular no organismo humano). In:

Avelar JM, Illouz YG (eds) Lipospiração. Ed. Hipocrates, São Paulo, pp 45-57

[5] Avelar JM (1989a) Regional distribution and behavior of the subcutaneous tissue concerning selection and indication for liposuction. Aesthet Plast Surg 13:155-165

[6] Avelar JM (1989b) Retalho da fascia craniana (gálea). Anatomia, planejamento e aplicação cirúrgica. In: Avelar JM (ed) Cirurgia Plástica na Infância. Ed. Hipocrates, São Paulo, pp 314-326

[7] Avelar JM (1997) Surgical anatomy of the auricle. Creation of the Auricle. Ed. by Avelar JM, Ed. Hipócrates São Paulo; (11): 21-35

[8] Avelar JM (2000a) Cirurgia Plástica: Obrigação de meio e

não obrigação de fim ou de resultado, vol 7. Ed. Hipocrates, São Paulo, pp 237-265

[9] Avelar JM (2000b) Individualidade. In: Avelar JM (ed) Cirurgia Plástica: Obrigação de meio e não obrigação de fim ou de resultado, vol 7. Ed. Hipocrates, São Paulo, pp 239-265

[10] Avelar JM. (2003) Correcao de Orelhas em Abano. In: Melega JM, Baroudi R, eds. Cirurgia plástica fundamentos e arte: cirurgia estética. Rio de Janeiro: Medsi;. P. 271-280

[11] Avelar JM (2011) Deformidades Congênitas da Orelha-Microtia; Cirurgia Plástica, p.349-364; Editor: Dr. Sérgio Carreirão; Editora Atheneu, Rio de Janeiro 978-85-388-0223-5

[12] Avelar JM (2013) Surgical anatomy of the ear and neighboring regions. In: JM A (ed) Ear reconstruction, vol 1. Springer, Heidelberg/New York, pp 1-14

[13] Avelar JM (2016) Anatomy of the abdominal panniculus. In: JM A (ed) New concepts on abdominoplasty and further applications, vol 2. Springer Int Pub, Switzerland, pp 19-30. doi:10.1007/978-3-319-27851-3_3

[14] Avelar JM, Bocchino F (1989) Anatomia da orelha. In: Avelar JM (ed) Cirurgia Plástica na Infância, vol 2. Ed. Hipocrates, São Paulo, pp 283-286

[15] Avelar JM, Psillakis JM, Viterbo F (1984) Use of large composite grafts in the reconstruction of deformities of the nose and ear. Br J Plast Surg 37:55-60

[16] Baudet (1972, 1973), Baudet et al. (1972), Davis (1987), Destro and Speranzini (1994), Lewis and Fowler (1979), Mladick et al. (1971), Nahai et al. (1978), O'Toole et al. (2008) and Schonauer et al. (2004) Baudet J (1972) La reimplantation du pavillon de l'oreille mutile. Nouv Press Med 5:344

[17] Baudet J (1973) Successful replantation of a large severed ear fragment. Plast Reconstr Surg 51:82

[18] Baudet J, Tramond R, Goumain A et al (1972) A propos d'un procede original de réimplantation d'un pavillon de Toreihe totalement separe. Ann Chir Plast 17:67-69

[19] Davis J (1987) Anotia. In: Davis J (ed) Aesthetic and reconstructive otoplasty. Springer, New York, pp 451-458

[20] Destro MWB, Speranzini MB (1994) Total reconstruction of the auricle after traumatic amputation. Plast Reconstr Surg 94(6):859-864

[21] Gillies HD (1920) Plastic of the face. H. Frowde, Hodder Stoughton, London Gillies H, Millard DR (1957) The principles and art of plastic surgery. Little. Brown, Boston, pp 302-317

[22] Lewis EC, Fowler JR (1979) Two replantations of severed ear parts. Plast Reconstr Surg 64:703-705

[23] Mladick RA et al (1971) The pocket principle: a new technique for the reattachment of a severed part. Plast Reconstr Surg 48:219-223

[24] Nahai F, Hurteaus J, Vasconez LO (1978) Replantation of an entire scalp and ear by microvascular anastomosis of only one artery and one vein. Br J Plast Surg 31:339

[25] O'Toole G, Bhatti K, Masood S (2008) Replantation of avulsed ear, using a single arterial anastomosis. J Plast Reconstr Aesthet Surg 61:326-329

[26] Schonauer F et al (2004) Three cases of successful microvascular ear replantation after bite avulsion injury. Scand J Plast Reconstr Surg Hand Surg 38:177-182

[27] Testut L, Jacob O (1975) Anatomia topográfica, vol I. Salvat Editores S.A, Barcelona, pp 35-63

第2章 耳部先天性畸形的分类
Classification of Congenital Anomalies of the Ear

Juarez M. Avelar 著

崔 玮 蔡 震 译

一、概述

耳畸形可分为两大类：先天性和后天性（后天性耳畸形将于第 11 章详述）。先天性畸形与人体其他部位有复杂联系，是耳廓重建的重要领域。由于耳畸形的临床表现多种多样，术前需要对其进行分类。通常，先天性耳畸形常伴随身体其他部位的畸形，根据 Nishimura 和 Tanimura 于 1976 年的报道，它发生于胚胎发育的关键阶段，即人类受孕后第 3—12 周之间。胚胎第 6 周左右，源于外胚层增厚部位的 6 个丘状隆起开始随着耳的发育而生长（Rogers，1974），此阶段可精确到孕 8—12 周（Avelar 和 Bocchino，1989）。由于合并胚胎发育障碍，耳廓形态发育不良（包括耳软骨缺损或缩小）的患者，可伴随出现 1 个、2 个、3 个或多个相关病变。

术前需要进行详细的查体以明确所有的畸形。可根据明确诊断和其他器官合并畸形制订耳重建手术计划（Converse，1968）。有必要对耳部先天畸形和身体其他部位的合并畸形进行综合考虑。

二、遗传

在巴西耳科研究所接受治疗的 576 例耳软骨缺损或缺失的先天性耳畸形患者中，仅有一对亲兄弟同时患有小耳畸形。因此，2 位患者（0.34%）出现家族异常，似乎是存在家族遗传的有力证据。事实上，根据 Melnick 和 Myrianthopoulos（1979）的描述，几乎没有证据表明患病个体的家族聚集性。另一方面，在笔者研究所接受耳重建手术的 400 多位先天性耳畸形患者，在术前或术后结婚，未出现子女患小耳畸形或其他任何耳廓畸形。因此，笔者有充分理由得出结论，先天性耳畸形不具有遗传性。

通常父母会在先天性耳廓缺陷患儿出生后数周前来咨询，寻求解决方案。他们焦虑异常，因为他们在亲戚中从未见到此类畸形。除了担心孩子的身体异常，他们常常十分关注其遗传性。笔者可以明确告诉他们耳廓畸形在患者亲属中的发生率，让他们获取足够的信息来决定将来是否再次妊娠（Converse，1968；Derlacki，1969）。

三、先天性耳畸形的分类

在图 2-1 中，我们可以对 6 位不同作者的分类进行比较，其中包括每组分类在不同时期的临床特点。先天性耳畸形有不同的临床表现，在耳廓重建的计划和实施过程中应加以识别。笔者一直关注先天性耳畸形的分类，试图术前确认每种类型。Avelar 的分类是 43 年观察与研究的成果，对耳廓重建计划和实施十分有用。在过去 10 年里，其他畸形分组得以鉴别并纳入先前的分类中。在此期间，每个畸形分类都与其他分类形式进行对比分析。Avelar 分类是对每个患者切除的剩余软骨进行组织研究和分析的结果，它结合了胚胎学、解剖学、功能、临床表现和手术原理，即耳廓和身体其他器官之间的相互关系。

先天性耳廓畸形分为五类：无耳畸形（图 2-2）、耳廓发育不全（图 2-3）、重度小耳畸形（图 2-4）、中度原位型小耳畸形（图 2-5）和中度异位型小耳畸形（图 2-6）。除了畸形产生的耳廓巨大变化外，众所周知，还存在许多与之相关的其他畸形，这是由于胚胎发育过程中人体所有器官和区域同时发育。

手术的成功源自正确的诊断，从而能采用与之相关的术式，毕竟任何耳缺损的修复都不像常规手术那样简单。这个概念便是手术治疗耳部缺陷的关键，因为每种缺陷都需要经过充分分析，评估残余组织，最终完成重建手术计划（Avelar，1977，1979，2013）。

根据 Rogers（1974）报道，1929 年，Marx 根据耳廓畸形严重程度分为 Ⅰ、Ⅱ、Ⅲ度，与合并畸形无关。此后的 Avelar 分类（Avelar，1986，1989）用于鉴别不同耳畸形和伴随畸形。经过细致的临床评估，旧分类中增加了更多的信息（Avelar，2011，2013）。目前的分类是基于胚胎学、解剖、功能、临床表现和外科基础，从而鉴别耳及身体其他部位的畸形，改进相关的术式。

应用胚胎学特点的原因是一些畸形与身体其

		Converse （1963）	Pitanguy （1967）	Rogers （1968）	Tanzer （1975）	Melnick （1979）	Avelar （2011）
耳软骨缺如	无外耳道					无耳畸形	无耳畸形
	存在外耳道和耳屏						耳发育不全
耳软骨减少			"典型"小耳畸形	小耳畸形	小耳畸形	小耳畸形	重度小耳畸形
		小耳畸形	耳甲耳轮附件瘘管	杯状耳垂耳	环缩耳	垂耳、杯状耳、隐耳	中度小耳畸形 A—原位型 B—异位型
耳软骨较正常增大						巨耳	巨耳
正常大小		招风耳	招风耳	招风耳	招风耳	招风耳	招风耳

▲ 图 2-1　先天性耳畸形 6 种分型的比较

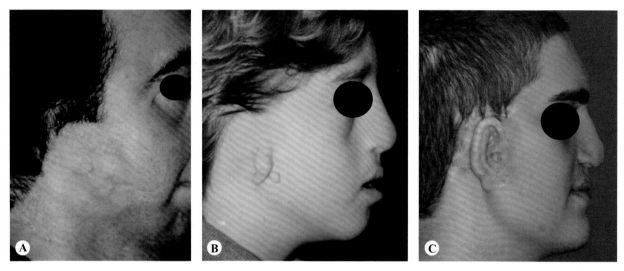

▲ 图 2-2　无耳畸形

A 和 B. 两位诊断为无耳畸形患者的照片。之所以如此命名，是因为不存在残留耳廓软骨，故而无外耳道。A. 患者无耳垂；B. 本例患者存在向上旋转的残余耳垂。C. 同一患者实施包括耳廓、外耳道和耳屏在内的全耳重建术后 2 年

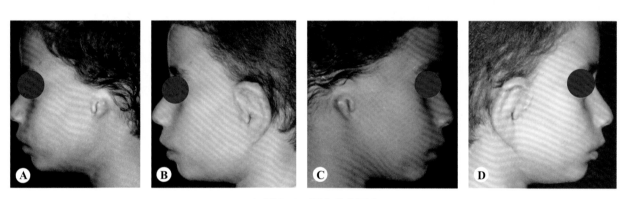

▲ 图 2-3　耳廓发育不全

这是一种发生在外耳道的双侧畸形，是一种伴随听力缺陷外耳道退化。A 和 C. 术前照片；B 和 D. 同一患者二期耳廓重建术后

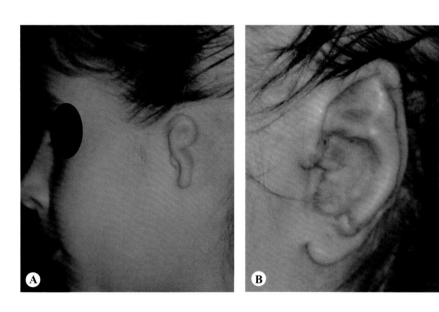

◀ 图 2-4　重度小耳畸形

A 和 B. 患者，女，7 岁，因其过小的残耳软骨无法用于耳廓重建，诊断为重度小耳畸形。已为患者用肋软骨雕刻制成新耳廓的框架。这在所有耳软骨缺失和缩小的畸形中是最常见的（80%）。它是一种发生在外胚层的胚胎发育障碍

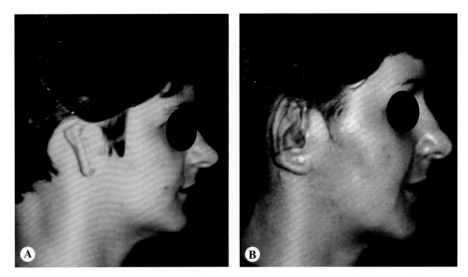

▲ 图 2-5　中度原位型小耳畸形

A 和 B. 患者常存在大量皮肤覆盖的耳软骨，可供重建手术使用。残余耳廓组织位于正常位置

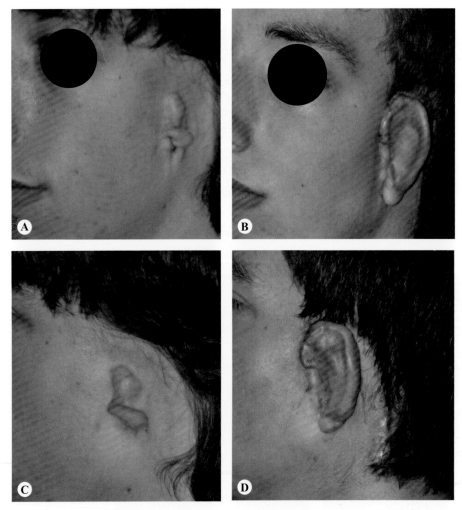

▲ 图 2-6　中度异位型小耳畸形

患者，男，19 岁，患有左侧中度异位小耳畸形。A 和 C. 为术前斜位；B 和 D. 同一患者二期耳廓重建及外耳道转位术后 2 年

他部位或器官相关。应用解剖、功能和临床特点，是因为每组畸形都表现出残耳组织与听力功能受损相互关联的改变。应用外科特点是因为每组畸形都需要最合适的手术方法，正确治疗畸形。

外耳的胚胎发育源于外胚层，中耳和内耳则源于中胚层。因此，根据分类，无耳畸形（图2-3）、中度异位型小耳畸形（图2-6）和耳发育不全（图2-3）都是由外胚层和中胚层紊乱引起的发育不良。所以大多数此类畸形患者都存在几个器官或区域的先天畸形。另一方面，重度小耳畸形（图2-4）或中度原位型小耳畸形（图2-5）患者不会存在复杂的其他器官伴随畸形，因为这些耳畸形是外胚层发育障碍引起的。

根据解剖、功能和临床的改变，每组患者表现为类似的解剖、听力和临床形态。因此，通过分析每位患者并研究其先天畸形，可以得出以下分类（表2-1）。

表 2-1 先天性耳畸形

先天畸形	患者数量 [占所有畸形的百分比，例（%）]	耳的数量
无耳畸形	56（9.72）	61
耳发育不全	10（1.73）	14
小耳畸形	510（88.54）	599
重度小耳畸形	331（57.46）	367
中度原位型小耳畸形	128（22.22）	161
中度异位型小耳畸形	51（8.85）	71
总计	576 例	674

先天畸形的分类来自对576例耳软骨缺如或减少患者的研究。在这些患者中，已有647个行耳廓重建手术，用肋软骨替代缺失的耳廓框架。正如表2-1所描述，先天性耳廓畸形可为无耳畸

形、耳发育不全、中度原位型小耳畸形和中度异位型小耳畸形。

（一）无耳畸形

无耳畸形（anotia）一词来自希腊语，意为"耳廓完全缺失"。笔者建议该术语只适用于不存在残余耳软骨的先天性耳发育障碍。由于没有耳软骨，外耳道也不存在（图2-2A和B）。因此，无耳畸形其实代表了整个听觉系统（外耳、中耳和内耳）的缺失。Melnick 与 Myrinthopoulos 等（1979）将无耳畸形描述为外耳完全缺失，但与其他先天性异常无关。在 Avelar 的分类中，患有无耳畸形的患者通常表现为所有耳软骨内部结构发育不全，因为他们没有外耳道。除了外耳缺失，所有无耳畸形患者都表现为复杂的合并畸形，可发生在面部、躯干、四肢及胸腹腔内在器官（图2-2A和B）。

在巴西耳科研究所行耳廓重建手术的576例先天性耳畸形患者中，56例为无耳畸形（9.72%），以软骨组织缺失为本质特征（表2-2）。

表 2-2 无耳畸形：576 例先天性耳畸形患者中出现 56 例（9.7%）

畸形部位	患者数量 [占无耳畸形的百分比，例（%）]	耳的数量
右侧	26（46.42）	26
左侧	25（44.64）	25
双侧	5（×2）（8.92）	10
总计	56（9.72）	61
	男性 =57%，女性 =43%	

（二）耳发育不全

576 例耳畸形患者中有 10 例（1.73%）为耳

发育不全。本组畸形中有 8 例表现为先天性双侧面瘫，伴随软骨发育不全引起的外耳道和耳屏特殊发育不全（图 2-3）。这一表现与小耳畸形和无耳畸形大不相同（表 2-3）。

表 2-3　耳发育不全：576 例先天性耳畸形患者中出现 10 例（1.73%）

畸形部位	患者数量 [占耳发育不全的百分比，例（%）]	耳的数量
右侧	5（50）	5
左侧	1（10）	1
双侧	4（×2）（40）	8
总计	10（1.73）	14
	男性 =80%，女性 =20%	

（三）小耳畸形

小耳畸形（microtia）一词同样源自希腊语，意为"小耳朵"。

Converse 和 Wood-Smith（1963）认为小耳畸形可以涵盖所有的耳畸形。根据 Spina 等（1971）的描述，由于该术语的持续使用，几十年来它都表示所有的先天性耳廓畸形。笔者对此不敢苟同，因为对该领域的理解，笔者对耳廓畸形持有不同观点。

对 40 个不同分组进行彻底研究和分析之后，Rogers（1968）将这些畸形分为四类：小耳畸形、垂耳、杯状耳和招风耳。另一方面，Tanzer（1975）将 Rogers 分类为杯状耳和垂耳的畸形称为"环缩耳"。所以，耳重建外科医生没有通用术语。尚无作者提到"无耳畸形"一词。后来，Melnick 和 Myrianthopoulos（1979）提出了另一个分类，包括术语无耳畸形、小耳畸形、隐耳和巨耳，但与其他器官和区域的异常无关。Avelar 的分类（Avelar，1986，2011，2013）在临床实践中有助于鉴别畸形，从而采取适用的术式（图 2-4）。

我们倾向于将小耳畸形一词仅用于耳软骨尺寸缩小的先天性畸形（表 2-4），510 例（88.54%）患者存在这种畸形（图 2-4）。在 Avelar 的分类中，小耳畸形可分为 3 种：重度小耳畸形（图 2-4）、中度原位型小耳畸形（图 2-5）和中度异位型小耳畸形（图 2-6）。

表 2-4　小耳畸形：576 例先天性耳畸形患者中出现 510 例（88.54%）

畸形部位	患者数量 [占小耳畸形的百分比，例（%）]	耳的数量
右侧	289（56.07）	289
左侧	132（25.88）	132
双侧	89（×2）（17.45）	178
总计	510（88.54）	599
	男性 =55.5%，女性 =44.5%	

（四）重度小耳畸形

"重度小耳畸形"是指残余耳软骨过小，不能用于耳廓重建的先天畸形，应在耳廓重建一期手术时完全切除。在 576 例患者中，331 例（57.46%）表现为多种临床形式，其外观类似一个大型逗号。

"逗号"呈两段：上段由未发育的耳软骨退变部分形成，下段是类似耳垂的解剖结构，但它出现了移位，象征"逗号"的尾端。也有一些中间类型的病例，存在残余的耳屏、外耳道和耳垂。所以它们包含在 Avelar 分类的"重度小耳畸形"分组中（表 2-5）。

所有重度小耳畸形患者只在面部和颅骨的毗邻区域存在伴随畸形，称为半侧颜面短小畸形。所以，Avelar 分类是根据相互关联的耳畸形以及人体其他部分的畸形。

表 2-5　重度小耳畸形——在所有小耳畸形患者中的发病率

畸形部位	患者数量 [占耳发育不全的百分比，例（%）]	耳的数量
右侧	212（64.04）	212
左侧	83（25.07）	83
双侧	36（×2）（10.87）	72
总计	331（57.46）	367
	男性 =56.5%，女性 =40.5%	

表 2-6　所有小耳畸形中中度小耳畸形的发病率

畸形部位	患者数量 [占小耳畸形组的百分比，例（%）]	耳的数量
右侧	77（43.01）	77
左侧	49（27.37）	49
双侧	53（29.60）	106
总计	179（18.5）	232
	男性 =55%，女性 =45%	

（五）中度小耳畸形

中度小耳畸形包括发生在以下解剖单位的畸形：①耳垂；②缩小的耳甲壁和耳甲腔；③耳屏；④残缺的耳轮；⑤残缺的对耳轮。

所有残余组织都可以在二期重建手术中作为再造耳的一部分。

中度小耳畸形表现为两种畸形：中度原位型和中度异位型小耳畸形。存在耳轮、耳甲腔、耳舟或耳垂缺损者在 Pitanguy（1967）分类中为典型小耳畸形，这是因为 Rogers（1968）将耳甲壁发育不全归类为"杯状耳"和"垂耳"，而Tanzer（1975）将其归类为"环缩耳"。Melnick与 Myrianthopoulos（1979）也提到了这一术语。但是，笔者将这些畸形称为"中度小耳畸形"（图2-5），因为它出现在 179 例患者（18.5%）。这种畸形表现为耳轮和耳舟缺陷，伴随对耳轮发育不全。笔者用中度小耳畸形这一词，是因为畸形表现为外耳发育不全，并且它的整个解剖结构都能在再造耳重建的过程中使用。这就是 Avelar分类中小耳畸形和中度小耳畸形的主要区别（表 2-6）。在过去的 15 年里，一些特殊的解剖异常被发现，便出现了术语"中度原位小耳畸形"（图 2-5）和"中度异位小耳畸形"（图 2-6）。

（六）中度原位型小耳畸形

如患者表现为所有残余耳廓组织都与新耳廓的正常位置处在同一水平上，即可称之中度原位小耳畸形（图 2-5）。在巴西耳科研究所，576 例先天耳畸形患者中有 128 例（22.22%）此类患者（表 2-7）。他们的患耳的解剖结构在二期手术中被合并入新耳。这些患者没有复杂的伴随畸形，只有面部骨性结构（颧骨、颧弓、下颌骨和上颌骨）发育不良导致的面部不对称。

表 2-7　所有中度小耳畸形中中度原位型小耳畸形的发病率

畸形部位	患者数量 [占中度小耳畸形的百分比，例（%）]	耳的数量
右侧	61（47.65）	61
左侧	34（26.56）	34
双侧	33（×2）（25.78）	66
总计	128（14.6）	161
	男性 =58.5%，女性 =41.5%	

（七）中度异位型小耳畸形

此类畸形的患者所有残余耳廓组织都处于异常位置，低于健侧，二期重建手术需要对其进行悬吊（图 2-6）。外耳道斜向下，伴有一定程度的听力障碍。因此，术中必须完全保留所有耳廓结构。576 例先天性耳畸形患者中有 51 例（8.85%）存在此类异常（表 2-8）。

表 2-8 所有中度小耳畸形中中度异位型小耳畸形的发病率

畸形部位	患者数量 [占中度小耳畸形组的百分比，例（%）]	耳的数量
右侧	16（31.37）	16
左侧	15（29.41）	15
双侧	20（×2）（39.21）	40
总计	51（8.85）	71
	男性 =53%，女性 =47%	

在合并畸形方面，中度异位型小耳畸形所有患者在邻近部位（面部和头部）以及身体的其他部位和器官，如胸部（也包括内脏）、脊柱、下肢或上肢，均表现出相当复杂的畸形。合并畸形最常见的是心脏（心脏瓣膜、右位心、心底大血管移位、法洛四联症）。因此，Avelar 分类包括与人体各部分相关的先天性耳畸形，这是胚胎学，解剖学，功能、临床、外科研究的结果。

（八）巨耳

Avelar 分类的第三类为巨耳，第四类为招风耳（包括先天性缺陷）。巨耳是一种耳廓支架结构正常，但比正常尺寸更大。这种异常属于胚胎发育增生过度疾病，中青年多见。外科治疗需要缩小耳廓支架（耳廓缩小成形术）（Avelar，1992），通过切除部分耳软骨来减小其尺寸。（这一话题非常重要，且经常出现，本书第 17 章讨论了它的所有临床和外科方面内容。）另外，还有一些 70 岁以上患者，他们一生中都会出现由于耳垂延长引起的巨耳，这类畸形的矫正是通过一期手术复位耳垂，而不缩小耳垂结构。

（九）隐耳

还有一种畸形，称为"隐耳"，由 Warkany 和 Melnick（1971）以及 Myrianthopoulos 等（1979）报道（图 2-1）。此术语不包含在 Avelar 的分类中，因为它十分罕见，笔者甚至尚未见过此类异常的患者。

残耳软骨组织的结构支架是 Avelar 对耳廓发育不全进行分类的基本依据。对先天畸形的耳软骨单元的解剖学研究发现，畸形耳软骨也存在褶皱、凸起和凹陷，与正常耳软骨结构非常相似，但尺寸小得多。归入小耳畸形分类的患者都存在残余耳廓软骨，形似但远小于正常耳廓。

在巴西耳科研究所，笔者收集了 43 年来从患者身上取出的残余软骨，非常有趣，具有吸引力（图 2-7）。Avelar 分类是根据对耳重建术中发现的这些残余软骨的研究。事实上，这些软骨的特点与正常耳廓非常相似，只是尺寸较小。笔者进行分组的患者中，患先天性耳畸形的男性比例高于女性，右侧耳廓畸形发生率明显高于左侧。

四、讨论

先天性耳畸形有许多临床表现形式，在计划和实施重建手术前应当加以识别。除了畸形的巨大差异外，众所周知，还存在许多与之相关的其他畸形，这是由于胚胎发育过程中人体所有器官和区域同时发育。笔者一直非常关注先天性耳畸形的分类，并试图对每一种进行鉴别。Avelar 的分类是 43 年实践的结果，他们研究和分析了每个患者残耳的软骨组织，研究具有很强的实用性（Avelar，1986，1997）。他的分类基于胚胎学、解剖学、功能、临床和外科基础，从而通过鉴别耳廓及身体其他部位的畸形，达到改进相关术式

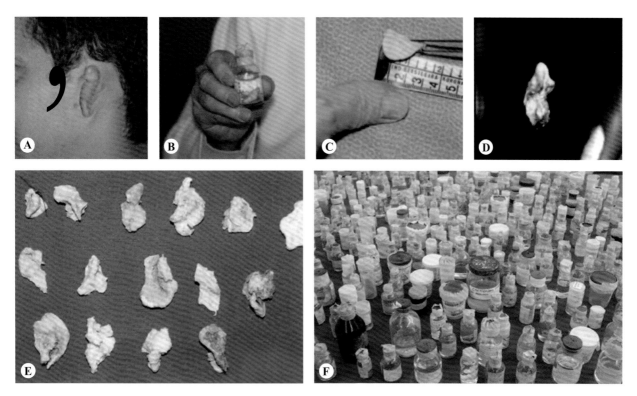

▲ 图 2-7　重度小耳畸形

本组患者均存在残缺的耳廓软骨，无法用于耳再造，所以需要在重建术中将其切除。A. 一位患有重度小耳畸形的患者。参与的耳廓组织呈两个形似逗号的褶皱：上方常为残余耳软骨，下方结构类似耳垂，但处于错误的方向，并向上旋转。B 至 D. 少量残耳软骨的样本。可见其大小与指甲类似。这些软骨结构常位于上方褶皱之下。E. 一些切取自重度小耳畸形患者的残余耳软骨，用于研究其形态，它们与正常耳软骨十分相似。F. 照片示巴西耳科研究所收集的大约 500 个样本

的目的。先天性耳畸形可分为五类：无耳畸形、耳发育不全，以及小耳畸形的三种形态——重度小耳畸形、中度原位型小耳畸形和中度异位型小耳畸形。

胚胎学基础是根据一项复杂的研究，证明了外耳异常是外胚层发育的改变所造成的，畸形仅限于耳的邻近结构，即重度小耳畸形和中度原位型小耳畸形。

解剖学基础即各组患者都患有特定的畸形。重度小耳畸形和中度原位型小耳畸形患者无复杂的躯体畸形，而存在轻中度的面部不对称。

分类的功能基础在于，无耳畸形、中度异位型小耳畸形和耳发育不全患者出现的重度听力障碍。

临床基础很明确，即重度小耳畸形和中度原位型小耳畸形患者往往不合并复杂的面部或躯体畸形。

外科基础是上述所有因素的综合结果，因为每一位患者的重建术式都不相同。重度小耳畸形患者常常出现位置异常的残余耳垂，需要再一期重建时进行转位，恢复正常的位置和方向。

五、结论

先天性耳畸形可分为五类：无耳畸形、耳发育不全，以及小耳畸形的三种形态——重度小耳畸形、中度原位型小耳畸形和中度异位型小耳畸形。以耳廓位于毗邻结构合并异常的中心，伴发

畸形部位离耳越远，发生率越低。每一位被诊断为无耳畸形、耳发育不全或中度异位型小耳畸形的患者往往存在其他器官的先天性缺陷。患有重度小耳畸形和中度原位型小耳畸形的患者可表现为毗邻区域的轻中度畸形。重建计划主要取决于对先天畸形的鉴别，从而选择合适的术式。耳廓异常在男性中更常见，并且右耳较左耳有 2 倍的发生率。

参考文献

[1] Avelar JM (1977) Total reconstruction of the auricular pavillion in one stage. Recontrução total do pavilhão auricular num único tempo cirúrgico. Rev Bras Cir 67:139

[2] Avelar JM (1979) Microtia - simplified technique for total reconstruction of the auricle in one single stage. In: Fonseca Ely J (ed.) Transactions of the Seventh International Congress of Plastic and Reconstructive Surgery. Cartgraf, Rio de Janeiro, p 353

[3] Avelar JM (1986) Importance of ear reconstruction for the aesthetic balance of the facial contour. Aesthet Plast Surg 10:147-156

[4] Avelar JM (1989) Complicações em reconstrução auricular. In: Avelar JM (ed.) Cirurgia Plástica na Infância. Ed. Hipócrates, São Paulo, 364-367

[5] Avelar JM (1992) The use of fascia flap in ear reconstruction. In: Hinderer UT (ed.) X Congress of the International Conference for Plastic and Reconstructive Surgery. Excepta Medica, Madrid, pp 265-268

[6] Avelar JM (1997) Auricular reconstruction in anotia. Creation of the auricle. Avelar JM, Editora Hipócrates, São Paulo; (8):157-167

[7] Avelar JM (2011) Deformidades Congênitas da Orelha-Microtia. In: CarreirãoS (ed.) Cirurgia Plástica. Editora Atheneu, Rio de Janeiro, pp 349-364. ISBN 978-85-388-0223-5

[8] Avelar JM (2013) Anotia. In: Avelar JM (ed.) Ear reconstruction, vol 8. Springer, Heidelberg, pp 91-10

[9] Avelar JM, Bocchino F(1989) Embriologia da orelha. Jn: Avelar JM (ed.) Cirurgia Plástica na Infância. Ed. Hipocrates, São Paulo, pp 279-282

[10] Converse JM (1968) The problem of congenital auricular malformation: construction of the auricle in congenital microtia. Trans Am Acad Ophthalmol Otolaryngol 64:853

[11] Converse JM, Wood-Smith D (1963) Technical details in the surgical correction of the lop ear deformity. Plast Reconstr Surg 31:118-128

[12] Derlacki EL (1969) The role of the otologist in the management of microtia and related malformations of the hearing apparatus. Trans Am Acad Ophthalmol Otolaryngol 72:980

[13] Melnick M, Myrianthopoulos NC (1979) External ear malformations: epidemiology, genetics, and natural history. The National Foundation, New York

[14] Nishimura H, Tanimura T (1976) Clinical aspects of the teratogenicity of drugs. Excerpta médica, Amsterdam

[15] Pintanguy I. (1967) Displasia Auricularis. Transactions of the Fourth International Congress of Plastic and Reconstructive Surgery, Rome, October

[16] Rogers BO (1968) Microtic, lop, cup, and protruding ears:

[17] four directly related inheritable deformities? Plast Reconstr Surg 41:208

[18] Rogers BO (1974) Anatomy. Embriology, and classification of auricular deformities. In: Tanzer RC, Edgerton MT (eds) Symposium on Reconstruction of the Auricle. Mosby, St. Louis, p 3

[19] Spina V, Kamakura L, Psillakis JM (1971) Total reconstruction of the ear in congenital microtia. Plast Reconstr Surg 48:349

[20] Tanzer RC (1975) The constricted (cup and lop) ear. Plast Reconstr Surg 54:406

[21] Warkany J (1971) Congenital malformations. Year Book Medical Publishers, Chicago

第3章 耳部发育相关的伴发畸形

Anomalies Associated with Digenesis of the Ear

Juarez M. Avelar　Marcelo Paulo Vaccari-Mazzetti　著

盛　阳　蔡　震　译

一、概述

所有涉及耳软骨缺失或减少的耳廓畸形常常伴发其他畸形，其中多数累及面部和颅部，躯干、胸腹腔脏器及四肢也可存在先天性缺陷，因此，可将伴发畸形分两类：毗邻结构的异常和远处结构的异常（Melnick 和 Myrianthopoulos，1979；Warkany，1971）。

先天畸形是耳重建的一个重要范畴，因为先天性耳畸形与人体其他区域和部分有复杂联系。一般地，先天畸形与身体其他部位畸形有一定联系，根据 Nishimura 和 Tanimura 于 1976 年的报道，它发生于胚胎发育的关键阶段，即人类受孕后第 3～12 周。在胚胎第 6 周左右，源于外胚层增厚部位的 6 个丘状隆起开始随着耳的发育而生长（Rogers，1968，1974）。此阶段可精确到孕 8～12 周（Avelar 和 Bocchino，1989）。由于合并胚胎发育障碍，耳廓形态发育不良（包括耳软骨缺失或减少）的患者，可伴随出现 1 个、2 个、3 个或多个相关病变（Tanzer，1975；Spina 等，1971）。

术前需要进行详细的查体以明确所有的畸形，可根据明确诊断和其他器官合并畸形制订耳再造术计划（Converse，1968）。有必要对耳部先天畸形和身体其他部位的合并畸形进行综合考虑。

二、毗邻结构异常

毗邻结构异常是指可能发生于面部或颅部任何解剖结构的异常，其中多数畸形与患者表现出的耳廓畸形有关。重度小耳畸形和中度正位小耳畸形患者表现为面部轻中度不对称。然而，所有分类为无耳畸形、耳廓发育不全或中度异位小耳畸形的患者，则表现为严重的面部不对称，这是由复杂的面部骨骼发育不全导致的。

颅面部病变导致面部不对称，可根据牙齿错殆和同侧眼眶容积缩小的程度，将面部骨骼失衡分为轻度、中度和重度。

包括胸锁乳突肌、颞肌、咬肌在内的软组织也有相同程度的受累，这进一步加重了面部不对称（Avelar，1977，1978）。患侧乳突区的皮肤薄于健侧，多数患者还出现头发稀少。但常见的情况是，低发际线加大了耳廓设计和重建的难度。同侧的口角可能被推向患侧，甚至被患耳牵拉，出现方向改变。可能出现以下与耳廓畸形相关的畸形：①耳前结节；②唇腭裂（图 3-1）；③唇裂（图 3-1）；④腭裂（图 3-1）；⑤巨口畸形；⑥小口畸形；⑦扁桃体发育不全；⑧悬雍垂裂；⑨泪管发育不全；⑩面瘫；⑪软腭麻痹；⑫听力障碍；⑬语音障碍。

远处或毗邻结构伴发最复杂的畸形往往见于无耳畸形、中度异位型小耳畸形和双侧耳发育不全的患者。

三、远处结构畸形

巴西耳科研究所有几例患者出现了身体多处异常，个体之间的差别较大。远处结构畸形可发生在胸部、脊柱、四肢和生殖器，以及胸腔脏器（心、肺）和腹腔脏器（肝、胃、肾、脾）。

本研究所所有归类为无耳畸形和中度异位型小耳畸形的患者都表现出远处结构或器官的伴发畸形。以下为常与无耳畸形或中度异位型小耳畸形相关的畸形：①先天性髋关节松弛（图 3-2）；②全器官转位（图 3-3）；③右位心（图 3-4）；④漏斗胸（图 3-5）；⑤短肢畸形伴严重胸廓畸形（图 3-6 和图 3-7）；⑥心脏瓣膜异常；⑦法洛四联症；⑧鸡胸伴严重脊柱畸形（图 3-8）；⑨多指（趾）畸形；⑩并指（趾）畸形（图 3-9）；⑪心脏大血管转位；⑫脊柱畸形；⑬拇指发育不全（图 3-6 和图 3-7）；⑭先天性斜颈（图 3-10 和 3-11）（Rogers，1968）；⑮胸廓畸形（图 3-4，图 3-10 至图 3-13）（Avelar，2011，2013）。

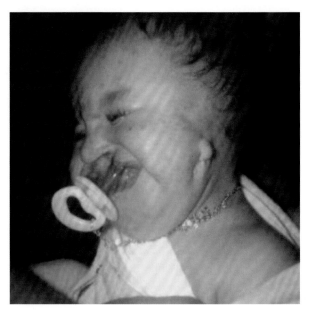

▲ 图 3-1　左侧无耳畸形伴双侧唇腭裂及左上肢复杂畸形的幼儿

四、伴发异常 ❶

我们所有被归类为无耳畸形和中度异位小耳畸形的患者都在远处区域和器官上表现出复杂的伴发异常。我们的患者表现出以下与耳廓畸形相关的异常：①全器官转位：1 例患者；②右位心：1 例患者；③心脏瓣膜异常：7 例患者；④鸡胸：4 例患者；⑤多指（趾）畸形：2 例患者；⑥并指（趾）畸形：6 例患者；⑦短肢畸形：2 例患者；⑧法洛四联症：3 例患者；⑨心脏大血管转位：3 例患者；⑩胸部畸形：4 例患者；⑪脊柱畸形：3 例患者；⑫先天性髋关节松弛：1 例患者。

五、听力损害

先天性耳廓畸形常伴有听力缺陷。在笔者接

---

❶ 译者注：原文标题似有误，已修改

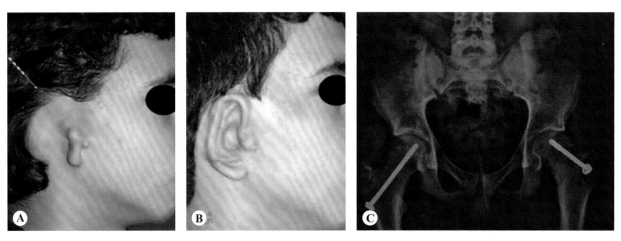

▲ 图 3-2　2 例伴发复杂畸形的无耳畸形患者

A. 一例伴发双侧先天性髋关节脱位的 19 岁右侧无耳畸形男性患者术前照片；B. 一期耳廓重建术后照片，患者植入肋软骨雕刻的耳廓支架；C. 骨科治疗后 X 线片，患者还出现了面部和视神经的异常，以及左手多指畸形

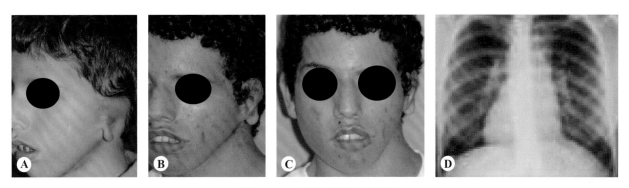

▲ 图 3-3　1 例左侧无耳畸形患者

A. 患者，男，8 岁，出现了包括面部不对称、牙列不齐和右位心在内的复杂合并异常；B 和 C. 同一患者 16 岁时左侧二期耳重建术后效果照片；D. X 线片示明显的右位心合并全器官转位

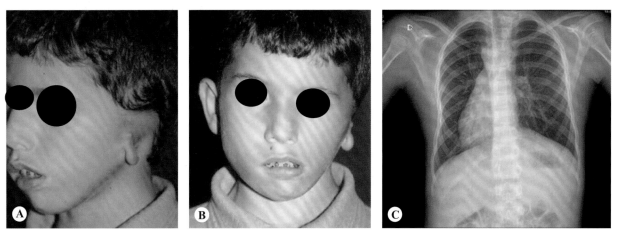

▲ 图 3-4　无耳畸形合并数种先天性畸形，包括右位心、胸壁畸形、面部不对称和牙列不齐

A. 8 岁左侧无耳畸形患者前侧位照片；B. 正位照；C. X 线片示右位心

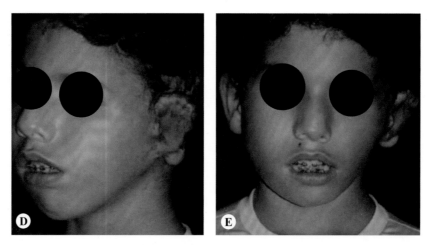

▲ 图 3-4（续） 无耳畸形合并数种先天性畸形，包括右位心、胸壁畸形、面部不对称和牙列不齐
D 和 E. 左侧二期耳再造术后的前侧位和正位照

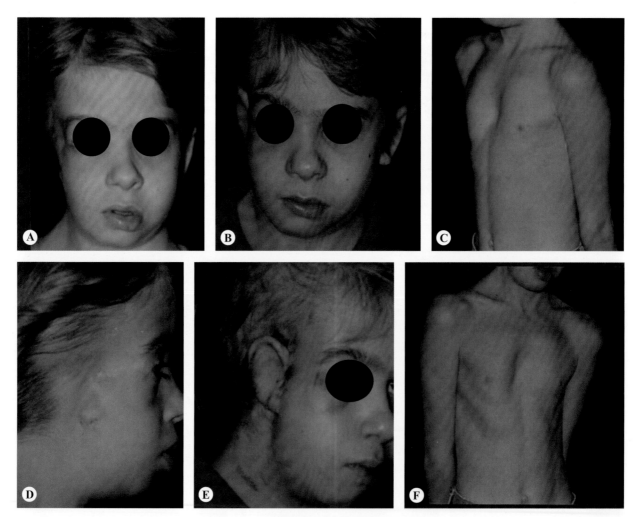

▲ 图 3-5 无耳畸形合并几种复杂的躯体畸形
A. 10 岁右侧无耳畸形合并明显面部不对称患者术前照片；B. 耳廓重建术后照片；C. 胸部斜位照片，可见其复杂的胸壁异常合并漏斗胸；
D. 同一患者的右侧位照片示耳廓缺失；E. 二期右侧全耳再造术后照片；F. 躯干侧位照片示患者脊柱和胸壁畸形

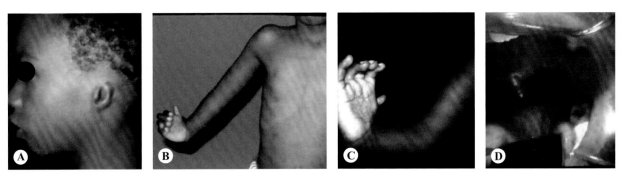

▲ 图 3-6　耳发育不全伴发数个特定部位的复杂畸形

A. 双侧面神经麻痹、小颌畸形；B、C. 短肢畸形、前臂发育不全；D. 扁桃体发育不全

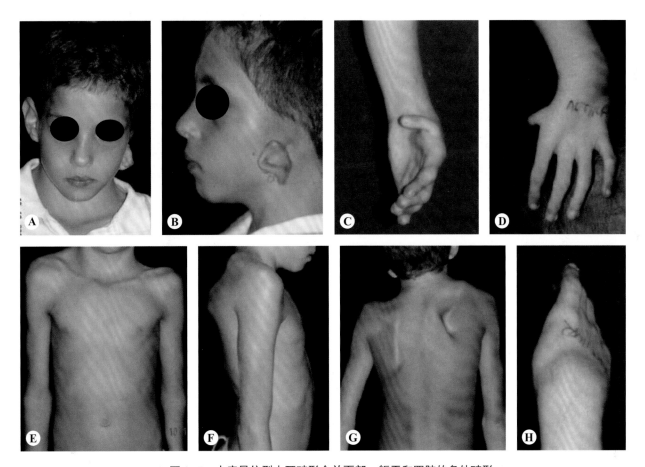

▲ 图 3-7　中度异位型小耳畸形合并面部、躯干和四肢的多处畸形

A. 9 岁患者左侧中度异位型小耳畸形男性患者正位照，合并重度面部不对称和累及面部躯干、四肢的多处异常；B. 左侧面观可见中度异位型小耳畸形患者的低位残耳，需要在二期耳廓重建术中将其悬吊；C 和 D. 左手照片示短肢畸形合并拇指缺失；E 至 G. 同一患者躯干的正面、右侧和背面照，可见脊柱和胸壁严重失衡；H. 该患者的左足照片，显示严重的肌肉发育不全，导致行走功能障碍

诊的单侧病变患者中，有 25% 患者听力受累，双侧病变患者中则为 85% 受累。听力检查可显示功能障碍的程度。听力检查作为常规检查十分有

意义（Avelar，1978，1979）。患者的外观和听力的不平衡是由心理机制造成并且形成姿势轴上的代偿体位，导致一些生理变化。头部倾斜可被

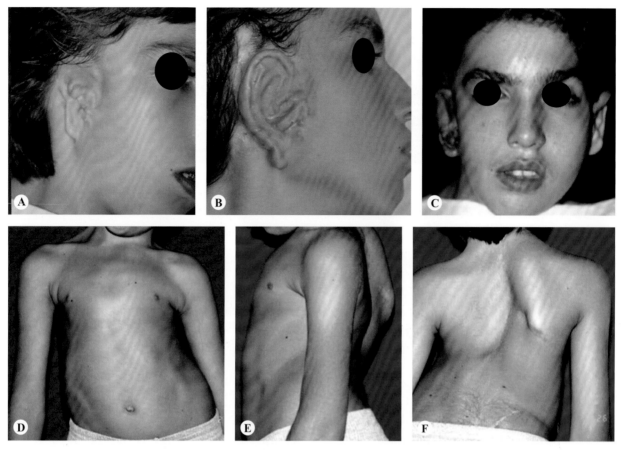

▲ 图 3-8　中度异位型小耳畸形合并面部、躯干的复杂畸形以及鸡胸

A. 10 岁右侧中度异位型小耳畸形男性患儿术前照片；B 和 C. 同一患者二期右侧耳廓重建术后；D 至 F. 同一患者的躯干畸形照片，正面、左侧和后面观显示脊柱和胸壁严重畸形

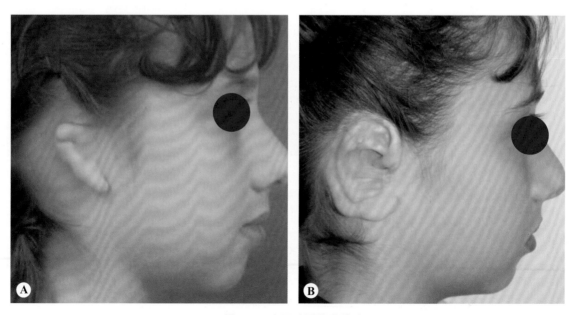

▲ 图 3-9　小耳畸形伴发并趾

A. 7 岁女性患儿术前侧位照片显示小耳畸形；B. 一期重建术后照片

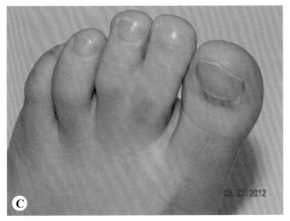
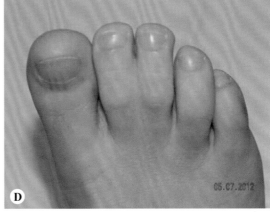

▲ 图 3-9（续） 小耳畸形伴发并趾

C 和 D. 左足和右足照片

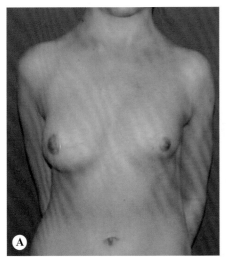
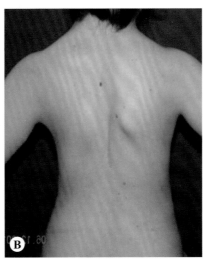
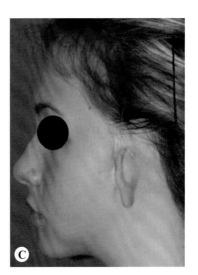

▲ 图 3-10 一位 17 岁耳发育不全女性患者，出现严重的合并畸形：乳房不对称、胸壁畸形和先天性斜颈

A. 正面观；B. 背面观可见脊柱侧弯且不对称；C. 左侧面观可见先天性耳廓畸形

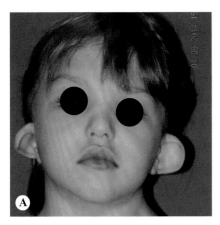
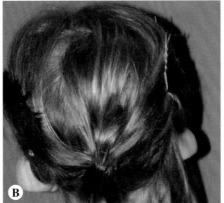
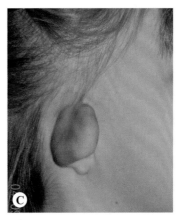

▲ 图 3-11 双侧中度异位型小耳畸形伴发重度面部不对称、低位残耳、先天性斜颈、重度肩胛骨发育不全，以及泌尿生殖系统异常

A. 8 岁男孩的面部正面观；B. 头部后面观；C. 右耳照片

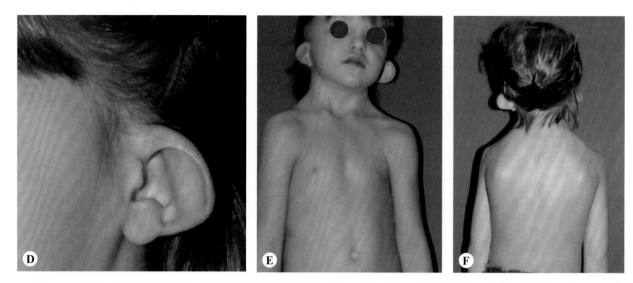

▲ 图 3-11（续） 双侧中度异位型小耳畸形伴发重度面部不对称、低位残耳、先天性斜颈、重度肩胛骨发育不全，以及泌尿生殖系统异常

D. 左耳照片；E. 正面观可见所有伴发畸形；F. 同一患者的后面观

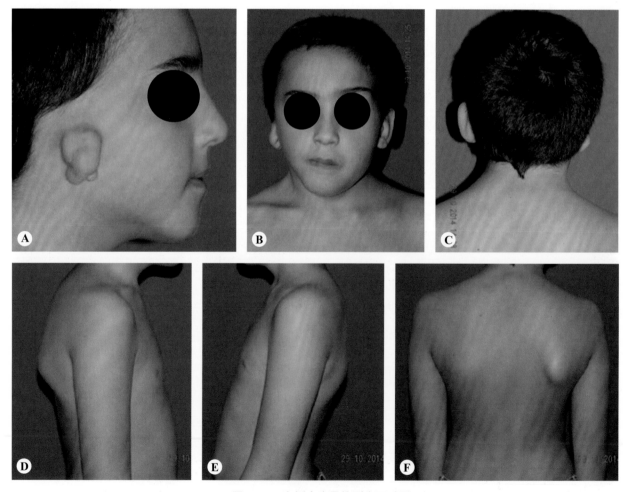

▲ 图 3-12 右侧中度异位型小耳畸形

A 和 B. 侧面观，可见面部不对称；C. 后面观显示先天性斜颈；D 和 E. 侧面观可见胸部畸形；F. 躯干后面观可见重度不对称

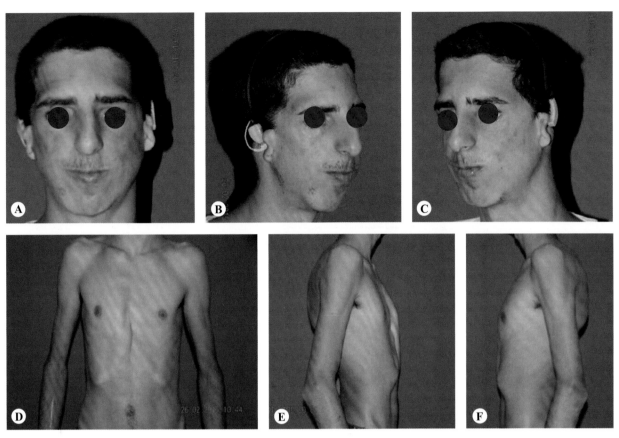

▲ 图 3-13　双侧重度小耳畸形伴发先天性胸壁异常、右侧肋骨发育不全

A. 面部正面观见双侧重度小耳畸形；B 和 C. 同一患者斜位照，见双侧重度小耳畸形；D. 胸部正面观见复杂的肋骨不对称；E. 右侧面观显示右侧严重凹陷、肩胛骨畸形；F. 左侧面观显示胸部结构不对称

解释为希望隐藏畸形和（或）弥补听力缺陷，从而导致斜颈和姿势倾斜，进一步影响行走和静态—动态平衡。不论男女都倾向于蓄长发掩盖缺陷。

如 Derlacki（1969）所说，听力功能的恢复一直是一些耳科医生主要关注点，但处理耳廓发育不全问题的外科医生的共识是，避免在单侧病变的情况下进行功能干预。对于合并严重听力功能障碍的双侧畸形，进行耳部手术时，在颞骨重建耳道曾被认为是一种可以接受的听力恢复方法。不过目前的人工耳蜗植入术更为有效，对重建耳的损伤更小，也可在耳再造术前施行。目前该手术要求在这一领域有丰富经验的耳科医生来完成。

笔者反对向单侧病变患者实施内耳手术，主要基于以下 3 个原因：①每次手术都会留下皮肤瘢痕，导致皮下组织纤维化和皮下硬性瘢痕组织，这对耳重建有严重影响；②内耳手术存在面神经损伤的风险（笔者的病例中有 3 例出现术后面瘫）；③可能导致乳突骨髓炎（笔者的病例中有 2 例术后出现该并发症，迁延不愈已有 7 年）。

六、讨论

先天性耳廓畸形存在累及人体多部位的多种伴发畸形，在整形外科领域它们是一个长期的难题，因为所有异常都需要恰当的处理。这些伴发畸形有多种临床表现形式，在设计和实施重建手术之前应当加以鉴别。除了耳畸形的巨大变异之外，由于耳的胚胎发育与其他器官区域同步进行，这些器官和区域也会发生畸形。笔者一直非常关注先天性耳畸形的分类并加以鉴别。经过多年的实践和综合研究，总结出具有临床应用意义的 Avelar 分类（Avelar，1986）。目前，其他类型的畸形也被包括在内，因为这些患者之间存在一些相似之处。笔者将各分组的畸形相互比较，分析相关性。可以说 Avelar 分类是胚胎学、解剖学、功能、临床、外科原理的结果，这是耳廓和身体其他器官之间具有临床意义的相关性。

胚胎学研究表明，外胚层发育改变引起外耳异常（重度小耳畸形和中度原位型小耳畸形），受累部位局限于毗邻结构。另一方面，中度异位小耳畸形、无耳畸形和耳发育不全患者，由外胚层和中胚层发育障碍引起内耳和中耳严重异常。这些患者表现出数种累及胸部、脊柱、四肢和胸腔、腹腔脏器的伴发畸形，意味着这些患者存在中胚层和外胚层发育障碍。大部分归入此分类的患者都有严重的心脏异常，包括法洛四联症、心室和心房之间异常连通以及心脏大血管转位。出现此类异常的患者都在 1 岁以内接受了心脏手术。

解剖学研究表明，每组患者都有独特的解剖结构。重度小耳畸形和中度原位小耳畸形患者无伴发复杂的躯体畸形，仅出现轻中度面部不对称。

Avelar 分类的功能性基础体现在，重度听力障碍出现于患有无耳畸形、中度异位型小耳畸形和耳发育不全的患者。另一方面，重度小耳畸形和中度在位小耳畸形患者不出现这种复杂的听力改变，因其中耳和内耳的解剖结构是健全的。

Avelar 分类的临床基础非常明确，重度小耳畸形患者和中度原位型小耳畸形患者不出现复杂的面部和躯体改变。相反地，诊断为无耳畸形、中度异位型小耳畸形的患者出现了与耳廓畸形相关的复杂躯体畸形。

Avelar 分类的外科基础是上述所有因素的结果，因为每组患者的重建术式各不相同。重度小耳畸形患者常常出现位置异常的残余耳垂，需要在一期重建时进行转位，恢复正确的位置和方向。但是中度原位型小耳畸形患者往往有耳垂，还有残余的耳甲腔以及外耳道，为耳再造提供了一个正确的方向。尽管中度异位型小耳畸形患者也有耳垂和残余的耳甲腔，但它们位置异常，必须在二期重建手术中实施悬吊。另一种情况见于无耳畸形患者，需要复杂的耳廓、外耳道和耳垂再造，因为这些解剖单位患者都没有。

七、结论

自笔者开始研究先天性耳廓畸形以来，人类的几种畸形显然都是不变的难题。耳廓位于合并异常的毗邻结构中心，伴发病变的发病率好比石头投入静水产生的同心圆水波：第一层波更高更强，随距离增加，波纹变得微弱、稀疏，最终逐渐消失。根据水波的比喻，伴发的先天性异常在耳廓附近更加严重且常见，随着距离增加，严重程度下降，在远离耳廓的部位，畸形发生更加罕见。每个诊断为无耳畸形、中度异位型小耳畸形和耳发育不全的患者都在其他部位和器官出现了重度先天性畸形。而重度小耳畸形患者和中度原位型小耳畸形患者表现为轻中度的毗邻部位异常。重建手术设计基本上是根据先天畸形的鉴别，从而应用恰当的术式。耳廓畸形在男性中更常见，并且右耳发病率为左耳的 2 倍。

参考文献

[1] Avelar JM (1977) Total reconstruction of the auricular pavillion in one stage. Recontrução total do pavilhão auricular num único tempo cirúrgico. Rev Bras Cir 67:139

[2] Avelar JM (1978) Total reconstruction of the ear in one single stage - technical variation with cutaneous flap with inferior pedicle. Folia Med 76:457-467

[3] Avelar JM (1979) Microtia - simplified technique for total reconstruction of the auricle in one single stage. In: Fonseca Ely J (ed) Transactions of the Seventh International Congress of Plastic and Reconstructive Surgery. Cartgraf, Rio de Janeiro, p 353

[4] Avelar JM (1986) Importance of ear reconstruction for the aesthetic balance of the facial contour. Aesthet Plast Surg 10:147-156

[5] Avelar JM, Bocchino F (1989) Embriologia da orelha. In: Avelar JM (ed) Cirurgia Plástica na, Infância edn. Hipócrates, São Paulo, pp 279-282

[6] Avelar JM (2011) Deformidades Congênitas da Orelha-Microtia. In: Carreirão S (ed) Cirurgia Plástica. Editora Atheneu, Rio de Janeiro, pp 349-364

[7] Avelar JM (2013) Classification of congenital anomalies of the ear and associated deformities. In: Avelar JM (ed) Ear reconstruction, vol 2. Springer, Heidelberg New York, pp 15-31

[8] Converse JM (1968) The problem of congenital auricular malformation: construction of the auricle in congenital microtia. Trans Am Acad Ophthalmol Otolaryngol 64:853

[9] Derlacki EL (1969) The role of the otologist in the management of microtia and related malformations of the hearing apparatus. Trans Am Acad Ophthalmol Otolaryngol 72:980

[10] Melnick M, Myrianthopoulos NC (1979) External ear malformations: epidemiology, genetics, and natural history. The National Foundation, New York

[11] Nishimura H, Tanimura T (1976) Clinical aspects of the teratogenicity of drugs. Excerpta médica, Amsterdam

[12] Rogers BO (1968) Microtic, lop, cup, and protruding ears: four directly related inheritable deformities? Plast Reconstr Surg 41:208

[13] Rogers BO (1974) Anatomy. Embriology, and classification of auricular deformities. In: Tanzer RC, Edgerton MT (eds) Symposium on reconstruction of the auricle. Mosby, St. Louis, p 3

[14] Spina V, Kamakura L, Psillakis JM (1971) Total reconstruction of the ear in congenital microtia. Plast Reconstr Surg 48:349

[15] Tanzer RC (1975) The constricted (cup and lop) ear. Plast Reconstr Surg 54:406

[16] Warkany J (1971) Congenital malformations. Year Book Medical Publishers, Chicago

第4章　手术原则

Surgical Principles

Juarez M. Avelar　著

韩　星　胡守舵　译

一、概述

外科原则是修复重建任何类型耳廓畸形的各个流程都必须遵守的，不论术前、术中还是术后。完成充分的术前计划之后，再经过几个阶段的术前准备，才会进入实施重建手术的最后阶段，即外耳再造。所有外科治疗阶段都需要高度重视，包括观察、调查、评估、局部组织的扣诊和测量、比较双侧耳廓外观，并对患者及其父母进行心理评估。

重建手术的实施十分复杂，术者必须落实每一项术前步骤，以便为患者做好充分的准备。鉴于这种组织工作的重要性，关于这一领域会遇到的难题已在前文作了说明（Avelar，1990，1997，2011，2013）。

二、方法

在所有涉及外耳重建的手术中，手术原则必须是主要的焦点，是必不可少的流程，因为每一位患者都必须根据其耳畸形的具体表现接受相关

的治疗。无论是外伤性离断还是先天性畸形引起的耳形态异常，残余的耳廓节段必须经过彻底的评估。对于先天畸形，必须分析所有的皮肤和软骨成分，从而做出正确的诊断和适当的分类，以明确恰当的术式。调查患者既往的手术史更为重要。目前为止，修复或重建外伤性离断的耳廓，必须充分观察，在错误的位置，有时甚至是在异位或转位的残缺组织中寻找正常组织。

再次强调，术前必须向患者或亲属询问患者的既往治疗情况。如离断的耳廓组织段被埋入邻近耳廓的其他组织，便产生了另一个需要在重建术前解决的问题。即使现存的残耳组织段非常小，也需要仔细保存，因为在手术计划中，这些组织或许能用在将来的手术过程中。术者必须竭尽全力进行准确的观察，并仔细分析在重建过程中可尝试使用的残耳组织（Converse，1958a、b）。

实施耳再造术时，需要考虑到几个基本的方面：①分析乳突区的皮肤条件（图4-1）；②建立再造耳廓支架的缺失部分（图4-2）；③建立新耳廓的皮肤覆盖（图4-3）；④术中扩张皮肤

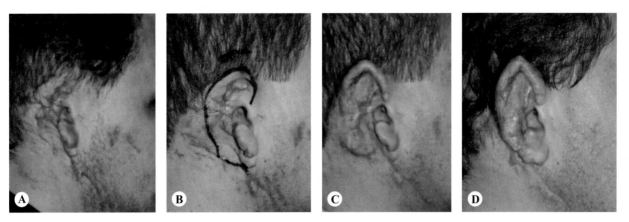

▲ 图 4-1 仔细评估重建耳廓区域

A. 乳突区可见车祸导致的多发瘢痕；B. 重建耳廓的立体投影；C. 新耳廓支架在一期手术时埋植入皮下；D. 二期手术后重建的耳廓

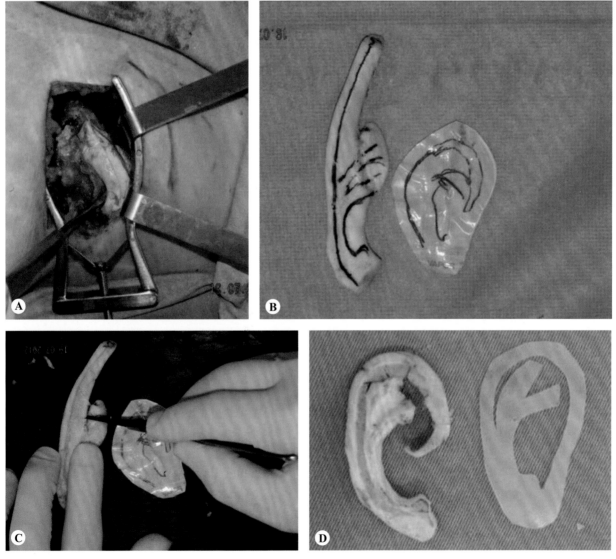

▲ 图 4-2 建立新耳廓支架

A. 切除肋软骨；B. 设计新支架；C. 精细雕刻；D. 新耳廓支架

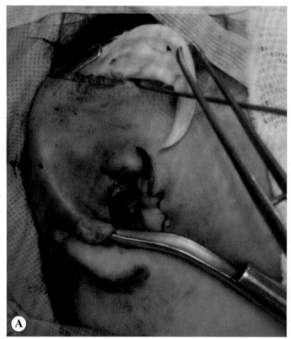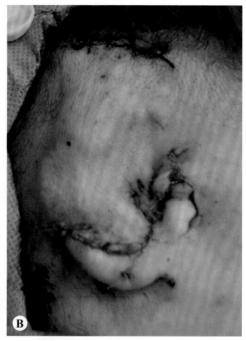

▲ 图 4-3 建立新耳廓的皮肤覆盖

A. 分离皮下隧道；B. 将新支架埋植入皮下隧道

组织（图 4-4）；⑤建立新的软骨膜层（图 4-2）；⑥各肋软骨节段相互不融合（图 4-2 和图 4-5）；⑦术后包扎伤口（图 4-6）。

（一）乳突区皮肤条件的分析

自开始以教学的方式实施耳再造手术以来，笔者常提到耳再造必需的两个解剖学要素：皮肤覆盖和新耳廓软骨支架（Avelar，1977，1978，1979，1983，2011，2013）。事实上，正常耳廓的皮肤覆盖十分精致，它赋予了位于面部最外侧的附属器官精致和光滑的特点。建立新耳廓的皮肤覆盖是一项高难度的手术步骤，每一次手术都需要做详细的术前设计。对于外伤性全耳离断或部分耳离断的患者，必须仔细评估瘢痕形成的情况，从而妥善地计划重建手术。如患者为外伤性全耳离断，术中就一定要建立皮肤覆盖，用来包埋新耳廓支架（图 4-1）。术前有必要充分分析乳突区的皮肤覆盖情况，该处皮肤不一定是最理想

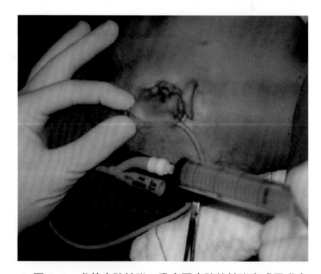

▲ 图 4-4 术前皮肤扩张，乳突区皮肤的扩张完成于术中

的，但是考虑到它与新耳廓的位置关系，它就是最合适的皮肤来源。

先天性耳畸形和创伤性耳离断患者的皮肤，都可能表现出特殊的解剖学特点。皮肤瘢痕在术前必须达到稳定状态，这点非常重要，否则皮下纤维化将造成新耳廓支架的破坏，造成软骨支架

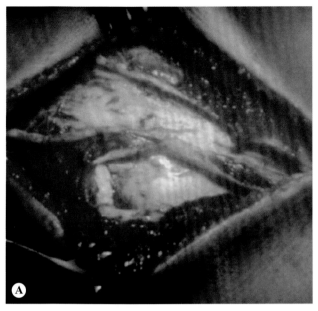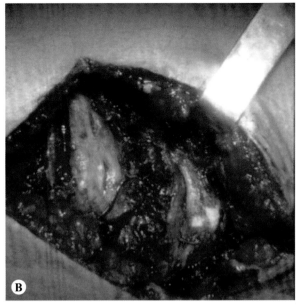

▲ 图 4-5　在切取肋软骨时，必须保留软骨膜

A. 术中照片示类软骨膜被保留；B. 肋软骨膜再生形成纤维组织，保护胸壁

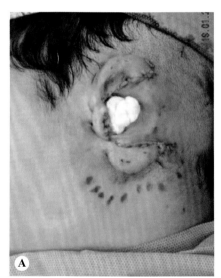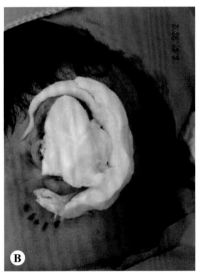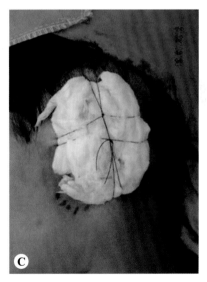

▲ 图 4-6　耳再造术后的包扎是保护再造耳的基本步骤

A. 新耳廓支架已埋植入皮下隧道；B. 在新耳廓支架和耳甲腔周围覆盖湿的棉花团；C. 对重建耳廓轻度加压

扭曲变形和被吸收（图 4-2）。如果患者既往在其他机构做过手术，术者必须至少等到上次手术后 1 年以后，也就是待皮肤瘢痕和皮下基底完全愈合才能再次实施手术。如果第二次手术在 1 年内实施尚未愈合的瘢痕组织会遭到破坏，并对耳廓造成额外的损伤。此时，术者不但干扰了局部瘢痕愈合，还要为局部组织的意外损伤，以及二次手术给患者带来的心理影响负责，因为患者及家属可能会不记得既往的手术史和术者。所以，仔细评估局部皮肤之后，术者可遵循指南中的基本技术，将皮肤适度扩张以获得足够的皮肤覆盖（图 4-3）。

（二）建立再造耳廓支架的缺失部分

如前所述，要重建新耳廓，就需要重建两个基本的解剖结构：软骨骨架和皮肤覆盖，包括它们特定的形状、大小、方位和在头两侧的确切位置。对两个主要类型的耳畸形（先天性和后天性）进行新器官重建时，为获得良好的手术效果，上述两个解剖结构必不可少（图 4-1 至图 4-3）。所以需要完善的术前计划以及恰当的手术时机，这是整形外科医生不断面临的挑战，此时想象力、知识量以及动手能力是非常必要的（Avelar，2011）。

在研究生训练中，笔者有幸向 Ivo Pitanguy 等（1971）学习，肋软骨的使用是最好的一种。此后，在纽约大学做研究学员期间，笔者与 John Converse 教授共同工作，观察他雕刻新耳廓软骨支架使笔者受益匪浅，从而拓宽了知识面，让笔者下定决心从事令人着迷的耳再造领域工作（图 4-2）。学习经历让笔者倾向于通过切除第八或第九肋软骨来创建新的耳廓骨架，并精心雕刻。为了修复耳廓缺失的部分，不论缺失的耳廓节段大小如何，都需要切除完整厚度的肋软骨，以便雕刻新的耳廓软骨支架（图 4-2）。对于全耳离断和先天性全耳缺失的患者，通常一根肋软骨经过特殊手术器械雕刻，就足以建立整个耳廓支架。但有时需要切除两根肋软骨来建立新的耳廓结构。

根据 Tanzer 和 Converse（1964）的说法，1920 年耳再造术得到了 Gillies 的果断支持，他是首位指出耳廓支架对于修复部分或全部耳廓缺损的重要性的作者。他甚至提出用某种材料替代耳廓缺失的部分。如此显著的贡献是耳再造领域的重要改进和重大发展，因为此前只用皮瓣或头皮皮瓣作为修复材料。更重要的是，Converse（1958a，b，1964）提到，要想在耳再造中取得成功，外科医生必须在所有患者身上重建缺失的部分。遵循这一毋庸置疑的观点，笔者总是根据每位患者的条件设计耳廓支架，通过仔细切取肋软骨，按照每个残耳形态进行雕刻（图 4-2）（Avelar，1979，1997，2011，2013；Avelar 和 Psillakis，1981）。

再造新的耳廓支架时，最重要的难点是雕刻肋软骨（图 4-2）。但在某些后天畸形或先天畸形的修复手术中，只有小部分的耳廓缺失，此时就没有必要重建一个完整的新耳廓骨架。尽管如此，当一位患者仅仅缺失小部分耳廓时，就只需要重建支架的一小部分（Gillies，1937）。

（三）建立新耳廓的皮肤覆盖

根据笔者既往对外耳再造的描述，手术中要重建两个主要的解剖结构：皮肤覆盖和新耳廓骨架。因此，在先天性或后天性耳畸形手术中，在乳突区域形成皮肤覆盖始终是一个难点（图 4-1 和图 4-3）。如前所述（Avelar，1979，1983，1986，1997，2011，2013），乳突部皮肤是建立皮肤覆盖的最佳选择，可将皮肤潜行剥离或形成隧道，再通过旋转、移位以及扩张来包裹新耳廓支架（图 4-1 和图 4-3）。局部皮肤一经剥离，渐进扩张就能起到作用，软骨植入物填入皮下隧道后，皮肤收缩并平滑地贴在新耳廓软骨支架表面，形成新耳廓的解剖学和美学轮廓（图 4-1 和图 4-3）。在此期间，由于软骨支架的存在，必须扩张皮肤才足以覆盖支架。这种组织学现象就需要仔细地皮肤剥离，从而在先天性和创伤性畸形的情况下都能保留皮肤的全层厚度。这种皮肤扩张在后天性畸形的一期手术中尤为重要，因为纤维化组织需要渐进式扩张。

然而，在重建的第二阶段，笔者曾经描述使用颈部皮瓣来覆盖新耳廓后部（Avelar，1992，

1994）。笔者借鉴除皱术相关的知识和外科原则，用该皮瓣获得更多皮肤来覆盖耳廓软骨支架。颈部悬吊的操作是通过潜行剥离皮肤并将其牵拉完成的，同时需要旋转皮瓣，它常用于为新耳廓提供有效的软组织覆盖（图4-3）。虽然其他皮瓣也能通过潜行剥离皮肤来制备，用于闭合创面，避免植皮，但是颈部皮瓣在耳廓重建二期手术中尤其有用。众所周知在瘢痕组织上植皮可能造成术后瘢痕回缩的不良后果，这将严重影响手术效果，尤其影响颅耳沟的形成。因此在二期手术阶段制备皮瓣时要避免重建耳廓的继发性回缩。笔者通常将除皱手术的外科原则应用于多数耳再造手术中，不论患者是儿童还是成人。剥离颈部皮肤，并将其牵拉、向一侧旋转。不论对于后天性畸形患者还是复杂先天性畸形的儿童，这一操作都不会增加患者面部的不对称程度。

（四）术中扩张皮肤组织

组织扩张不适用于耳再造，因为术后2周扩张期会在皮下形成薄壁囊腔，阻碍新耳廓软骨支架生长。软组织扩张获得的多余皮肤在耳再造术中作用不大，因此笔者从不采取这一操作。尽管如此，术中进行皮肤扩张非常重要，乳突区皮肤可逐渐扩张（图4-4）从而包裹肋软骨雕刻的新耳廓支架。组织扩张数周即可使局部皮肤生长加快，看似是个很好的手术方法，但事实上并非如此，因为皮下会形成一层薄壁囊腔。在进行植皮修复耳廓区域骨外露之后，可能出现非常复杂的不良反应，即使这种情况下，也可以在植皮后进行瘢痕组织充分扩张。

因此，在外伤性耳离断的耳再造过程中，可以通过皮肤扩张，有效地扩大乳突表面覆盖的残余皮肤。一期重建手术时即可扩张皮肤。即便乳突表面仅有少量残余皮肤覆盖，也能尽可能多地

将其扩张，并植入新耳廓支架（图4-1）。

但在先天性耳畸形的耳再造中，患者通常皮肤条件良好，没有任何纤维化组织（图4-3），对于重度小耳畸形、无耳畸形、中度原位小耳畸形和中度异位小耳畸形等先天性耳畸形患者，耳廓处皮肤往往表现为残耳皮肤在胚胎发育过程中自然地生长扩大，术中组织扩张并不是常规操作。耳的生长被某些因素干扰，导致软骨组织缺失，假使外耳能够正常发育，残耳皮肤也足以覆盖耳廓。因此，残耳皮肤非常柔软，在重建过程中容易被破坏（图4-3）。

（五）建立新的软骨膜层

皮肤下方和皮下组织基底之间的新鲜组织面包覆耳廓支架，须具备充分条件使软骨植入物周围形成新生软骨膜层，这是手术成功的必要条件。事实上，如果将软骨植入物置于不够成熟稳定纤维组织环境，新生软骨膜层就无法形成，导致软骨组织被破坏，严重影响耳再造效果。受区组织成熟后，虽然稳定的瘢痕仍不是移植软骨的最佳环境，但仍然可以进行移植。因为制备皮下隧道后，瘢痕组织可以得到扩张（图4-1）。

耳再造完成后，术者及其团队必须对患者进行术后长期护理。由于存在较高的术后并发症风险，创伤性耳离断及二期耳再造术后的护理要更加精细。最严重的并发症是皮肤脱落，其次是皮肤坏死、感染及软骨外露。每一种并发症都可能导致移植软骨在耳再造过程中部分或全部脱出。

笔者认为耳再造术中和术后最为重要的部分就是软骨膜形成。事实上，从肋软骨切取软骨移植物时就应当仔细操作，保留部分肋软骨膜，促进新生肋软骨形成。肋软骨膜的生物学行为非常重要，因为新生肋软骨能为胸壁提供良好的保护，更重要的是保证耳再造术后在受区基底形成

新生软骨膜。

如果局部组织条件不足以形成新生软骨膜，术后软骨移植物就无法成活。事实上，瘢痕组织形成是进行耳再造手术的一大不利因素，因为移植软骨需要受区基底提供充足的血供，促使新生软骨膜形成。术后 10～15 天，移植软骨周围需要充分血管化，以供给软骨代谢过程必需的化学及生物要素。在此期间，一层特殊的新生细胞开始在移植软骨周围形成。如果局部组织不能提供足够的生化要素，移植软骨就无法获得维持生存的营养物质。紧接着，一层新生软骨膜开始在软骨周围形成，许多不利因素都可能干扰软骨移植后软骨膜的正常形成过程，其中有两个因素影响最大：局部感染以及创伤。一旦出现一种或两种情况，移植软骨将无法获得足够的化学和生物要素供应代谢过程。因此，术者及其团队必须留心术后敷料包扎情况。

（六）各肋软骨节段相互不融合

由于软骨组织内无血管生成，每个移植软骨节段都需要在新基底上自我融合，在周围形成自身的新生软骨膜。所以，每段软骨在新基底存活靠的是在周围形成自身软骨膜的有机特性，是一个特殊的再生过程。由于新基底局部组织的生物学形成，每个软骨节段都在愈合后期被分隔开，不接触融合。它们固定在各自的位置，彼此之间无法融合。术中在软骨各段之间单独缝合，使各段相互靠近，有助于在其周围形成新生软骨膜。

（七）术后包扎的重要性

再造后的包扎方法非常重要，以至于 Gillie 和 Millard（1957）将其列入整形外科的外科原则。他们写到，"术后护理和术前设计一样重要"，

并强调，"就这一点而言，甚至和手术本身一样重要"。他们的经验对耳再造很有意义，因为手术即刻包扎以及术后恢复过程中的耳包扎是取得外耳再造成功的基本操作（图 4-6）。第一层敷料包扎在手术室完成，然后根据术者对每一次操作的要求进行后续包扎。此后的很长一段时间里，所有患者和父母都必须严格遵守指导，特别是换药相关的指导，因此患者一定要在术者及其团队的护理下，按照复查计划如期返回。患者及家属不得在家自行换药，因为专业医疗护理非常重要。如果患者做不到定期复查、遵照医学专业要求换药，最好从一开始就不要接受此项手术。

切取软骨移植物后，有两个区域需术后即刻包扎：供区和耳部。前者包扎为常规操作，但耳再造术区的敷料包扎需要特殊护理，必须按照术者计划进行，每位患者都有特定的包扎方法（图 4-6）。

耳廓的敷料包扎必须非常注重技巧。笔者通常将小块的湿棉花层层堆起，用于给耳甲腔区域加压，此处没有进行皮肤剥离，也没有耳廓软骨存在。其次，将一长段湿棉花做成 C 形卷，完全包绕耳轮投影的后缘，而不压迫移植软骨（图 4-6）。此包扎技巧可避免压迫耳廓支架表面覆盖的皮肤。最后用绷带缠绕头部，保持 5～6 天。

笔者通常不做任何外部缝合，只是将皮肤平滑地铺在下方支架的表面。在刚开始练习时，笔者参照文献和书本中的传统方法进行外部缝合，但随后发现这会在皮肤表面形成过大的压力，对皮肤造成损伤，甚至导致皮肤坏死。笔者曾经遇到外部缝合导致的并发症，它对笔者和患者造成了困扰，将在并发症章节对此进行详述。

当第一次包扎的敷料去除后（术后 5～6 天），需要小心地将另一层敷料覆盖在耳廓区域，此时则无须再用绷带缠绕头部。第二层敷料在接下来

至少 2 个月内每 7~10 天更换一次。敷料仅直接贴在耳朵上，并保持贴附，头部不缠绷带。

因此，患者及其家属术前必须被告知所有必要治疗步骤，并承担遵从医嘱、接受医疗护理的义务。

三、讨论

施行外耳再造治疗需要充足的知识储备、精细的手部协调、想象力、注意力。除了出色地完成手术，外科医生还必须遵循外科原则，用这些原则指导手术操作，还有术后包扎。乳突区皮肤不是用于耳再造的理想选择，但它是现有的最好选择，因其位置最有利于手术。尽管此处皮肤不能为耳再造手术提供最佳条件，但根据上述的外科原则，它足以带来较好手术效果，并能够适应特殊的手术设计。

不论是哪种主要因素（先天性和后天性）导致了耳畸形，都应在术前充分评估乳突区皮肤（图 4-1 和图 4-3）。如果存在创伤性离断或既往手术导致的重度瘢痕，必须在术前仔细分析，避免瘢痕组织形成破坏术中植入的耳廓支架。为避免这些问题，需要在术前扩张局部皮肤，从而为经皮下隧道植入的新软骨移植物提供令人满意的条件。手术过程中必须用剪刀剥离皮肤将其潜行分离，或用特殊器械制备皮下隧道，需要仔细操作以维持皮肤全层厚度，使之能在术中扩张（图

4-1）。仔细地用肋软骨雕刻出耳廓支架，经皮下隧道引入。耳廓周围局部组织须为新生软骨膜形成提供适当的条件，否则软骨移植无法成功。被覆皮肤的局部感染或任何创伤都会损伤耳廓软骨，因此术后护理须至少持续 2 个月。在此期间任何创伤都会破坏最终治疗效果。

最后，值得一提的是，术者必须以始终如一的身心热情开始和结束手术。如果术者在手术过程中或结束时感到疲倦，说明他没有恰当地规划所有手术步骤以及自身的身体条件。如果手术计划得合理，所有操作的细节都应当与手术进程协调运作。笔者总是能带着始终如一的热情完成手术，直至最后阶段以及缝合。但是，即使是笔者这样经验丰富的医生，也常常在每次手术中了解到一些新的解剖学或外科学细节。笔者始终期待下一个手术操作，从而运用自己通过观察获得的知识，这是一件令人愉快且兴奋的事。

四、结论

为了保证耳再造手术顺利进行，术者必须遵循外科原则，避免术中和术后并发症的发生，以取得良好的效果。乳突区皮肤对于耳重建不是最理想的，但它是现有最好的选择，因为它的位置对手术最有利。乳突区皮肤较厚，不易滑动，但可以通过精细解剖或制备隧道来将其剥离，以便植入新耳廓支架。

参考文献

[1] Avelar JM (1977) Total reconstruction of the auricular pavilion in one stage. Recontrução total do pavilhão auricular num único tempo cirúrgico. Rev Bras Cir 67:139

[2] Avelar JM (1978) Total reconstruction of the ear in one single stage - technical variation with cutaneous flap with inferior pedicle. Folia Med 76:457-467

[3] Avelar JM (1979) Simplified technique for total reconstruction of the auricle in one single stage. Abstract VII International Congress of Plastic Surgery. Cortograf, Rio de Janeiro, 150

[4] Avelar JM (1983) A new fascial flap for use in craniofacial

surgery. Ann Acad Med Singap 2:382-387

[5] Avelar JM (1986) Importance of ear reconstruction for the aesthetic balance of the facial contour. Aesthet Plast Surg 10:147-156

[6] Avelar JM (1990) Princípios fundamentales en la reconstrucción de la oreja. In: Avelar JM, Malbec EF (eds) História Ciência y Arte en CirugíaEstética. Ed. Hipocrates, São Paulo, pp 449-465

[7] Avelar JM (1992) The use of fascia flap in ear reconstruction. In: Hinderer UT (ed) X Congress of the international conference for plastic and reconstructive surgery. Excepta Medica, Madrid, pp 265-268

[8] Avelar JM (1994) Importance of the cervical cutaneous flap for reconstruction of the auricle. Rev Soc Bras Cir Plast São Paulo (Br) 9:20-23

[9] Avelar JM (1997) Surgical anatomy of the auricle. Creation of the Auricle. Ed. by Avelar. Ed. Hipócrates, 1997. São Paulo; (2):21-35

[10] Avelar JM (2011) Deformidades congênitas da orelha -Microtia. In: Carreirão S (ed) Cirurgia Plástica. Editora Atheneu, Rio de Janeiro, pp 349-364

[11] Avelar JM (2013) Surgical anatomy of the ear and neighboring regions. In: Avelar JM (ed) Ear reconstruction. Springer, Heidelberg/New York, pp 1-14

[12] Avelar JM, Psillakis JM (1981) Microtia: total reconstruction of the auricle in one single operation. Br J Plast Surg 34:224

[13] Converse JM (1958a) Reconstruction of the auricle: Part I. Plast Reconstr Surg 22:150

[14] Converse JM (1958b) Reconstruction of the auricle: Part II. Plast Reconstr Surg 22:230

[15] Converse JM (1964) Acquired deformities of the auricle. In: Converse JM (ed) Reconstructive plastic surgery, vol 3. Saunders, Philadelphia, p 1107

[16] Gillies HD (1920) Plastic of the face. H. Frowde, Hodder Stoughton, London

[17] Gillies HD (1937) Reconstruction of the external ear with special references to the use of maternal ear cartilage as the supporting structure. Rev Chir Struct 7:169-170

[18] Gillies H, Millard DR (1957) The principles and art of plastic surgery. Little, Brown & Co, Boston

[19] Pitanguy I, Cansanção A, Avelar JM (1971) Reconstrução de orelha nas lesões por mordida humana. Rev Bras Cir 61(9/10):158-164. Bol Cir Plástica 3

[20] Tanzer RC, Converse JM (1964) Deformities of the auricle. In: Converse JM (ed) Reconstructive plastic surgery. Saunders, Philadelphia, p 1073

第5章 术前制订外科治疗计划的重要性
The Importance of Surgical Planning Before an Operation

Juarez M. Avelar 著

胡守舵 姬东硕 刘 莹 译

一、概述

耳廓是突出于头部两侧的附属物，为复杂的解剖结构，其95%的表面都远离面部和颅部。自从开始做耳重建手术以来，由于耳廓特殊的位置和方向，以及在面部轮廓上的重要美学表现，如何确定其空间投影对笔者来说确实是个持续的挑战（Avelar，1977，1978，1992，1994，1997；Avelar 和 Angel，1989；Avelar 和 Bocchino，1989）。因此，在进行耳再造或修复之前，制订外科治疗计划是必不可少的一步，它需要术者拥有广阔的知识面、丰富的经验以及想象力，从而获得良好的美学效果。事实上，当术者首诊看到创伤离断或先天畸形导致的耳廓畸形时，这一步骤就要开始了。与患者和（或）家属交流非常重要，尤其应当采集有关畸形的原因和既往手术的信息（还有上次手术的日期）。这些信息必不可少，因为至少要等到患者上次手术1年后，才能在同一部位进行其他的手术（Avelar，1987，1990，2011，2013）。面诊期间，术者应仔细检查患者耳廓区域、面部以及全身，因为先天畸形

和创伤离断导致的耳畸形都可能伴随其他部位畸形（图5-1）（Avelar，1989a、b、c）。

如前所述，制订手术计划应从患者首次就诊开始，此时患者是清醒的，正坐在术者面前提问，希望取得有关手术方式、术后护理和最终治疗效果的信息。有时患者要求看曾接受手术的其他患者的照片，以了解手术效果。笔者会让护士给他们看书本上的照片并强调，以前的患者获得的手术效果可能无法完全在他身上呈现，因为每个患者都有各自不同的手术需求。笔者在"知情同意书"中关于手术效果的部分写到，根据最新的科学知识，可能会取得最好的效果。面诊时需要分析耳廓区域，包括各部分的皮肤以及残余耳廓软骨的情况。手术瘢痕的存在不同于意外造成的瘢痕，因为既往手术可能对皮肤进行了潜行剥离，产生的瘢痕会对将来的手术带来困难。检查手术区域的各个方面都需要特殊工具（图5-2）。如存在仍处于增生期的瘢痕，则暂不建议接受额外手术，因为瘢痕组织可能破坏将来的手术效果，导致移植物变形甚至吸收。另外，意外造成的瘢痕通常不会损伤全层皮肤，也不会在将来的手术中对移植软骨的血供造成任何影响（图5-3）。

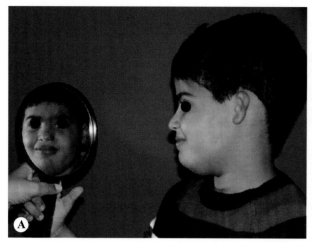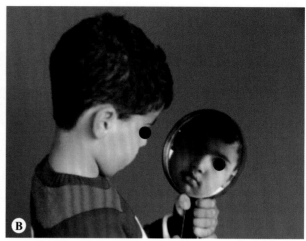

▲ 图 5-1　让患者在医生面前通过镜子看到自己的畸形是有益于治疗的

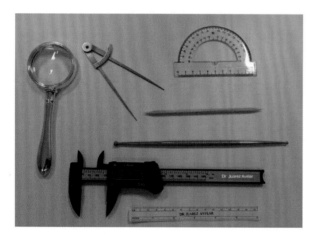

▲ 图 5-2　用于检查和测量耳廓畸形的工具

二、方法

仔细检查耳廓之后，便是开始制订手术计划的正确时机。首诊时笔者通常会建立一个未来耳廓的初步模型，向患者及其家属说明耳廓框架在耳廓重建过程中的重要性（图 5-4）。

无论是意外还是先天异常导致的耳廓畸形，制订手术计划必须是未来重建进程的第一步。

在首诊时确定新耳廓的尺寸和形状，将对侧耳廓作为参考，用 X 线胶片制成耳模（图 5-4）。此步骤最早由 Gillies 在 1920 年报道（Tanzer 和

Converse，1964），当时他介绍了通过创造新耳廓支架来建立新器官结构的必要性。有趣的是，Gillies（1937）如此专注于手术设计，以至于他的术式还在不断更新。后来，Converse（1958a、b，1964，1973）和 Tanzer（1971）也提到了类似的术式。Song 和 Song（1983）、Song（1989）报道了使用颞浅筋膜瓣的优秀手术设计。

笔者在整形外科训练中迷上耳廓重建时，曾向 Pitangy 教授学习如何制订类似的手术计划。在里约热内卢 Santa Casa da Misericórdia 第 38 医院举行了关于手术计划的特别会议，所有病例都在手术前交给教授和住院医师，供他们讨论。1973 年初，笔者有幸在纽约大学 Converse 教授指导下做研究，看到他是如何仔细地制订耳廓重建计划，这让笔者更加热衷于投身这一领域。

手术计划基本上是利用由正常耳廓的 X 线片制成耳模，该耳模经过反转即可显示畸形一侧未来耳廓的大小和形状（图 5-4）。术者的审美判断可决定耳廓的位置和方向，因为多数先天发育不良的患者都存在复杂的面部不对称（图 5-4）。虽然为了获得足够的参考点，必须测量对侧耳廓以及对侧面部，但是不建议将正常半侧面部的位置

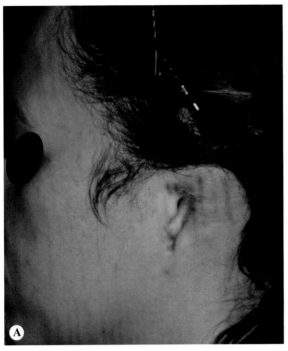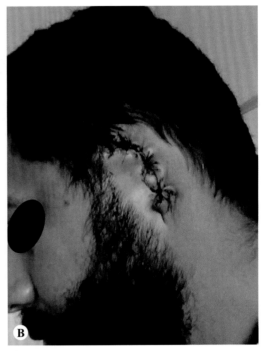

▲ 图 5-3 术前对耳廓区域的评估

制订手术计划之前必须对耳廓区域进行充分评估，检查瘢痕颜色和方向，所有评估项目对计划实施都很重要。A. 一位 24 岁女性右耳完全离断伤后，出现了创伤所致的重度瘢痕；B. 一位 35 岁男性在一次车祸中左耳完全离断，缝线缝合伤口

和方位直接反转到存在先天性耳畸形的对侧。此测量过程需要使用特殊工具（图 5-2）。

重度小耳畸形的耳廓重建需选取两个解剖标志作为参考。一是耳垂，它通常是存在的，但处于异常位置和方向。经旋转后即可形成再造耳廓的下极。二是骨骼表面的凹陷，即正常外耳道所在位置（Avelar，1978，1986，1989a、b、c，2011，2013）。此凹陷是新耳廓的外耳道投影。不建议穿过骨骼将其打开，但在重度小耳畸形的耳重建中，它为新耳廓的设计提供了一个重要的参考点。在大多数病例中，这是一期或二期手术可能采取的重要步骤。

然而根据笔者的分类，所有中度原位型小耳畸形和中度异位型小耳畸形患者均存在外耳道、耳垂、耳屏、对耳屏、残余耳甲腔、不完整的耳轮和其他耳廓结构。术语"重度小耳畸形"前文已述（Avelar，2011，2013）。面部不对称是先天

性耳畸形常见的伴发畸形，它增加了确定未来耳廓位置和方向的难度。

双侧耳发育不全以及双侧耳离断病例的手术设计难度更大，再造耳廓参考点的建立基本上取决于术者的技术和审美。术者应当记住，即便是先天性双侧耳畸形，也会存在面部不对称。首诊时测量耳廓及其畸形形态对制订治疗计划大有帮助（图 5-2）。

另外，在手术前 1 天，应再次查看患者，明确未来耳廓的大小、位置和方向（图 5-4 和图 5-5）。建议临床医生在外科治疗计划中清晰记录耳廓测量及所有与即将重建的耳廓区域相关的信息。此外，为了标记术中所需的重要解剖细节，通常要拍摄大量照片（图 5-6）。

三、讨论

耳再造的外科原则和外科治疗计划是任何

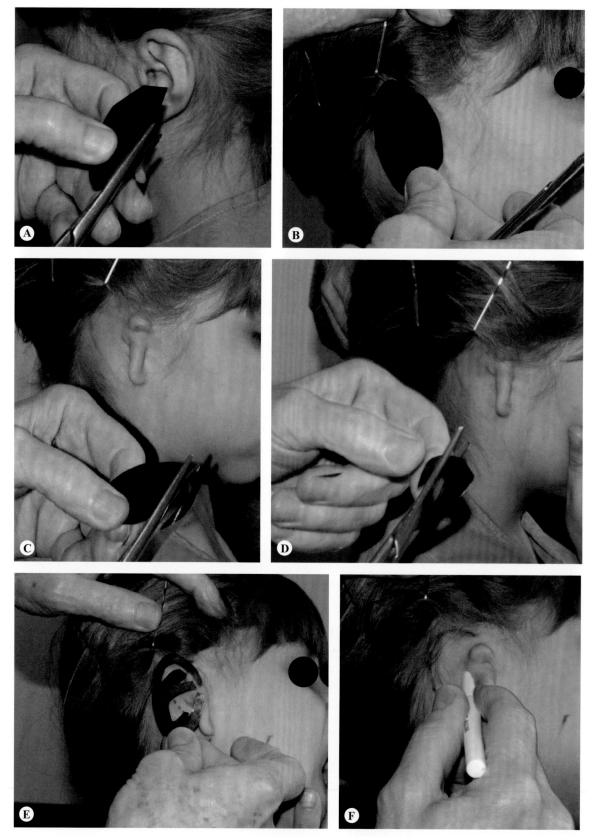

▲ 图 5-4　参照健侧耳廓，制作新耳廓的耳模

A. 确定耳模形状和尺寸；B. 比对耳模与畸形耳；C 和 D. 用剪刀裁耳模；E. 再次将耳模与畸形耳比对；F. 在患耳区域描出新耳廓轮廓

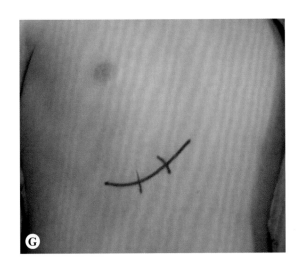

◀ 图 5-4（续） 参照健侧耳廓，制作新耳廓的耳模

G. 画线标记胸壁切口，划定切除肋软骨的界限

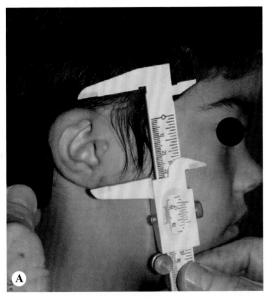

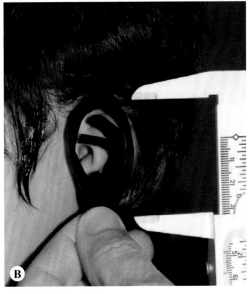

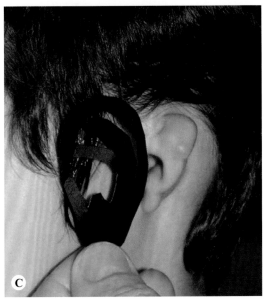

◀ 图 5-5 另一个为未来耳廓造模的病例

A. 对侧耳廓是预测未来耳廓的良好的测量参考；B 和 C. 将耳模放在畸形耳上，评估所有解剖细节

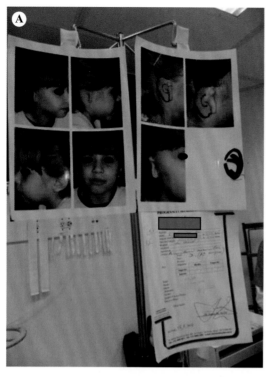
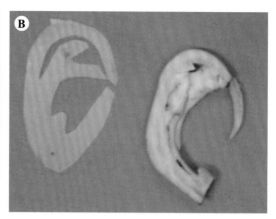

▲ 图 5-6　耳模在术中起到重要作用
A. 将术前照片和外科治疗计划挂在手术室；B. 根据耳模雕刻新耳廓的框架

耳廓重建手术必不可少的一环，因为每个患者的耳畸形分类和形态都各不相同，需要采取特定的术式，才能带来满意的治疗效果。第一次重建手术是取得良好手术效果的重要时机。此后的手术都面临着组织纤维化以及皮肤表面和皮下瘢痕形成的难题，对患者和术者都是不利的条件。

外科治疗计划是每一次手术采取正确术式的体现（Pitanguy 等，1971）。术者在术中必须遵循所有手术程序的细节，执行术前经过计划的操作。即使在有术前准备和计划的情况下，也可能出现一些意外情况。但是一步步地遵循计划步骤，手术将在大方向上按照术者的预期进行。每一次手术结束时，将此次手术的细节加入术者的知识储备，无疑有利于后续的手术。笔者在每一次手术中都带着职业生涯中第一次手术时细心和专注，以及生命中最后一次手术的虔诚和情感投入。

四、结论

制订外科治疗计划对任何整形外科手术都很重要，但对于耳廓重建，它是必不可少的，因为每位患者都存在不典型的畸形，需要用特定的方法予以恰到好处的治疗。无论是修复先天畸形还是后天畸形，都需要重建两个解剖结构：耳软骨支架以及皮肤覆盖。新耳廓支架取自肋软骨，它具备所有的耳廓解剖细节。可将乳突区皮肤与邻近区域的皮瓣以及游离皮片联合，建立皮肤覆盖。术中应遵循几条外科原则：新解剖结构的建立，乳突区皮肤的可靠性，新生软骨膜层的形成，足够的皮肤覆盖，术中组织扩张，肋软骨各阶段相互不融合，以及术后恰当的包扎和患者术后随访。

参考文献

[1] Avelar JM (1977) Total reconstruction of the auricular pavillion in one stage. Recontrução total do pavilhão auricular num único tempo cirúrgico. Rev Bras Cir 67:139

[2] Avelar JM (1978) Total reconstruction of the ear in one single stage - technical variation with cutaneous flap with inferior pedicle. Folia Med 76:457-467

[3] Avelar JM (1986) Deformidades congênitas do pavilhão auricular: experiência em 138 casos de reconstrução da orelha. Rev. Soc. Bras. Cirurg. Plast, 1986; 1:28-43

[4] Avelar JM (1987) A new technique for reconstruction of the auricle in acquired deformities. Annals of Plastic Surgery; vol. 18. n. 5, pp 454-464

[5] Avelar JM (1989a) Modelagem do arcabouço auricular nas reconstruções da orelha. In: Avelar JM (ed) Cirurgia Plástica na Infância. Ed. Hipócrates, São Paulo, pp 287-290

[6] Avelar JM (1989b) Complicações em reconstrução auricular. In: Avelar JM (ed) Cirurgia Plástica na Infância. Ed. Hipocrates, São Paulo, pp 364-367

[7] Avelar JM (1989c) Reconstrução do polo superior da orelha. In: Avelar JM (ed) Cirurgia Plástica na Infância. Ed. Hipócrates, São Paulo, pp 331-337

[8] Avelar JM (1990) Fundamental principles concerning ear reconstruction. (Princípios fundamentales en la reconstrucción de la oreja). In: Avelar JM, Malbec EF (eds) História Ciência y Arte en Cirugía Estética. Ed. Hipocrates, São Paulo, pp 449-465

[9] Avelar JM (1992) The use of fascia flap in ear reconstruction. In: Hinderer UT (ed) X congress of the international conference for plastic and reconstructive surgery. Excepta Medica, Madrid, pp 265-268

[10] Avelar JM (1994) Importance of the cervical cutaneous flap for reconstruction of the auricle. Rev Soc Bras Cir Plast São Paulo (Br) 9:20-23

[11] Avelar JM (1997) Social role of plastic surgery - National Symposium on Civil and Criminal Medical Responsibility promoted by the Brazilian Institute of Legal Extension for Other Professional Areas (IBEJ) - (Simpósio Nacional de Responsabilidade Civil e Penal de Médicos promovido pelo Instituto Brasileiro de Extensão Jurídica para Profissionais de Outras Áreas (IBEJ) - Campos do Jordão - SP

[12] Avelar JM (2011) Deformidades Congênitas da Orelha - Microtia; Cirurgia Plástica Editor: Dr. Sérgio Carreirão; Editora Atheneu, Rio de Janeiro, Brasil; (32):349-364;

ISBN: 978-85-388-0223-5

[13] Avelar JM (2013) Surgical principles and planning for ear reconstruction. In: JM A (ed) Ear reconstruction, vol 3. Springer, Heidelberg, pp 32-44

[14] Avelar JM, Angel A (1989) Aspectos psicológicos do paciente infantil em cirurgia plástica. In: Avelar JM (ed) Cirurgia Plástica na Infância, vol I. Hipócrates, São Paulo, pp 3-6

[15] Avelar JM, Bocchino F (1989) Anatomia da orelha. In: Avelar JM (ed) Cirurgia Plástica na Infância. Ed. Hipocrates, São Paulo, pp 283-286

[16] Converse JM (1958a) Reconstruction of the auricle: Part I. Plast Reconstr Surg 22:150

[17] Converse JM (1958b) Reconstruction of the auricle: Part II. Plast Reconstr Surg 22:230

[18] Converse JM (1964) Acquired deformities of the auricle. In: Converse JM (ed) Reconstructive plastic surgery, vol 3. Saunders, Philadelphia, p 1107

[19] Converse JM et al (1973) On hemifacial microsomia: the first and second branchial arch syndrome. Plastic reconstruction of the auricle. Mosby, St. Louis, p 281

[20] Gillies HD (1920) Plastic of the face. H. Frowde, Hodder Stoughton, London

[21] Gillies HD (1937) Reconstruction of the external ear with special references to the use of maternal ear cartilage as the supporting structure. Rev Chir Structive 7:169-170

[22] Pitanguy I, Cansanção A, Avelar JM (1971) Reconstrução de orelha nas lesões por mordida humana. Rev Bras Cir 61(9/10):158-164. Bol Cir Plástica 3

[23] Song R (1989) Ear reconstruction in a single surgical time (Reconstrução auricular num único tempo cirúrgico). In Avelar, J. M. (ed), Cirurgia Plástica na Infância. Ed. Hipócrates, São Paulo, 327-330

[24] Song Y, Song Y (1983) An improved one-stage ear reconstruction procedure. Plast Reconstr Surg 71:615 Tanzer RC (1959). Total reconstruction of the external ear. Plast Reconstr Surg; (71):615

[25] Tanzer RC (1971) Total reconstruction of the auricle: the evolution of a plan of treatment. Plast Reconstr Surg 47:523-533

[26] Tanzer RC, Converse JM (1964) Deformities of the auricle. In: Converse JM (ed) Reconstructive plastic surgery. Saunders, Philadelphia, p 1073

第6章 耳再造术后护理
Post-operative Care After Ear Reconstruction

Juarez M. Avelar **著**

胡守舵 韩 星 刘 莹 **译**

一、概述

1974 年，笔者开始在圣保罗市执业，我清晰地认识到，外耳道重建属于需要手术改进以解决问题的整形外科范畴。为解决治疗过程中面临的众多困难，笔者希望在术后护理方面引入一些观察和贡献，从而改善手术效果。虽然笔者在一个发达国家中的大都市执业，但仍要介绍一种特殊的耳廓重建术后护理方法。

不论患者住在哪里，离笔者的研究所有多远，他们都必须根据各自病情需求前来换药。在安排手术之前，笔者会亲自向患者及家属讲解手术和术后护理细节。并且明确强调，患者在术后必须按时复查，由笔者亲自监督换药。在重建耳廓所遇到的所有困难中，术后护理是一个特殊的方面，它要求术者和全体工作人员足够重视和努力。

虽然未曾直接向 Gillies 学习（他于 1960 年逝世）（Gillies，1937），但笔者的导师 Pitanguy 教授曾师从 Gillies，并时常提起他。所以，从几个方面讲，笔者的知识来自于以上 2 位老师，曾经的所学激励笔者在自己的临床实践中跟随他们

的脚步。笔者认为同其他做耳廓重建手术的医生交流自己的想法，有益于临床工作。很多医生都认为外耳道重建术后包扎十分重要，Gillies 和 Millard（1957）甚至将其列入整形外科的外科治疗原则。他们写道，"术后护理和术前计划一样重要"，还强调，"……就这一点而言，这甚至和手术本身一样重要"。他们的教导对外耳道重建有很大帮助，因为术后即刻敷料包扎和后期换药是取得手术成功的基本操作。

第一层敷料在手术室包扎，根据术者的操作习惯包扎余下的敷料。在术后的恢复过程中，所有患者和家属都必须认真地遵从医嘱，尤其是涉及换药的医嘱。因此，患者必须严格按照治疗计划回访，在术者及其团队的照护下接受手术和其他治疗。患者及家属不得擅自在家更换敷料，因为这些操作必须在专业的医学指导下完成（图 6-1）。如果患者做不到定期到医疗机构回访及更换敷料，那么最好就不要接受手术。

二、方法

根据 Tanzer 与 Converse 在 1964 年的说法，

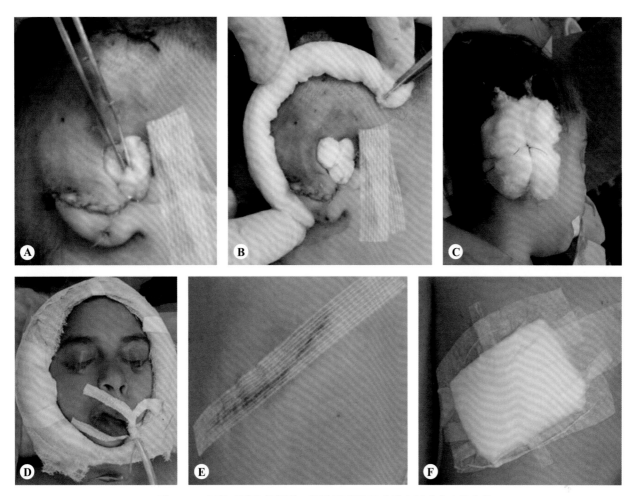

▲ 图6-1 小耳畸形患者接受一期外耳重建手术后在手术室内的包扎

A. 在再造的外耳道内填入一块湿棉球；B. 在再造耳廓外耳轮外围一圈湿棉花；C. 在再造耳廓上用棉花加压包扎；D. 围着头部包扎绷带，在胸部（软骨移植供区）包扎敷料；E. 手术切口粘贴胶带；F. 再盖上纱布，留置1周

Gillies 在20世纪20年代成为首个提到"为外伤性耳离断或先天性耳畸形患者重建一个新耳廓支架，从而替换旧支架"的作者。因此，归功于 Gillies 的杰出贡献，在这几位作者提到"替换缺损的部分或整个耳廓框架"时，耳廓重建的广阔领域被开启了。笔者倾向于运用经过雕刻的肋软骨重建一个新的软骨支架（Avelar，1977b，1978，1979，2011，2013），不过，医学文献还报道了其他有机和无机材料的运用。

（一）无机（合金）材料（Alloplastic）

如今，无机材料已鲜有使用，但多年来尚有几位作者报道了它们的应用。Backdahl 等在1954年提到胶片，Greeley（1946）使用了钽网，Macomber 在1960年提到了尼龙，Rubin 等（1948）在改进了聚乙烯的应用，以及 Malbec 和 Beaux 在1952年报道了丙烯酸假体替代整个耳廓框架的应用。Cronin 在1966年报道的硅胶框架似乎是理想的材料，但由于术后并发症较多，现在很少有外科医生使用。

近几十年出现了其他无机材料的报道，例如 Thome 等和 Romo 等分别在2001年和2009年报道了采用 Medpor 替代耳廓结构的缺损部分。不过笔者目前还没有任何一种无机材料的使用经验。

（二）有机材料

有机材料可分为三类：异种材料、同种异体材料和自体材料。

1. 异种材料

由于易吸收、感染和挤压外露的缺点，异种材料已不再被使用。

2. 同种异体材料

几种可应用的同种异体移植材料有鼻中隔软骨（Graham 在 1927 年应用）、尸体肋软骨（Brown 等在 1947 年使用）以及患者母亲的耳廓软骨（Gillies 在 1937 年首次使用，后来其他研究者也用过，其中 Bäckdahl 在 1954 年使用）。Kirkham 在 1940 年报道了尸体耳软骨的研究，后来在 1944 年被 Lamont 使用。然而在 1953 年，Malbec 提出反对使用同种异体软骨来雕刻耳廓框架塑形，并建议使用丙烯酸假体，但这一观点这并不被外科医生广泛接受。

3. 自体材料

包括 Pierce（1930）、Aufricht（1947）、Peer（1948）和 Converse（1950）在内的几位作者进行了肋软骨的研究。而 Pegran 和 Peterson（1956）、Steffenson（1965）、Gomey（1974）以及 Davis（1974）尝试了对侧的耳软骨，然而，虽然他们认为这对小型修复手术有所帮助，但是这一方法并没有在外科医生中被推广用于全耳再造的耳廓框架重建。

目前，多数外科医生更愿意将肋软骨作为自体材料，用于重建新的耳廓框架。1958 年之前，耳廓框架的雕刻技术并不完善，其美观效果常常不尽人意。1958 年 Converse 展示了耳重建技术改进之后卓越的新耳廓框架塑造效果。Tanzer 在 1959 年发表了重要文章，提出一个全新的系统化

的耳再造术。可以说这是整形外科历史上的一个里程碑。在他们的贡献之后，其他外科医生开始对这个方向感兴趣，手术的美观效果大大提高。

Pitanguy 和他的团队分别在 1967 年和 1971 年提出肋软骨段的应用，他们将一块软骨缝合到另一块软骨上。如今大多数外科医生效法 Tanzer 和 Converse 的改良雕刻技术。Spina 等在 1971 年怀着极大的兴趣接受了他们的教导。其他作者如 Brent（1974）、Fukuda（1974）、Nagata（1993）和 Firmin 等（1974），都介绍了对塑造新耳廓支架大有帮助的术式。从笔者最早发表的文章开始，就倾向于从肋软骨块中雕刻出新耳廓支架，从而仅用一期手术完成耳部再造（Avelar，1977a，1978，1986）。Song（1983）及 Song（1989）为笔者的颞浅筋膜瓣（Avelar，1977b，1983）的应用作出大量努力，他们还用肋软骨完成了出色的重建工作。

三、全耳或部分耳廓重建术后的敷料包扎

切除肋软骨之后，术后即刻包扎时需要特别注意两个术区：胸部供区和耳廓术区（图 6-1）。

（一）软骨供区的敷料包扎

切除肋软骨的胸壁切口包扎需要特别护理，因为患者可能在术后主诉疼痛。切除肋软骨之后，笔者不放置任何引流，因为此处几乎不存在术后出血。虽然在术中为了达到肋软骨层面切开了腹直肌，但是术后会在此术区仔细地止血。术后必须在此覆盖敷料保护胸壁供区。切口缝合完毕，笔者会用无菌胶带直接粘在皮肤上，然后覆盖纱布垫，以提供局部适当加压（图 6-1）。术

后次日，笔者团队的一位工作人员会去查看患者，检查敷料包扎情况，并检查供区或重建的耳廓是否有问题。近期，一位8岁女患者的患耳在术后第2天晚上出现呕吐物污染敷料，所以笔者的一位工作人员不得不在常规查房时给予换药。换药过程中拆除外部绷带后，发现重建耳廓上的敷料没有异常（图6-2）。术后耳部敷料必须保留4～5天。

在笔者的1350例接受肋软骨切取重建耳廓患者中，无一例出现术后血肿。胸壁敷料一直保留，直至患者来研究所复诊，再去除敷料，并在瘢痕处粘贴无菌胶带（图6-1）。此后患者可以洗澡，但患者或家长不得在家摘下胶带，必须每15天回来更换，直至术后2个月。

（二）一期术后耳廓区域包扎

外伤性耳离断和先天性耳畸形的重建需要给予耳廓特殊包扎，必须根据术者的计划进行。这种敷料包扎必须在技术上特别注意，笔者会逐层叠放小块湿棉花，从而对无切口且无软骨存在的耳甲区域进行加压（图6-1）。将一长段湿棉花滚成C形管状，完全包围耳轮后缘，而不压迫移植软骨（图6-1）。笔者的这种包扎方法可以巧妙地避免压迫耳廓框架的覆盖皮肤。最后用绷带包扎头部，并保持5～6天（图6-1）。

笔者不采用任何外部缝合，因为皮肤平滑地铺在框架上。在笔者开始执业时，会遵从科学论文和书本中讲解的传统术式，做一些外部缝合，但后来发现这会导致过高的压力，破坏皮肤，造成皮肤坏死（详见第16章并发症的相关内容）。外部缝合曾引起并发症，对笔者和患者都造成了困扰。

术后4～5天，拆除首次包扎的敷料后，小心地进行第二次敷料包扎，覆盖耳廓区域，但不用绷带包扎头部。术后需要每7～10天更换一次敷料，至少维持2个月。此期间仅仅包扎耳廓，要点是始终保持敷料在位，无须包扎头部（图6-3）。术后至少3个月内患者不得参与体育运动，尤其是游泳，避免损伤再造耳廓。

因此，必须在术前使患者及其父母知晓治疗过程中所有的必要步骤，并承诺履行遵循所有医嘱、接受术后医疗护理的义务（图6-3）。

（三）二期耳廓重建术后的敷料包扎

外伤性耳离断以及先天性耳畸形的二期耳廓重建，需要给采用特殊的局部敷料包扎来保护新

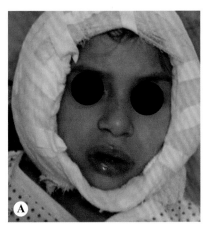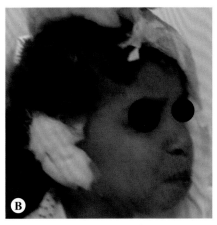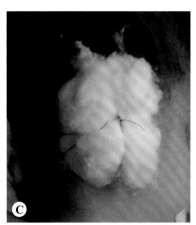

▲ 图6-2 如有必要，可更换绷带，但再造耳的敷料需保留4～5天
A. 由于患者呕吐，必须将绷带拆除；B和C. 参照在手术室的操作步骤，重新覆盖敷料包扎再造耳，再用新绷带缠绕包扎头部

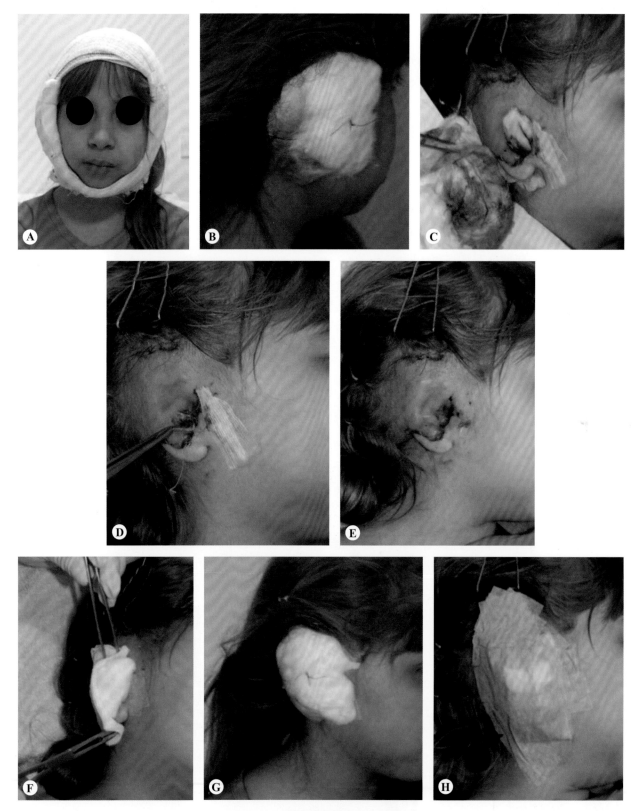

▲ 图 6-3　一期耳廓重建术后的绷带包扎

A. 外包扎通常需要保留 4～5 天；B. 拆除外部绷带，并清洗头发；C. 然后拆除再造耳表面的敷料；D 和 E. 清理再造耳区域，准备覆盖新敷料；F 和 G. 用干纱布作为新敷料盖住再造耳；H. 用胶带粘贴固定新敷料，保留 2 周

耳廓。事实上，敷料包扎必须使再造耳前方和后方的所有解剖单位保持固定（图6-4）。

术中主要的操作目的是使一期重建时埋置的新耳廓框架在颅部外侧表面立起。沿着新耳轮外缘做皮肤切口，达到覆盖新耳廓后部的筋膜下层。新耳廓后部和乳突区的创面必须采用游离皮片移植覆盖，皮片可取自对侧耳后或腹股沟。

完成再造耳后方移植皮片的缝合后，必须给予皮片特殊的敷料包扎，达到加压固定的目的。在皮片表面铺上湿棉花，外部缝合打结固定（图6-4）。然后用绷带缠绕头部包扎，并保留7天（图

6-4）。虽然手术是在医院手术室完成的，但是二期手术7天后的第一次包扎敷料拆除是在笔者的研究所进行。此时，笔者及其团队在患者耳廓后方放置一层新的敷料，用干棉花覆盖再造耳廓后部，这样可带来适当的加压，并用胶带使其固定在位（图6-5）。第二次敷料包扎，仅需要仔细地覆盖耳廓，无需绷带围绕头部。术后至少2个月内，每7～10天更换一次敷料。敷料直接盖在耳部，使之持续在位（图6-5）。通常笔者会在再造耳廓后方进行植皮，皮片取自对侧耳后，因为其质地与受区十分相似。供区通常愈合良好，同时对侧耳廓解剖结构不会产生任何改变（图6-6）。

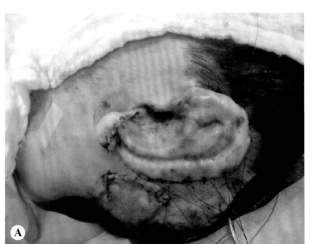
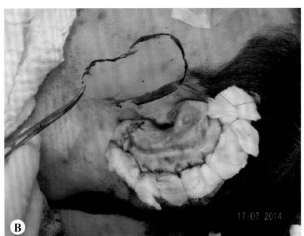
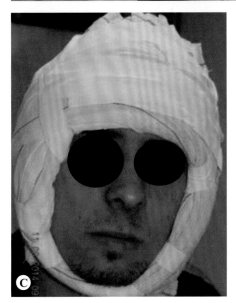

◀ 图6-4 后天性耳离断患者在手术室进行的二期耳廓重建术后敷料包扎
A.左耳的二期耳廓重建手术已经完成；B.在新耳廓后方放置一块湿棉花，使其轻压游离皮片；C.绷带围绕头部包扎

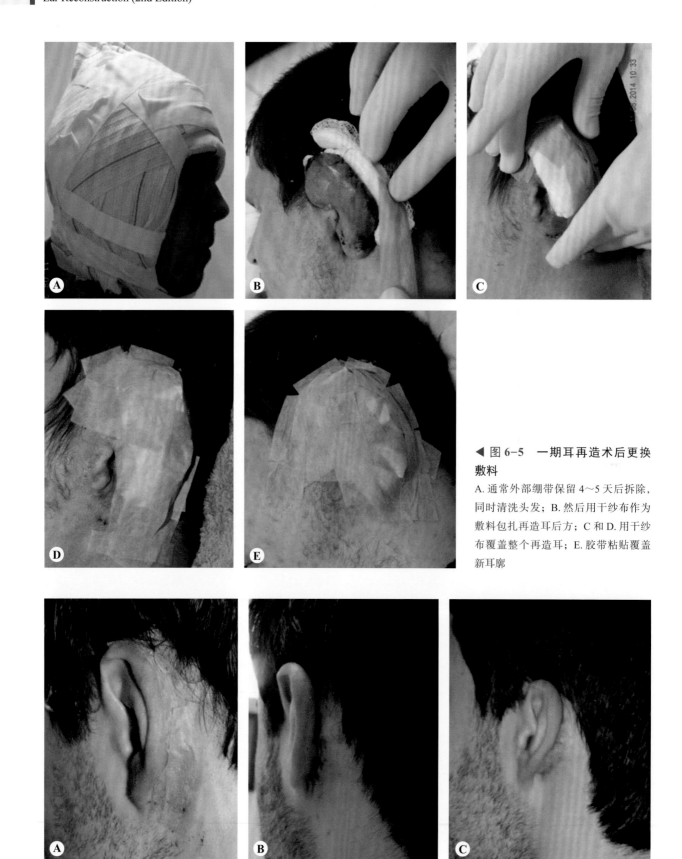

▲ 图 6-5 一期耳再造术后更换敷料

A. 通常外部绷带保留 4～5 天后拆除，同时清洗头发；B. 然后用干纱布作为敷料包扎再造耳后方；C 和 D. 用干纱布覆盖整个再造耳；E. 胶带粘贴覆盖新耳廓

▲ 图 6-6 对侧耳后的植皮供区

A. 术后用胶带粘贴覆盖供区；B. 术后 2 周供区照片；C. 同一患者术后 2 个月的供区情况

四、讨论

外耳道重建的术后护理至关重要，Gillies 与 Millard 在 1957 年将其囊括入整形外科原则。他们写道："术后护理像术前设计一样重要"，并强调，"甚至可以说像手术本身一样重要"。他们的教导对耳廓重建大有帮助，因为术后即刻以及术后近期的包扎是取得成功结果的基本步骤。在手术室内完成第一次包扎，此后根据术者的计划给予后续的包扎。必须使患者和家属充分了解术后护理，并严格遵循医嘱，尤其是换药相关的指示。一期再造手术之后，在术后第 4 天拆除绷带，接下来 2 个月内每 10 天更换一次敷料。而在二期耳重建术后，首次包扎敷料在术后第 7 天拆除，接下来 2~3 个月里每 10 天更换一次敷料。因此患者必须根据治疗计划按时返回，在术者及其团队的护理下接受治疗。患者或家属不得擅自在家更换敷料，因为专业医疗监督是有必要的。如果患者做不到定期返回研究所更换敷料，最好就不要接受手术。笔者的几位患者住在很远的地方，但他们仍必须术后定期返回。笔者禁止患者在家更换敷料，因为这是一种专业的医疗操作。

五、结论

外耳道重建的术后护理十分重要，是取得成功结果的基本操作之一。在手术室内完成第一次包扎，此后根据术者的计划给予后续的包扎。手术医生及其团队必须使患者和家属充分了解术后护理，并严格遵循医嘱，尤其是换药相关的指示。因此患者必须根据治疗计划按时返回，在术者及其团队的护理下接受治疗。笔者禁止患者在家更换敷料，因为这是一种专业的医疗操作，患者必须定期返回接受术后护理。

参考文献

[1] Aufricht G (1947) Total ear reconstruction: preliminary report. Plast Reconstr Surg 2:297

[2] Avelar JM (1977a) Total reconstruction of the auricular pavillion in one stage. Reconstrução total do pavilhão auricular num único tempo cirúrgico. Rev Bras Cir 67:139

[3] Avelar JM (1977b) One stage - total reconstruction of the ear. In: Presented at the second congress of the asian pacific section of the international conference for plastic and reconstructive surgery. August, Tokyo

[4] Avelar JM (1978) Reconstrução total da orelha numa única cirurgia. Variação técnica. F Med (Br) 76:457-467

[5] Avelar JM (1979) Microtia - simplified technique for total reconstruction of the auricle in one single stage. In: Fonseca Ely J (ed) Transactions of the seventh international congress of plastic and reconstructive surgery. Cartgraf, Rio de Janeiro, p 353

[6] Avelar JM (1983) A new fascial flap for use in craniofacial surgery. Ann Acad Med Singap 2:382-387

[7] Avelar JM (1986) Importance of ear reconstruction for the aesthetic balance of the facial contour. Aesthet Plast Surg 10:147-156

[8] Avelar JM (1992) The use of fascia flap in ear reconstruction. In: Hinderer UT (ed) X Congress of the International Conference for Plastic and Reconstructive Surgery. Excepta Medica, Madrid, pp 265-268

[9] Avelar JM (2011) Deformidades Congênitas da Orelha - Microtia. In: Carreirão S (ed) Cirurgia Plástica. Editora Atheneu, Rio de Janeiro, pp 349-364

[10] Avelar JM (2016) Ear reconstruction: preservation of perforator vessels on the pedicle to improve. New concepts on abdominoplasty and further applications, In Avelar JM (ed.), Springer Int Pub Switzerland; (14):225-251. doi:10.1007/978-3-319-27851-3_3

[11] Avelar JM (2013) Surgical anatomy of the ear and neighboring regions. In Avelar JM (ed.) Ear reconstruction. Springer, Heidelberg; (1):1-14

[12] Bäckdahl M, Consiglio V, Falconer B (1954) Reconstruction of the external ear with use of maternal cartilage. Br J Plast Surg 7:263

[13] Brent B (1974) Ear reconstruction with an expansile framework

of autogenous rib cartilage. Plast Reconstr Surg 53:619

[14] Brown JB, Cannon B, Lischcr C, Davis WB, Moore A (1947) Surgical substitutes for losses of external ear. Surg Gynecol Obstet 84:192

[15] Converse JM (1950) Reconstruction of the external ear by prefabricated framework, of refrigerated bone and cartilage. Plast Reconstr Surg 5:148

[16] Converse JM (1958) Reconstruction of the auricle: Part I. Plast Reconstr Surg 22:150

[17] Cronin TD (1966) Use of a silastic frame for total and subtotal reconstruction of the external ear: preliminary report. Plast Reconstr Surg 37:399

[18] Davis JE (1974) Repair of severe cup ear deformities. In: Tanzer RC, Edgerton MT (eds) Symposium on reconstruction of the auricle. Mosby, St. Louis, pp 134-139

[19] Dellepiane-Rawson R (1942) Reparación plástica del pabellón auricular. Rev Sanid Milit Argent 41:147

[20] Firmin E, Coccaro PJ, Converse JM et al (1974) Cephalometric analysis in the diagnosis and treatment planning of craniofacial dysostoses. Plast Reconstr Surg 54:300

[21] Fukuda O (1974) The microtia ear: survey of 180 cases in ten years. Plast Reconstr Surg 53:458

[22] Gillies HD (1920) Plastic of the face. H. Frowde, Hodder Stoughton, London

[23] Gillies HD (1937) Reconstruction of the external ear with special references to the use of maternal ear cartilage as the supporting structure. Rev Chir Structive 7:169

[24] Gillies H, Millard DR (1957) The principles and art of plastic surgery. Little, Brown, Boston, pp 302-317

[25] Gorney M (1974) The ear as a donor site - anatomic and technical guidelines. In: Tanzer RC, Edgerton MT (eds) Symposium on reconstruction of the auricle. Mosby, St. Louis, p 106

[26] Graham HB (1927) Reconstruction of a completely destroyed auricle. Cal West Med 27:518

[27] Greeley PW (1946) Reconstructive otoplasty: further observations: utilization of tantalum mesh support. Arch Surg 53:24

[28] Kirkham HLD (1940) The use of preserved cartilage in ear reconstruction. Ann Surg 111:896

[29] Lamont FC (1944) Reconstructive plastic surgery of the absent ear with necrocartilage: original method. Arch Surg 48:53

[30] Macomber DW (1960) Plastic mesh as a supporting medium in ear reconstruction. Plast Reconstr Surg 25:248

[31] Malbec EF, Beaux AR (1952) Reconstrucción del pabellón auricular. Prensa Med Argent 52:3301

[32] Mir Y, Mir L (1952) The role of the meniscus of the knee in plastic surgery. Plast Reconstr Surg 10:431

[33] Nagata S (1993) Modification of the stages in total reconstruction of the auricle: Part 1. Grafting the three-dimensional costal cartilage framework for lobule-type microtia. Plast Reconstr Surg 93(2):221-230

[34] Peer LA (1948) Reconstruction of the auricle with diced cartilage grafts in a vitalium ear mold. Plast Reconstr Surg 3:653

[35] Pegran M, Peterson R (1956) Repair of partial defect of the ear. Plast Reconstr Surg 18:305

[36] Pierce GW (1930) Reconstruction of the external ear. Surg Gynecol Obstet 50:601

[37] Pitanguy I (1967) Displasia auricularis. In: Scvenero-Roselli G, Boggio-Robutti G (eds.) Transactions of the fourth international congress of plastic and reconstructive surgeons. Excerpta Medica International Congress, Rome, p. 660

[38] Pitanguy I, Cansanção A, Avelar JM (1971) Reconstrução de orelha nas lesões por mordida humana. Rev Bras Cir 61(9/10):158-164. Bol Cir Plástica 3

[39] Romo T, Morris LGT, Reitzen SD, Ghossaini SN, Wazen JJ, Kohan D (2009) Reconstruction of congenital microtia-atresia. Outcomes with the medpor/bone-anchored hearing aid-approach. Ann Plast Surg 62:384

[40] Rubin LR, Robertson GW, Shapiro RN (1948) Polyethylene in reconstructive surgery. Plast Reconstr Surg 3:586

[41] Song R (1989) Reconstrução auricular num único tempo cirúrgico. In: Avelar JM (ed) Cirurgia Plástica naInfância. Ed. Hipócrates, São Paulo, pp 327-330

[42] Song Y, Song Y (1983) An improved one-stage ear reconstruction procedure. Plast Reconstr Surg 71:615

[43] Spina V, Kamakura L, Psillakis JM (1971) Total reconstruction of the ear in congenital microtia. Plast Reconstr Surg 48:349

[44] Steffenson WH (1965) A method of total ear reconstruction. Plast Reconstr Surg 36:97

[45] Tanzer RC (1959) Total reconstruction of the external ear. Plast Reconstr Surg 23:1

[46] Tanzer RC (1978) Microtia: a long term follow-up of forty-our reconstructed auricles. Plast Reconstr Surg 61:161

[47] Tanzer RC, Converse JM (1964) Deformities of the auricle. In: Converse JM (ed) Reconstructive plastic surgery. Saunders, Philadelphia, p 1073

[48] Thorne CH, Brecht LE, Bradley JP, Levine JP, Hammerschlag P, Longaker MT (2001) Auricular reconstruction: indications for autogenous and prosthetic techniques. Plast Reconstr Surg 107:1241

第7章 耳屏再造术

Reconstruction of the Tragus

Juarez M. Avelar 著

郭万厚 王 伟 马文超 王 彤 包明菲 译

一、概述

耳屏是位于耳道前缘一个较小的软骨结构，其向后倾斜能够保护外耳道入口。耳屏的前后由专门的皮肤覆盖，对耳部的美学、解剖和功能都非常重要。从美学和解剖学的角度来看，耳屏是耳廓复杂结构重建的一部分，因为在任何标准的解剖描述中，耳屏都是很明显的，从侧面看，亦是如此。然而，功能恢复比重建外耳道入口的美学和解剖更为重要，因为许多患者抱怨耳屏的缺失。事实上，自从笔者开始从事耳再造行业以来，重建耳屏一直是一个挑战，因为先天性畸形的耳屏有复杂的解剖学改变，而外伤性截断的耳屏有更大的损伤。

耳屏缺失有3个原因：先天性、创伤性离断、医源性（除皱术继发引起）。

先天性耳屏缺失主要发生在无外耳道性小耳症（无外耳道占小耳症的 75%）和无耳畸形症中。根据笔者的分类，中度小耳症常表现为外耳道、不成熟的耳甲腔及明显的耳屏。此外也存在有外耳道而无耳屏的严重的小耳畸形。

耳外伤性离断交通事故、刀伤或者烧伤。在这种情况下，耳屏被意外截断（Avelar，2011，2013）。

继发于除皱术的医源性缺失，可能由于外科医生主观意愿或手术误切了耳屏。

笔者的注意力被吸引到这一重要主题，源于患者对于耳屏缺失后的症状描述。他们有的是由于外伤性截断，还有的是由于在外院经历了面部年轻化除皱术。虽然他们并没有特别提到耳屏的缺失，但他们抱怨功能方面的问题，如听力损失和头部不平衡，以及在风中和太阳光下的未知和奇怪感觉。从患者身上得到的这些不寻常的信息，表明耳屏是一个非常重要的部分，应进行更加深入的研究和报道。

由于耳屏缺失，外耳道的入口对光线和风浪没有任何防护。耳屏的后倾尤为重要，因为它对外耳道提供了更多的保护。另一方面，先天性耳畸形患者在耳廓重建术后没有功能方面的抱怨，只有对美学和解剖外观的诉求（Avelar，1977，1979，2013）。

二、定义

有一些关于耳屏的参考文献。笔者在《美国传统词典》（*Dictionary: American Heritage*）中找到了一些定义：①位于外耳道前端由皮肤覆盖的软骨突出部分；②在外耳道入口处生长的毛发。根据《维基词典》（*Wiktionary*），它是外耳的一小块厚软骨，紧贴着耳道的前面。1693 年耳屏的英文单词"tragus"首次在医学词典中出现，该词由生活在约 2000 年前，希腊以佛所市（Ephesus）的医生 Rufus de Éfeso（公元 97—117 年）提出。

三、临床和解剖学变化

在巴西耳部研究所，笔者有几名患者因车祸导致外耳和耳屏完全外伤性截断，仅残余部分外耳道。众所周知，外耳道是一个长 2.5cm、直径 1cm 的深管，被颞骨内侧的皮肤覆盖。由于它的解剖位置，即使在严重的创伤性截断后，病人也很少出现它的完全撕脱。基于此，笔者不建议用"无耳畸形"这一术语描述这类患者，因为笔者的患者通常残留了一部分耳道。根据笔者的分类，只有完全没有外耳和中耳的先天畸形患者才称为"无耳畸形"，也就是没有外耳道（Avelar，1986；Avelar 和 Bocchino，1989）。

另外，笔者有一些在外院做了面部除皱术的患者，描述了耳屏全切后的痛苦。两组获得性耳屏缺失的患者都描述了听力受损和一些异常的症状，包括当他们在有风的地方和暴露在阳光下时，特别是在游泳池或海滩时，会有奇怪的感觉。两组患者都有当干燥空气进入外耳道时不适感，而且也会感到疼痛。

经历除皱术后前来就诊的患者虽然耳部正常，但耳屏却被截除。笔者很好奇为什么全耳截除的患者会有相同的异常感觉，所以笔者得出结论，问题在于耳屏的缺失改变了声波的运动，从而产生了听力障碍，即使那些外耳正常的患者也是如此。不过，两组患者均诉说当干燥空气通过耳道时有异常感觉以及头部失衡的症状，这意味着耳屏缺失是所有症状根源。事实上，耳屏具有独特的肌肉组织，它能够控制声波通过外耳道的入口，也能够保护入口，避免光照贯穿外耳道。因此，无论是由于外伤性还是除皱术截除，耳屏都是耳重建术中必须重塑的重要解剖单元（Avelar，1987，2002）。

四、方法

（一）再造术的外科技术

如上所述，耳屏缺失有 3 个原因：先天性、后天性和医源性。先天性耳屏缺失出现在无耳畸形患者中，根据笔者的分类，笔者的患者中有 75% 的人罹患严重小耳症。耳屏的修复可在耳再造的一期或二期进行。取一段肋软骨，埋入耳前皮下，从而塑造出皮肤的凸起部分（图 7-1 至图 7-3）。为了保持新耳的稳定，可能需要将这部分组织与新耳廓支架缝合。即使在二期手术中已创建耳屏，也有必要在皮下再植入一段软骨。笔者的手术是通过一个后凹的半圆形切口在耳前建立一个小的皮瓣（图 7-2）。将一段恰当塑形后的软骨埋入并缝合到皮瓣基部，这样可以覆盖软骨移植物的前后部。由供体皮瓣所致的裸露区域由被广泛游离的耳前的皮瓣覆盖（图 7-2）。皮瓣被向后拉，在牵拉方向上类似于除皱术的操作。重塑的耳屏必须成后倾 30°，以部分覆盖耳道入口，提供保护。

这种手术对外伤截断患者的难度较大，因为

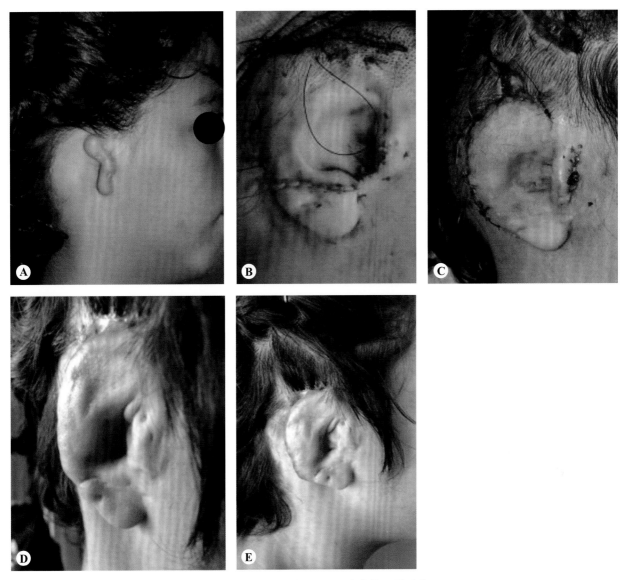

▲ 图 7-1 耳再造术一期手术中的耳屏重建

A. 9 岁右侧小耳症男性患者术前影像；B 和 C. 同一患者的术中影像；D 和 E. 最终结果

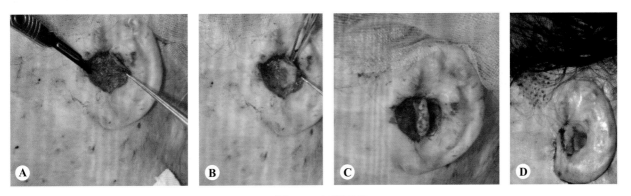

▲ 图 7-2 耳屏重建

A. 在耳前掀起一个蒂在后方的皮瓣；B. 取一段肋软骨，置于提起的皮瓣前；C. 向前旋转皮瓣，使其部分覆盖耳屏软骨前侧表面，从面部剥离并向后牵拉的皮瓣覆盖剩余裸露区；D. 重建耳联合颞部和乳突区毛发移植的最终结果

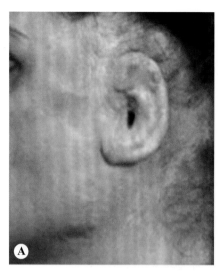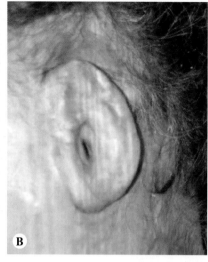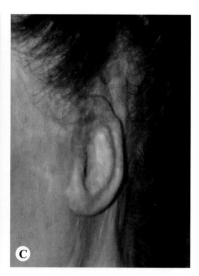

▲ 图 7-3　严重外伤性截断后耳廓重建时的耳屏重建
A. 图片显示耳屏缺失下的耳再造术；B 和 C. 同一患者通过上述手术技术进行的耳屏重建

患者皮下的纤维性瘢痕组织很难构建皮瓣（图 7-2）。另外，先天性畸形的耳屏更容易重建，因为其皮肤更光滑，具有游离和包裹软骨移植物的良好条件（图 7-4）。

（二）除皱术中截除后的耳屏重建

除皱术过程中耳屏截除使外耳道和正常耳廓的前缘处留下瘢痕。手术可能需要在局部麻醉联合静脉镇静下进行。软骨皮瓣向耳甲腔内侧牵拉，其蒂位于耳轮根部的前方（图 7-5）。切两个切口，以便在耳甲腔中分离出一部分皮肤和软骨。然后，用拉钩将一个小的复合皮瓣向前拉，缝合在耳道的前缘（图 7-5）。

五、讨论

尽管耳屏是一个位于耳前的较小解剖单元，但是耳屏缺失也会给患者造成一些复杂的问题。耳屏缺失的原因有以下三种：先天性、外伤离断性、医源性（由除皱术造成）。这是一个重要的议题，这一重要主题源于笔者的患者对于耳屏

缺失后的症状诉说。他们有的是由于创伤性截断，还有的是由于在外院经历了面部年轻化除皱术。这两组患者都表示当干燥空气穿入耳道时会出现不适感，并且也有头部失衡的症状。这也就意味着耳屏缺失是这些症状的原因。事实上，耳屏具有独特的肌肉组织，它能够控制声波通过外耳道的入口。此外，它也能够保护外耳道入口，避免光照贯穿外耳道。因此，耳屏是一个重要的解剖部位，在外伤性截断和除皱术后的耳再造术中。

目前为止，只有小部分患者出现非典型性耳屏畸形，如耳屏裂，这可能会引起一些不适，因为耳道入口没有得到完全保护（图 7-6）。

为了保护耳屏，笔者的除皱术是在耳屏边缘切口。在拉开面部皮瓣的过程中，新的皮肤应该覆盖耳屏，并且适当缝合以重塑耳屏。

六、结论

耳屏是耳道前方一个相称的解剖结构。耳屏缺失有 3 个原因：先天性、后天性和医源性。先

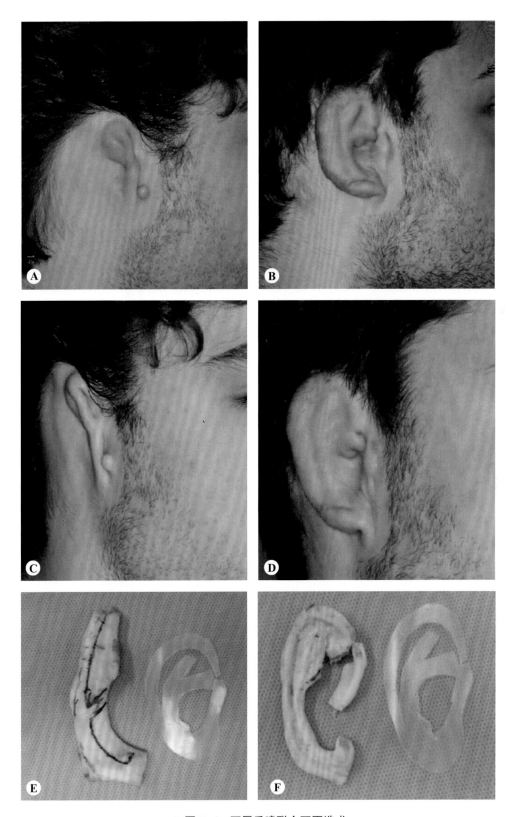

▲ 图 7-4　耳屏重建联合耳再造术

A 和 C. 19 岁右侧小耳症男性患者术前图像；B 和 D. 同一患者展示了耳再造和耳屏重建两期手术后的最终结果，并在第一期耳再造中重建新的支架；E. 取第九根肋软骨，保留软骨膜；F. 新的骨架轮廓已经按照先前设计的模型雕刻出来了

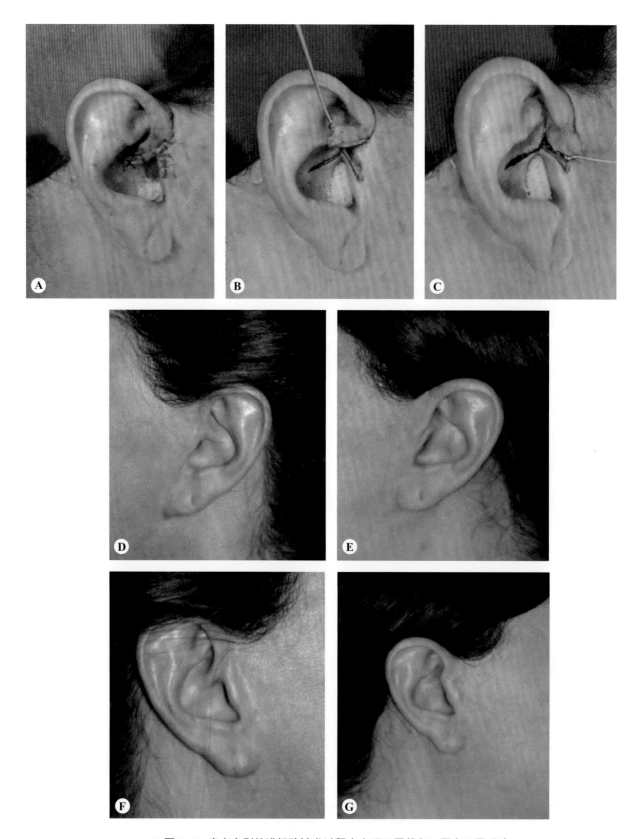

▲ 图 7-5　患者在别处进行除皱术过程中出现耳屏截断，图为耳屏重建

A. 在耳甲腔上切开耳轮根部；B. 用拉钩拉开软骨皮瓣；C. 皮瓣向前缝合在耳道前缘，创建耳屏；D 至 K.同一患者术前（D 至 J）和耳屏重塑后（E 至 K）图像

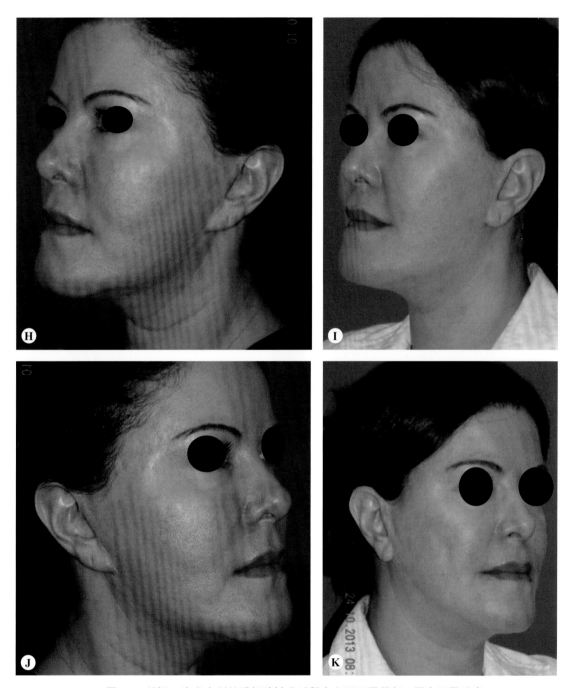

▲ 图 7-5（续） 患者在别处进行除皱术过程中出现耳屏截断，图为耳屏重建
D 至 K. 同一患者术前（D 至 J）和耳屏重塑后（E 至 K）图像

天性耳屏缺失出现在无耳畸形患者中，笔者的患者中有 75% 具有严重的小耳症（根据笔者的分类）。耳屏的修复可在耳再造的一期或二期进行。取一段肋软骨，埋入耳前皮下，塑造皮肤凸起部分。除皱术后耳屏重建可能需要在局部麻醉联合静脉镇静下进行。在耳轮根部耳甲腔内侧制作软骨皮瓣，向前旋转，将其缝合在耳道前缘处。

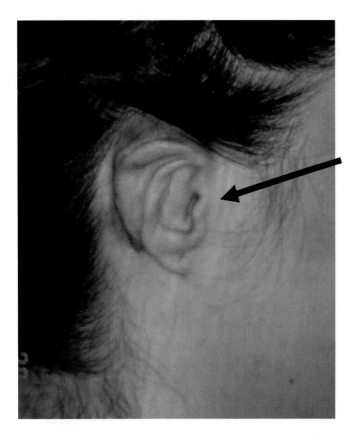

◀ **图 7-6　先天性耳屏撕裂**
先天性耳屏撕裂的女性患者，在其他地方进行了 4 次手术
后，结果不理想（箭）

参考文献

[1] Avelar JM (1977) Total reconstruction of the auricular pavilion in one stage. Reconstrução total do pavilhão auricular num único tempo cirúrgico. Rev Bras Cir 67:139

[2] Avelar JM (1978) Reconstrução total da orelha numa única cirurgia. Variação técnica. F. Med. (Br); (76):457-467

[3] Avelar JM (1979) Microtia - simplified technique for total reconstruction of the auricle in one single stage. In: Fonseca Ely J (ed) Transactions of the seventh international congress of plastic and reconstructive surgery. Cartgraf, Rio de Janeiro, p 353

[4] Avelar JM (1986) Importance of ear reconstruction for the aesthetic balance of the facial contour. Aesthet Plast Surg 10:147-156

[5] Avelar JM (1987) A new technique for reconstruction of the auricle in acquired deformities. Ann Plast Surg 18(5):454-464

[6] Avelar JM (2002) Rhytidoplasty with non-traumatic undermining. Panel of facial rejuvenation: ultimate achievement with additional procedures. XVI Congress of ISAPS, Istanbul, May

[7] Avelar JM (2011) Deformidades Congênitas da Orelha - Microtia. In: Carreirão S (ed) Cirurgia Plástica. Editora Atheneu, Rio de Janeiro, pp 349-364

[8] Avelar JM (2013) Acquired deformities of the auricle. In: Avelar JM (ed) Ear reconstruction, vol 11. Springer, Heidelberg/New York, pp 129-149

[9] Avelar JM, Bocchino F (1989) Embriologia da orelha. In: Avelar JM (ed.) Cirurgia Plástica na Infância. Ed. Hipocrates, São Paulo, pp. 279-282

[10] Dictionary: American Heritage Dictionary. Available at: http://www.yourdictionary.com/tragus#americanheritage. Accessed: 26 Aug 2016

[11] Nogier R (2001) Prática Fácil de Auriculoterapia e Auriculomedicina.Ed. Ícone, São Paulo, pp 21

[12] RufusdeÉfeso (97 D.C-117 D.C). Available at: http://pt. arscurandi.wikia.com/wiki/Rufus_de_%C3%89feso. Accessed 26 Aug 2016

[13] Symptoms of TMJ Dysfunction. Available at: http:// www. lifestyles.com.br/index.htm/2011/06/sindrome-de-disfuncao-da-atm/. Accessed 26 Aug 2016

[14] Virtual Health Library. Available at: http://bases.bireme. br/ cgi-bin/wxislind.exe/iah/online/?IsisScript=iah/iah. xis&src =google&base=LILACS&lang=p&nextActio n=lnk&exprS earch=180122&indexSearch=ID. Accessed 26 Aug 2016

第8章　外耳道重建
Reconstruction of the External Auditory Canal

Juarez M. Avelar　著

郭万厚　王　恒　李　行　李淼淼　译

一、概述

正常的外耳有一个通道，声波能通过该通道进入鼓室，然后进入听骨链，最终到达内耳。外耳道位于颞骨，是形似 S 形的一种软骨通道，在其内部表面由特殊且较薄的皮肤覆盖。外耳道的解剖结构是由骨内部独特的特征决定的，含 2 个主要的内部弯曲。

第一个弯曲结构是外耳道弯曲管道，由位于外耳道入口后缘的耳甲区构成（图 8-1）。耳再造术中，外耳的边缘结构特别重要，因为如果将外耳壁缝合到颞骨乳突部时，可能会导致外耳道入口的收缩。有时，这种收缩会造成术后的听力功能损伤。因此，在一些情况下，可以切除一定数量的外耳软骨，以避免这种并发症发生。

第二个弯曲结构是耳道内段的一个小突起，是颞骨的解剖结构之一（图 8-2）。耳再造术通常用于恢复耳朵的美观，这是一项极具挑战性的手术。到目前为止，由于形成瘢痕组织和皮肤收缩会影响术后恢复，这项手术在恢复患者功能方面可能无法达到令人满意的结果。此外，从美学的

角度来看，这种手术的结果较差，同时也无法充分恢复耳道的功能。除了不理想的手术结果外，在术中和术后还可能发生一些并发症，如面神经出现永久性损伤，或颞骨出现慢性骨髓炎。笔者曾遇到几个出现术后并发症的患者。

对于单侧先天性畸形，耳科医师普遍反对重建新耳道。然而，对于伴有功能障碍的双侧耳部畸形患者，在耳再造后可以尝试使用此手术来改善听力功能。到目前为止，耳科医生在不直接接触耳廓区域的情况下，使用人工耳蜗移植技术不仅能够改善患者听力，而且不会在新建耳朵上形成任何瘢痕组织。

二、外耳道畸形的分类

外耳道畸形有三大病因：先天性、创伤性和肿瘤切除性。

（一）先天性

在巴西耳科研究所发现，所有先天耳部畸形患者中，75% 的严重小耳畸形患者和 3% 的无耳

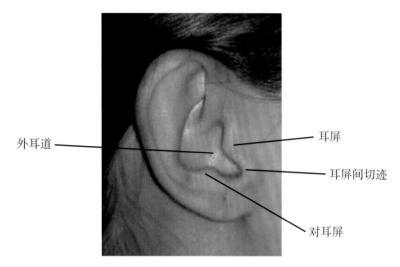

▲ 图 8-1　正常耳屏、外耳道、耳屏间切隙和对耳屏的解剖结构

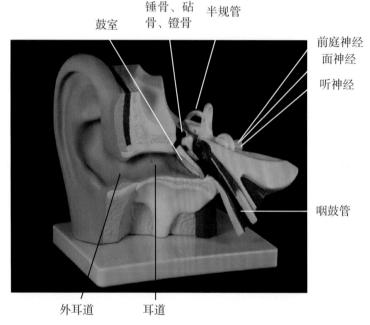

▲ 图 8-2　巴西耳科研究所向患者提供的外耳、中耳、内耳简单解剖结构模型

畸形患者存在外耳道缺失。根据笔者的分类，耳道缺失是严重小耳症和无耳畸形的一种畸形形式。所有中度小耳畸形患者均有外耳道，但只有45%的患者具有听力功能。因此，在耳部再造过程中，必须保留外耳道，以避免损伤听力。

（二）创伤性

外耳的创伤性损伤可能是由于耳部部分撕脱引起（图 8-3）。在巴西耳科研究所中有 391 名患者接受了外伤性部分或全部耳廓切除手术，但所有患者均未出现外耳道完全撕脱。即使是非常严重的创伤，通常也有一些耳道残余，这些残余部分被皮肤或带有创伤的瘢痕组织覆盖。因此，外科医生必须确保在外耳完全切除和皮肤愈合后，在瘢痕组织下面有耳道的存在。笔者有一些患者的耳道残余部分被瘢痕组织覆盖，在这些

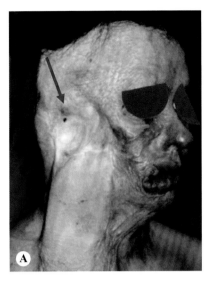 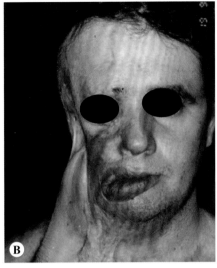 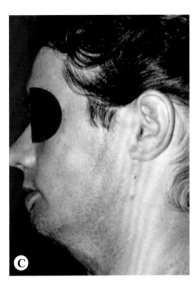

▲ 图 8-3 外耳道是一个非常深层结构

A. 侧位视图：患者，男，31 岁。极热的化学液体（温度超过 400℃）重度烧伤后导致右半侧颜面完全破坏。右耳已破坏，仍保留耳道（箭）；B. 正面视图，显示由于右半侧颜面损伤而出现面部严重不平衡；C. 相同患者的左侧面部照片

残余部分的内部皮肤分泌形成了囊肿。Davis 把外耳道全切患者称为"无耳畸形"，对此笔者不同意他的观点，因为这些患者的外耳道是存在的，即使他们的外耳道可能解剖位置很深，甚至靠近鼓室。笔者用"无耳畸形"这个术语仅仅形容耳廓完全缺失且无任何残余耳软骨的患者。

造成创伤的原因有以下几种：烧伤（火伤、高温液体烧伤和化学产品灼伤）、机械性撕裂伤（车祸、刀伤、动物或人咬伤等）、异物损伤。

当外耳廓烧伤时，无论什么原因造成的损伤，都必须仔细检查外耳道。皮肤覆盖层和鼓膜可能因直接接触而破损，也可能因继发感染而损伤。在治疗期间必须予以特殊护理，以免治疗后出现严重后果。即使外耳道没有被完全破坏，也可能会出现外耳道狭窄，从而引起严重的问题。瘢痕组织破坏力非常强，它可能会收缩、封闭听道，闭锁下方遗留耳道内部空腔。

因车祸、人或动物咬伤、刀伤或任何其他器械（能够部分或全部切伤耳廓的器械）引起的创伤性耳廓截断术，由于其位置在颞骨深处，因此不会破坏耳道。一些皮肤通常会覆盖在耳道的内表面，但有时边缘撕裂也可能会出现严重的创伤使耳道回缩甚至封闭。

在医院的急诊科经常可以看到患者外耳道内有异物，例如，一小块石头、一粒玉米或一粒豆子。在巴西等热带国家，有一种名为"miíase"（译为：蝇蛆病）的疾病，昆虫的幼虫在患者的耳道内生长，导致继发感染并破坏耳内壁。然而，由于颞骨的保护，外耳道并未被破坏。

（三）肿瘤切除后引起的畸形

肿瘤切除会引起的耳道缺失或狭窄非常难修复，原因包括：①手术切除后形成了瘢痕组织；②外耳道狭窄；③外耳道邻近区域的正常皮肤不足以创建新的皮瓣。

三、重建手术计划

听力缺陷是一个严重的问题，特别是伴随外

耳道闭锁或狭窄。有大量医学文献阐述了众多科学家致力于修复先天性或创伤性听觉闭锁，即使如此，这个问题尚未得到充分解决。Ombredanne于1944年用皮肤移植术修复了外耳道，他可能是首个在颞骨穿孔或乳突切除开术后覆盖内耳道破损面的医生。

为了获得更好的手术效果，最近的出版物中有作者使用了手臂内侧摘取的皮肤，旨在避免新耳道内毛发生长，同时也防止出现二次回缩。然而，外科医生在单侧畸形手术中植皮效果并不理想。Brondbent和Woolf（1974）报道，双侧畸形手术中，他们将去脂的上褶皮肤外翻，目的是覆盖新的耳道并到达发育不全的中耳部。笔者发表的一篇文章（Avelar，1986）描述了使用外耳腔局部区域的双皮瓣。此外，在双侧或单侧小耳症的治疗中，笔者使用这些覆盖残余耳软骨的皮肤皱襞来重建外耳道（图8-4）。通常笔者将这种方法使用在耳再造的二期手术中（图8-5）。从美学

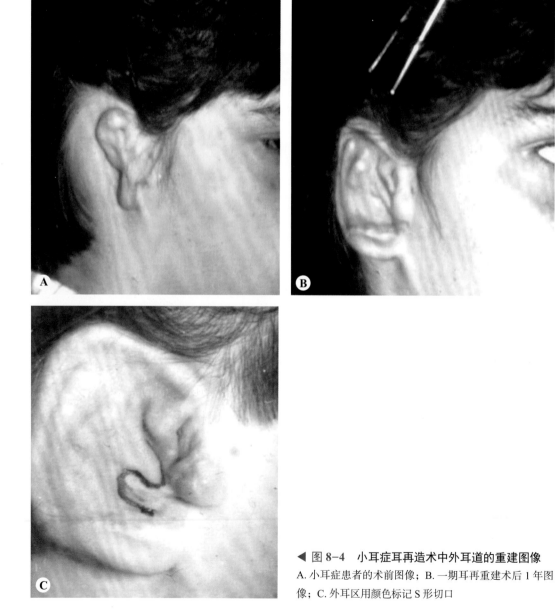

◀ 图 8-4 小耳症耳再造术中外耳道的重建图像
A. 小耳症患者的术前图像；B. 一期耳再重建术后 1 年图像；C. 外耳区用颜色标记 S 形切口

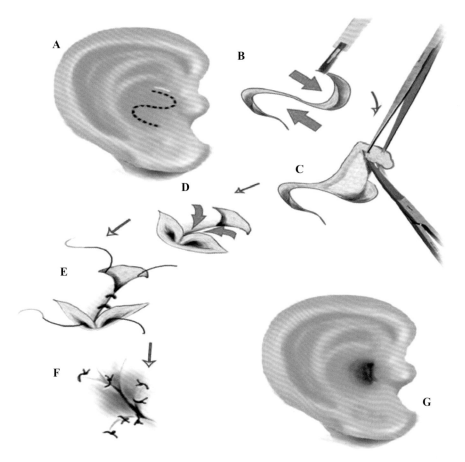

▲ 图 8-5 在外耳道重建的二期手术中重建外耳道

A. 在再造耳的耳甲腔区域做一个 S 形切口；B. 皮肤切开后建两个皮瓣；C. 提起皮瓣，去掉皮下脂肪组织；D 至 F. 将两个皮瓣缝合到骨膜上，形成外耳道；G. 外耳道重建后图像

角度来看，它也非常有效，但并不能改善听力功能。

整形外科医生和耳科医生一致认为，当有单侧外耳道发育不良时，即使患者在患侧有严重的听力缺陷，也不建议进行重建。一侧听力正常的患者正常生活可能不受影响，但双侧外耳廓发育不良且无听力缺陷的患者（占 15%）也不建议进行外耳道重建。然而，在笔者的患者中，有 85% 患有双侧先天性耳廓畸形并伴有严重听力损害，这些患者尝试进行外耳道重建是合理的，尽管并不总是能改善听力。笔者反对修复耳道的理由如下：①改善听力还不足以证明手术的合理性。②术中面神经损伤可造成或大或小程度的损伤，最终

导致面神经麻痹。笔者曾见过 3 名患者在接受耳科医师的外耳道重建后，出现面瘫从而引起严重的并发症。③颞骨乳突部慢性骨髓炎。笔者曾见过两个在别处接受手术的患者，这些并发症在术后多年仍然困扰着他们。④患者及家属因对结果不满而感到沮丧。⑤术后形成瘢痕组织是外耳道重建术中最严重的问题之一。

外耳道重建的指征是外耳道闭锁性双侧畸形伴随听力缺陷。然而，上述所有原因都必须在手术前考虑。即使在这种情况下，笔者也建议重建新耳道前对患者进行耳再造。笔者有几个患者需要对他们的助听器予以更多很好的支撑作用，他们是在耳科医生的推荐下来找到笔者的，因为这

个新建的耳部器官是支撑眼镜的一个非常有用的附件。基于这些原因，耳再造的作用不仅仅是修复面部的不平衡，因为新的耳廓也是面部轮廓的一个重要结构。由此，外耳道重建相比其改善听力作用，更多的还是体现在美学修复的功能。事实上，由于新耳道后续会出现回缩和狭窄，所以笔者更倾向于在邻近区域转移皮瓣而不使用皮肤移植。此外，使用皮瓣时更容易清洁耳道，避免对皮肤造成任何损伤。

四、个体化手术

外耳道的重建需要根据畸形起因进行个体化计划，如前面分类中所述。可能包括：①先天性畸形的外耳道重建（图 8-4 至图 8-6）；②外伤性耳部截断后外耳道重建；③肿瘤切除后外耳道重建。

（一）先天性畸形外耳道重建

如上所述，在先天性耳廓发育不良中，外耳道缺失是非常常见的畸形（占 72.6%）。虽然笔者不提倡通过穿透一个骨性隧道来重建外耳道以改善患者听力，但有时会以美学为目的进行手术，以达到重建耳廓平衡的目的；因此，笔者对患者外耳道的修复手术计划不包括在颞骨穿通隧道。这样的手术应该由经验丰富的专家（耳科医生）通过显微镜操作。即使使用了所有必要的设备，也可能出现如上所述的一些并发症。

由于手术局限于皮肤和皮下层水平，笔者使用一个类似于腹壁整形术过程中的肚脐整形术的方法（Avelar，1976a、b，1978a、b，1985，1999）。在肚脐整形中，笔者重建了一个新的肚脐。在第一个病历中，笔者创建了 3 个三角形皮瓣，它们的顶点指向拟创建的内腔中心；然而，在长期的随访后，笔者注意到皮瓣并未达到预期效果。随后，在创建空腔的位置中心画了一个 S 形非典型切线。通过皮肤切口，切开 2 个皮瓣，必须尽可能地取出皮瓣的脂肪，以便能够使皮瓣表面到深层都能够很好地旋转。将皮瓣的尖端缝合，形成了一个带有皮瓣的"手套分指"形

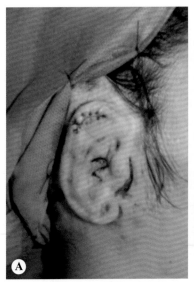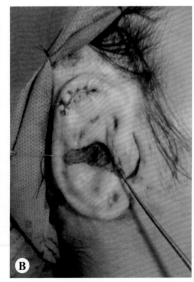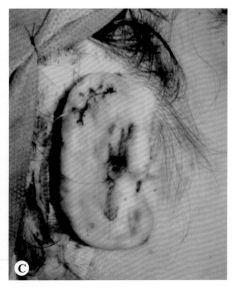

▲ 图 8-6 小耳症二期耳再造术的外耳道重建
A. 图为耳甲腔的 S 形切口；B. 经皮下切口，两皮瓣被提起，去掉皮下脂肪；C. 经过皮瓣缝合后，外耳道形成

结构。将"手套分指"的末端缝合到骨表面凹陷处的骨膜上（如果未出现先天性畸形，此处为外耳道）。切除新耳道周围所有皮下组织，以便扩大重建区域的空腔，达到美学目的（图8-4至图8-6）。

所有的先天性耳部畸形患者的耳甲腔都有一层非常厚的皮下组织。因此，当大面积切除皮下组织时，有助于创建新的耳甲腔和外耳道。

将湿棉作为敷料，不进行外部缝合。去脂的皮肤由于没有张力，所以在骨表面愈合得很好（图8-7）。

与拟建耳廓位置相比，所有中度异位小耳患者均出现外耳道的严重倾斜表现；他们也有一定程度的听力功能，在耳部再造时必须保留。在某些情况下，拟建耳廓的空间投影显示外耳道非常低，位于耳下缘以下（图8-8）。

（二）创伤截断后的外耳道重建

在笔者所见过的所有外伤性耳廓截断手术，以及医院急诊部的外伤性耳廓截断手术中，皮肤

下或瘢痕组织下总会残留一些耳道。因此，这种情况下行的耳再造术与先天性外耳道缺失情况下的耳再造术有很大的不同。

如果外耳道存在，术者应在对缺失耳廓进行重建手术前对其进行评估，以确定正确的位置。在大多数情况下，硬性瘢痕组织周围有一个非常小的孔，外部分泌物可以从残余的耳道穿过这个孔。但这并不意味着此区域就是以后重塑外耳道的正确位置。有时外孔需要用皮肤皮瓣修复，从而能够适当平衡外耳道和拟建的耳廓。手术通常需要局部麻醉联合静脉镇静。虽然耳廓的重建不是本章的目的，但需要强调的是，耳再造的规划必须与外耳道修复手术相协调。

当外孔位置良好，但由于纤维化组织导致狭窄时，为了能够打开外孔，会在其周围创建多个Z形皮瓣。由于实行了Z成形术，将残余外耳道的正常皮肤覆盖到孔缘，避免皮肤回缩或收缩，即使在外部皮肤是纤维组织并伴有硬性瘢痕组织，也是如此。再次强调，笔者的脐部成形术的技术原则是为了避免拟建的外耳道入口周围

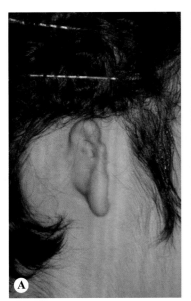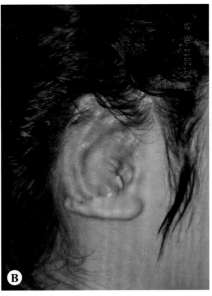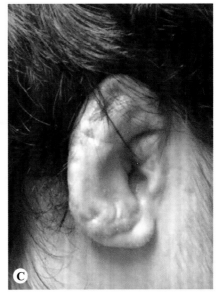

▲ 图8-7　为小耳症患者重建外耳道
A. 术前；B. 一期重建手术后；C. 相同患者的二期重建手术后图像，并构建了外耳道

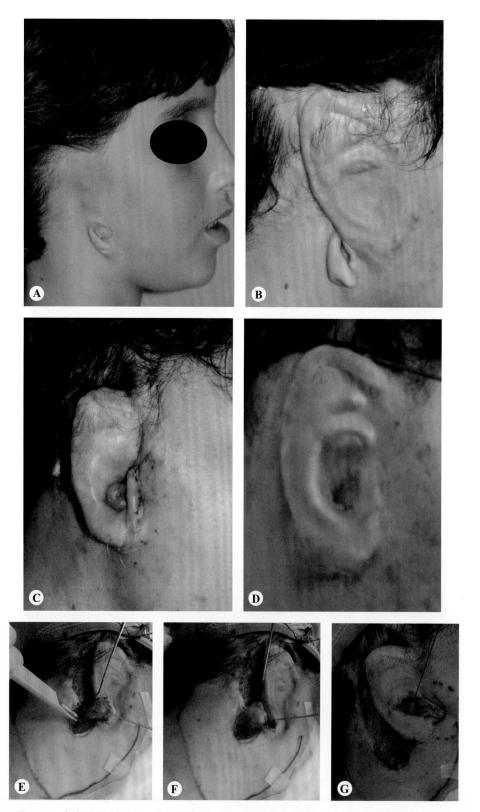

▲ 图 8-8　中度异位小耳症患者右侧图像，显示残余部分耳廓组织，耳廓位置低于正常位置

A. 15 岁男孩术前图像；B. 一期耳部重建手术后图像，建立了新的耳廓结构。在异位位置可见一侧残余外耳道；C. 相同患者的二期耳部重建术后图像，调换了残余外耳道；D. 同一患者三期外耳道重建手术后的最后一次图像；E 至 G. 术前照片显示，由于在耳甲腔中心有先天性异常，剩余外耳道从其下方移位。剩余外耳道具有听力功能

出现手术瘢痕（Avelar，1976b、c，1978a、b，1979）。

如果局部皮肤过硬且难以构建皮瓣，则可以行皮肤移植来延长残留外耳道。

（三）切除肿瘤后外耳道重建

由于治疗肿瘤过程中切除组织数量的不同，这类重塑手术是非常个体化的手术。因此，手术必须根据每个病例的畸形情况来制订。如果外耳道软骨肿瘤组织切除过程中有损坏，则后续重建手术的难度将会加大。

术。由于颞骨穿孔会损伤面神经或导致严重的术后感染，整形外科医生可能会重建一个外耳道入口。

在所有耳廓完切患者中，在皮下仍有一些外耳道残留。在急诊室，外科医生必须注意识别残留的外耳道。即使在创伤瘢痕完全愈合后，也建议对外耳道进行鉴别，因为在此之后可能会出现外分泌情况。

对于先天性畸形，可以使用局部皮瓣在深部结构上缝合形成外耳道。然而，皮肤移植可能会引起外耳道收缩，导致手术效果较差。

五、讨论

重建外耳道的目的是恢复外耳道的美学和谐。对于先天性耳畸形患者来说手术很难改善听力，因为患者可能会出现相关的畸形无法得到适当的修复。外耳道畸形的原因有以下 3 种：先天性、外伤性、肿瘤切除性。对于单侧先天性耳畸形，耳科医生行外耳道重建术不足以改善患者听力功能，然而，对于双侧畸形伴听力缺陷的患者来说，耳科医生通常会实施外耳道重建手

六、结论

外耳道兼具功能和美学两大特性，对于外耳道重建是一个巨大的挑战。耳部外伤性截断后，即使皮肤损伤完全愈合，仍有一些外耳道残留在深层结构中，必须由急诊科医生来鉴别。先天性无耳症患者不应进行外耳道重建，因为骨穿孔会引起严重的并发症，如面神经分支受损和颞骨骨髓炎。患有单侧先天性畸形的患者如果对侧耳听力正常，则生活质量良好。

参考文献

[1] Avelar JM (1976a) Umbilicoplastia - uma técnica sem cicatriz externa (Umbilicoplasty - a technique without external scar). 13° Congr Bras Cir Plast, 1° Congr Bras Cir Estética (13rd Braz. Congr. of Plastic Surgery and First Braz. Congr. of Esthetic Surgery, Porto Alegre 81-82

[2] Avelar JM (1976b) Umbilicoplasty - a technique without external umbilical scar. Cahíées de Chirurgie Esthetic. Societé Française de Chirurgie Esthetic, Paris, May

[3] Avelar JM (1978a) Total reconstruction of the ear in one single stage.Technical variation with cutaneous flap with inferior pedicle. Folha Med 76:457-467

[4] Avelar JM (1978b) Abdominoplasty - systematization of a technique without external umbilical scar. Aesth Plast Surg 2:141-151

[5] Avelar JM (1979) Microtia - simplified technique for total reconstruction of the auricle in one single stage. In: Fonseca Ely J (ed) Transactions of the seventh international congress of plastic and reconstructive surgery. Cartgraf, Rio de Janeiro, p 353

[6] Avelar JM (1985) Fat-suction versus abdominoplasty. Esthetic Plast Surg 9:265-276

[7] Avelar JM (1986) Importance of ear reconstruction for the esthetic balance of the facial contour. Aesthet Plast Surg 10:147-156

[8] Avelar JM (1999) Uma nova técnica de abdominoplastia - sistema vascular fechado de retalho subdérmico dobrado sobre si mesmo combinado com lipoaspiração (A new technique for abdominoplasty - closed vascular system of subdermal flap folded over itself combined to liposuction). Rev Bras Cir88/89, (1/6), 3-20. Nov/Dec

[9] Avelar JM, Psillakis JM (1986) Reconstrucción del pabellón auricular. In: Coiffman F (ed) Texto de Cirurgia Plástica, reconstructiva y estética. Salvat, Barcelona, p 835

[10] Broadbent TR, Woolf Rm (1974) Bilateral microtia: a team approach to the middle ear. Symposium on reconstruction of the auricle. Ed by Tanzer and Edgerton: 168

[11] Davis J (1987) Anotia. In: Davis J (ed) Esthetic and reconstructive otoplasty. Springer, New York, pp 451-458

[12] Ombredanne L (1944) Precis Clinique et Operatoire De Chirurgie Infantile Published by Masson et Cie, 4th edn. Le-Livre, Sablons

第 9 章　先天畸形耳的修复
Reconstruction of the Ear Due to Congenital Anomalies

Juarez M. Avelar　著

郭万厚　张家瑞　张来鑫　姚　程　译

一、概述

人耳是位于人体头部两侧的重要附属器官，由一片软骨组成，前后端软骨上覆盖着柔嫩的皮肤。软骨结构有较深的分支，这些分支通过韧带附着在骨面上，同时形成外耳道。人体的每一个器官都可能存在复杂程度或多或少的先天性畸形，这也是几千年来学习和研究的主题。正如教科书中描述的那样，关于整形手术的第一份报告可以追溯到公元前 4000 年，由 Sushruta 记录下来（Avelar，1977，1979）。这份关于畸形的报告显示了器官在形状和大小方面细微变化幅度，也展示了数量的减少甚至完全缺失的器官。笔者以前（Avelar 和 Psillakis，1981a、b，Avelar，1986，1997）主要关注耳廓畸形患者的分类，从而促进治疗和重建手术计划的实施。

自职业生涯以来，笔者一直致力于不断寻找更好的方案来解决耳再造的问题。事实上，每一种畸形都需要个体化的外科技术（各种耳部畸形的分类和描述在第 2 章详细描述）。到目前为止，笔者已经阐述了矫正先天性耳廓畸形的临床方法

和外科技术。耳廓畸形分为五类：无耳畸形、耳廓发育不全和 3 种不同形态的小耳症，其中小耳症的 3 种不同形态分别为重度小耳症、中度原位型小耳症、中度异位型小耳症（Avelar，1986，2003，2011，2013）。由于解剖结构的异常改变，每类畸形都需要特定的重建方法。因此，每类都有相关的畸形表现，这是研究先天性耳廓异常的重要特征。

"小耳症"一词被许多作者认为是几种耳畸形的总称。然而，不应该对"小耳症"这个特定词一概而论，因为临床表现显示了形态学和解剖学上的差异，造成重建手术选择的不同，以及身体不同部位出现的其他畸形的关联性也不同。

由于小耳症是一个非常广泛的领域，下文只介绍严重小耳症的治疗技术。无耳畸形、耳廓发育不全、中度原位型小耳症和中度异位型小耳症的手术重建方法在其他章节中会进行描述（Avelar，2011，2013）。

所有被归为重度小耳症的患者都有两个解剖特征：耳垂异位，残余软骨组织的基本形态不可用于重建。其余软骨组织的大小各不相同，与正常耳十分相似，但尺寸很小。

二、方法

我们先前的出版物（Avelar，1977，1979，1986；Avelar 和 Psillakis，1981a、b），阐述了如何分两次实施基本的重建手术。因为 6 岁或 7 岁前的患者耳部仍然处于生长阶段，而且他们的肋软骨尚未完全发育，不足以为新耳结构提供足够的厚度，所以未对该年龄段患者实施过耳部重建手术，基于以上原因，手术前应考虑患者的年龄。

三、一期重建手术

一期手术的四个阶段为：①手术计划；②创建新的软骨结构；③创建新的皮肤覆盖层；④耳部重建。

（一）手术计划

手术计划是重要的步骤，需要医生与患者及家属在诊室充分讨论各方面因素。分为两个阶段：①分析畸形情况；②对拟建的耳部进行空间投影。

1. 分析畸形状况

这是一个非常重要且复杂的阶段，在患者首诊过程中，外科医生应该结合查体结果进行相应的畸形分析（图 9-1）。询问患者是否有手术史及最近手术的时间尤为重要。上次手术结束未满 1 年的患者不适合进行再次手术，因为皮肤和皮下创伤需要一定的时间才能恢复。对于有介入史的病例，需要研究创建新耳廓结构的材料。对于未接受过手术的患者，术者必须分析其临床位置以便确定畸形的分类和诊断。

2. 对拟建的耳部进行空间投影

耳朵是固定在头侧表面的完全外部器官，基础结构只由韧带和肌肉组成的耳支架构成。事实上，在重建手术前，术者必须在空间内确定新耳的大小和形状，通常笔者称其为"空间投

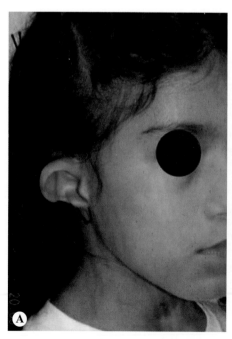
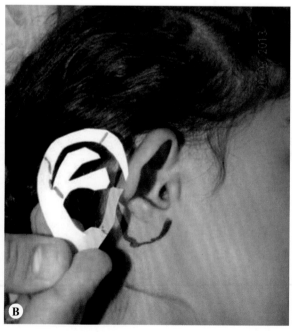

▲ 图 9-1　非典型耳部重建前的手术计划
A. 8 岁女性患者，典型右耳先天性畸形；B. 在手术计划中，为拟建耳朵的空间投影创建新的模型

影"。为了设计空间投影，根据 Avelar（1997）和 Avelar 等（2011a）所述，术者可以使用 X 胶片中与另一个耳相同大小和形状的模型。在培训期间，笔者从 Pitanguy 教授（Avelar 等 2011b）那里学习到了这部分知识。双侧畸形符合术者在确定这些空间维度时的审美理念，因为是参考单侧小耳症技术参数来确定的位置。对于单侧小耳症，若反转模型，在先天性缺陷一侧就会显示拟建耳部的形状。

耳廓的位置和方位是由医生决定的，注意，患者总会出现一定程度的面部不对称（图 9-1）。我们不应该严格地将正常半边脸的尺寸调换到畸形一侧，因为在绝大多数情况下，这不是一个好的参数。

（二）创建新的软骨支架

新的耳廓支架是由第八或第九肋弓上切取的肋软骨经雕刻形成（图 9-2）。在对拟建耳部进

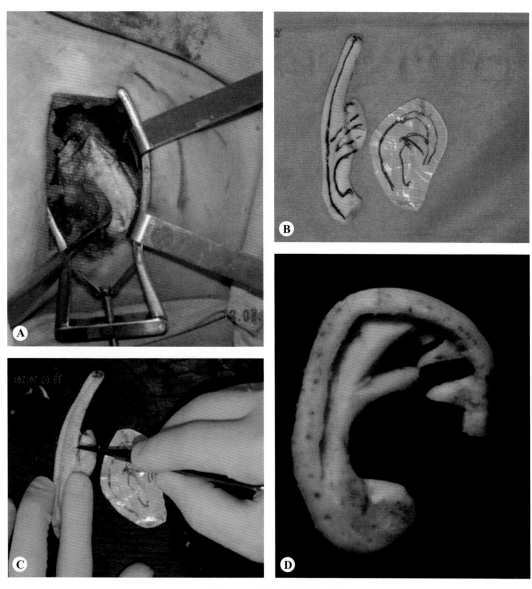

▲ 图 9-2　新耳廓支架的建模

A. 切除第 9 肋软骨；B. 根据之前做的模型，在肋软骨上画出拟建耳廓框架；C. 用特殊器械塑造软骨；D. 新框架塑造完成

行空间投影制备耳模型对于耳支架的雕刻非常有用。对于如何制备新的耳支架，将在其他章节进行详细阐述（Avelar，1977，1979，1986，1997，2000，2003，2011，2013）。

（三）创建皮下覆盖层

根据笔者的观念，应该保留所有覆盖小耳残余软骨组织的皮肤，以便在手术中使用。然而，所有的软骨组织都应被切除。即使是耳软骨也不应用于耳廓重建，因为其形状和大小不足以创建新的耳支架。

当皮褶足够大时，切两个水平切口，将其分为3个皮瓣：上、中、下各一（图9-3）。小心地切除所有剩余的软骨组织（图9-4）。大部分软骨位于骨凹处，如果耳廓发育正常，外耳道就位于骨凹处。切除后，骨表面显示出一个宽阔的空腔，有助于形成耳甲腔。需要重点强调的是，有一个来自深处的耳廓后动脉分支，流经剩余耳软骨。术者应在切割前将其扎紧，以避免术中或术后出血。

有几例病例的皮褶非常小，只能做一个切口来移除所有软骨组织，同时以便旋转皮褶的下部从而形成耳垂。该部分无软骨，只有两层皮肤和中间的皮下组织。

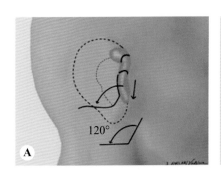
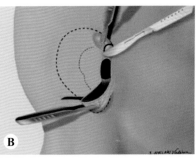
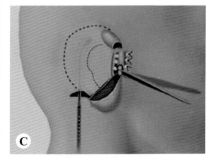

▲ 图 9-3　显示严重小耳症一期耳廓重建手术的顺序方案

A. 拟建耳部空间投影划分及手术计划，耳垂向后旋转 120°；B. 耳垂已旋转；C. 用特殊器械切开拟建耳轮和对耳轮区域，创建新耳屏

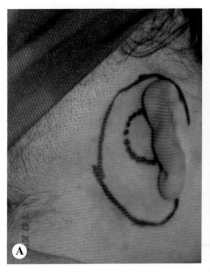
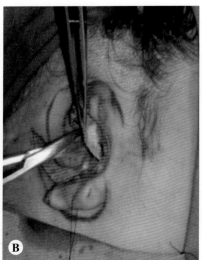
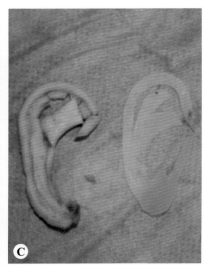

▲ 图 9-4　严重小耳症的一期重建手术术中图像

A. 拟建耳部的空间投影界定和手术计划；B. 耳垂已向后旋转至正常位置，切除残余耳软骨；C. 根据 X 线胶片模型，已塑造出新的耳支架

当上皮瓣尺寸足以形成耳轮脚时，向上翻转皮瓣。将中皮瓣与骨膜缝合，形成一个凹陷（在某些情况下，该凹陷源自耳道）（图9-3）。将软骨移植物置于皮肤下，形成耳屏，并将下皮瓣向下、向后旋转，使耳垂形成90°角。在乳突区域行水平切口（图9-4），然后在拟建耳轮和对耳轮相应区域下分离形成隧道。由此便建立了一个皮下通道（图9-5）。为了帮助新耳廓的血管形成，不要切开拟建耳甲腔和耳廓外缘相应的皮肤（图9-5）（Converse，1958；Pitanguy等，1971；Tanzer，1959）。

术中组织扩张器

在置入耳廓软骨前，必须扩张拟建耳轮和对耳轮相应的皮肤。为了给软骨植入提供良好的条件，需要使用一个硅胶组织扩张器。

四、严重小耳症

这是耳廓最常见的先天性畸形类型，有80%的患者为严重小耳症。（重建的技术和其他考虑因素在本书的前面章节有更全面的阐述。）在对新耳进行空间投影后，在拟重建耳区作2个皮肤切口。然后，皮下分离耳轮和对耳轮处皮肤，保留拟建的耳甲腔区域（图9-6）。当充分切开皮肤后，因为没有血管通过，所以未发生出血。

如前所述，新耳廓支架是通过建立皮下通道置入的。为了方便实施手术，笔者开发了一种新的C形手术器械可以进入通道，并且在器械上安装了新的耳廓框架滑片。因此，手术不需要大范围切除破坏（图9-6）。敷料为湿棉，敷在框架投影新耳廓外面的皮肤，手术后五六天取出。同时在新耳朵上敷上另一种敷料。

根据手术计划，6个月后进行二期重建手术（图9-7）。在一期耳廓重建手术中，对耳廓框架

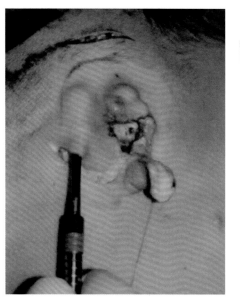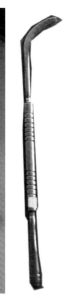

▲ 图9-5 严重小耳症的一期重建手术，建立皮下通道
A. 使用特殊器械，切出皮下通道；耳垂已切开，软骨移植形成耳屏。B. 分离拟建耳轮和对耳轮的特殊器械

边缘外做皮肤切口。为了保护进行皮肤移植的新耳的后侧，在皮肤后侧和浅筋膜下切口。如果对侧耳正常，笔者更建议从对侧耳的后面切除。如果一期重建手术没有重塑外耳道，则二期重建必须完成外耳道重建，这样才能获得新耳的所有解剖结构（图9-8）。完成皮肤移植后，用外部缝线进行压迫包扎。用绷带包裹敷料，在头部周围缠绕包扎，保持7天。术后至少3个月内，必须每10天更换一次敷料（图9-9）。

在二期手术后6～12个月可知最终手术效果。因为耳廓的后侧与头部表面有足够的距离，所以新耳的投影外观良好（图9-10和图9-11）。

五、讨论

耳再造需要思考如何适当的介入和使用拟建器官区的剩余组织。在所有临床模式中，重建手术通常需要两次单独的手术，患者年龄需要在6岁或7岁以上（图9-12至图9-14）。这一要求基

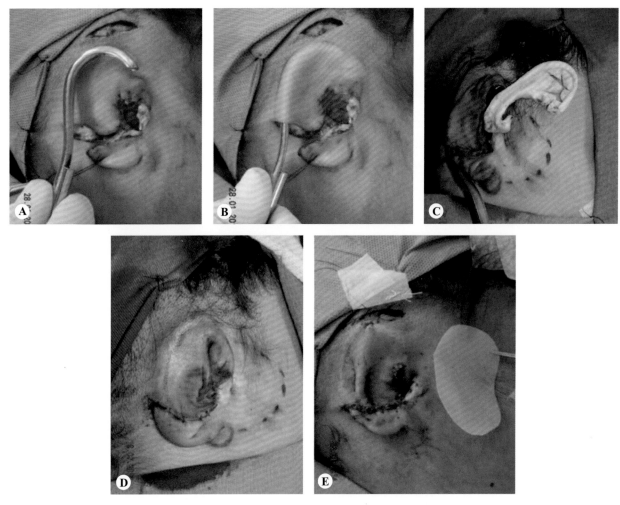

▲ 图 9-6　严重小耳症一期重建手术的术中图像

A. C 形器械，便于置入新耳廓结构；B. 仪器经由皮下通道引入；C. 将引入新的耳耳架；D. 新耳廓支架已置入皮下，将耳垂缝合到正常位置；E. 另一位重度小耳症患者经皮下通道置入新耳廓支架，耳垂与新耳廓支架模型缝合至正常位置后图像

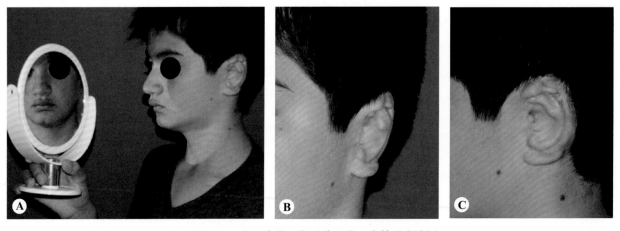

▲ 图 9-7　小耳症的二期重建手术，术前手术计划

A. 左图为一名 12 岁男性患者从左侧检查一期耳廓重建的手术结果；B 和 C. 左耳一期重建手术后的效果

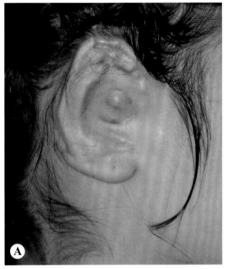
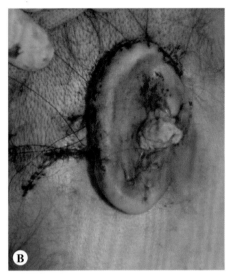

◀ 图 9-8 重度小耳症二期重建手术

A. 患者在一期重建手术后 6 个月图像；B. 提起新建的耳廓，并在新耳廓的后半部进行皮肤移植

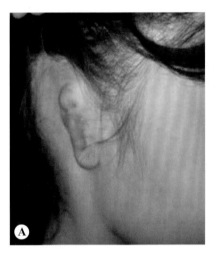
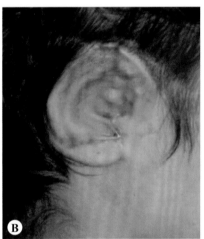
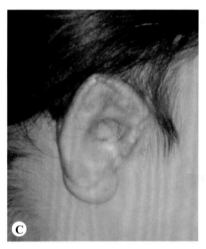

▲ 图 9-9 患者，7 岁，女性，右侧有严重小耳畸形

A. 术前照片；B. 一期耳廓重建术后 6 个月；C. 同一患者在两期重建术后 1 年

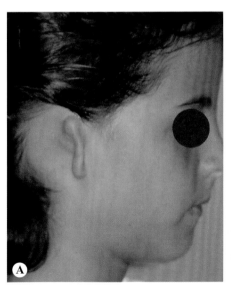
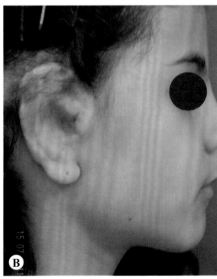

◀ 图 9-10 患者，9 岁，女性，右侧有严重小耳畸形

A. 术前照片；B. 两期耳廓重建术后 2 年。由于乳突部位的发际线较低，根据手术计划植入新耳廓，其余的毛发将在手术后切除

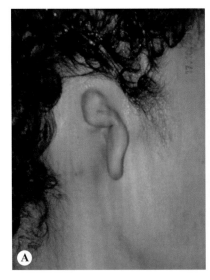
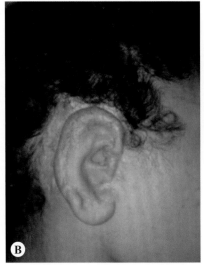
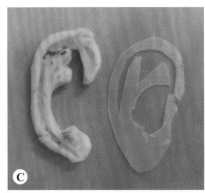

▲ 图 9-11　患者，8 岁，男性，右侧有严重小耳畸形

A. 术前照片；B. 两期耳廓重建术后 2 年。C. 依照 X 线胶片模型塑造肋软骨，形成新耳支架

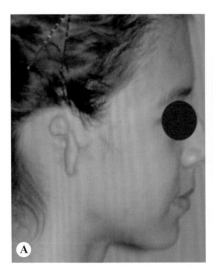
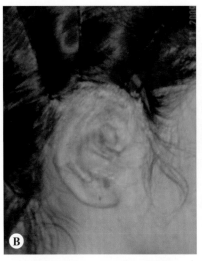
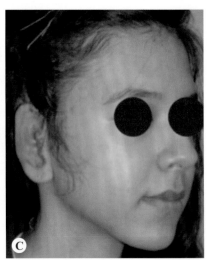

▲ 图 9-12　患者，18 岁，女性，右侧有严重小耳畸形

A. 术前照片；B. 一期术后；C. 两期耳廓重建术后 2 年

于多种原因，其中一个原因是耳朵在 6 岁或 7 岁之前还没有完全长成。另一个需要考虑的重点是肋软骨的厚度，在此年龄之前不足以能够创造新的软骨支架。第一次和第二次重建手术的间隔不能少于 6 个月，这样移植的软骨才能正确地融入新的受体部位。

在无耳症患者中，耳发育不全和中度异位型小耳症相关病变较为常见且复杂，这使得面侧重建手术更加困难，而重度小耳症和中度正位小耳症患者也会出现面部不对称的情况，但程度较小。

值得强调的是，软骨组织不会生成任何血管，因此需要受体提供良好的血管床支持。第一次重建技术与治疗各种畸形病变使用的技术相似，被认为是在皮下平面引入新的软骨支架雕刻的基础。第二次手术有不同的特点。对于无耳症

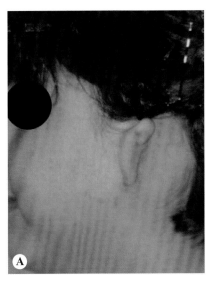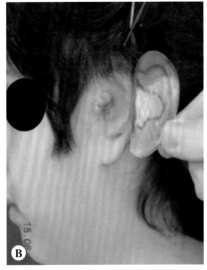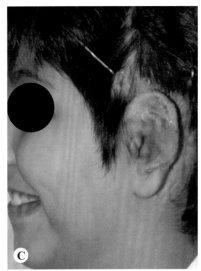

▲ 图 9-13 患者，7 岁，男性，左侧有严重小耳畸形

A. 术前照片；B. 同一患者一期重建术后 6 个月；C. 同一患者两期耳部重建术后 1 年

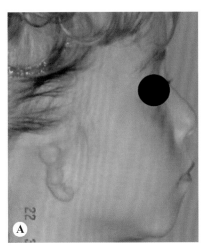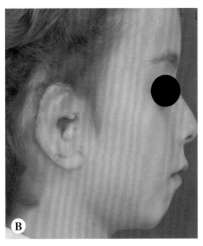

◀ 图 9-14 患者，7 岁，男性，右侧有严重小耳畸形

A. 术前照片；B. 两期耳廓重建术后 2 年

和耳部发育不良的病例，迫切需要建立耳垂结构，使之与新耳的软骨结合。另一方面，在笔者称之为"中度小耳症"的类型中，足够的皮肤褶皱可以用于重塑耳垂、耳甲腔，也能够覆盖耳侧后方。有些病例无须皮肤移植，因为皮肤褶皱足以覆盖后壁。在两次手术后敷料维持 5～6 天，然后再绷带包扎 10 天，每 15 天更换一次，持续 2 个月。所有的敷料都应该在实施重建手术的外科医生的密切管理下进行。

六、结论

先天性畸形的耳再造术的关键是手术计划和充分实施手术。根据先前准备的模型，将肋软骨塑造成耳廓支架。手术的适应证是 6 岁以上的患者，因为 6 岁以下患者的肋软骨非常薄。重建术分两期手术；第二期可以在第一期手术 6 个月后进行。在第一期和第二期手术之后，术后护理是非常重要的，患者必须严格按照外科医生的进度规划进行术后护理，如果不能达到此要求，最好不要做手术。

参考文献

[1] Avelar JM (1977) Reconstrução total do pavilhão auricular num único tempo cirúrgico. Rev Bras Cir 67:139-146

[2] Avelar JM (1979) Microtia - simplified technique for total reconstruction of the auricle in one single stage. In: Fonseca Ely J (ed) Transactions of the Seventh International Congress of Plastic and Reconstructive Surgery. Cartgraf, Rio de Janeiro, p 353

[3] Avelar JM (1986) Deformidades Congênitas do Pavilhão Auricular: Experiência em 138 Casos de reconstrução da Orelha. Rev Soc Bras Cir Plast(1):28-43.9

[4] Avelar JM (1997) Surgical anatomy of the auricle. Creation of the Auricle. Ed. by Avelar. Ed. Hipócrates, 1997. São Paulo; (2):21-35

[5] Avelar JM (2000) Cirurgia Plástica: Obrigação de meio e não obrigação de fim ou de resultado. Ed. Hipócrates, São Paulo, pp 237-265

[6] Avelar JM (2003) Correcao de Orelhas em Abano. In: Melega JM, Baroudi R, eds. Cirurgia plástica fundamentos e arte: cirurgia estética. Rio de Janeiro: Medsi, pp 271-280

[7] Avelar JM (2011) Deformidades Congênitas da Orelha - Microtia; Cirurgia Plástica.In: CarreirãoS (ed.). Editora Atheneu, Rio de Janeiro, pp. 349-364. ISBN: 978-85-388-0223-5 11

[8] Avelar JM (2013) Classification of congenital anomalies of the ear and associated deformities. In: Avelar JM (ed) *Ear Reconstruction. Springer,* Heidelberg, pp 15-31

[9] Avelar JM, Psillakis JM (1981a) The use of galea flaps in craniofacial deformities. Ann Plast Surg 6:464

[10] Avelar JM, Psillakis JM (1981b) Microtia: total reconstruction of the auricle in one single operation. Br J Plast Surg 34:224

[11] Avelar JM, Vaccari MP, Barbosa ALM (2011a) Reconstrução da orelha traumática e congênita. In: Melega JM, Viterbo F, Mendes FH (eds) Cirurgia Plástica, os princípios e a atualidades. Guanabara Koogan, Rio de Janeiro

[12] Avelar JM, Barbosa ALM, Vaccari M (2011b) Deformidades congênitas da orelha - microtia. In: Carreirão S (ed) Cirurgia plástica para formação do especialista. Atheneu, Rio de Janeiro

[13] Converse JM (1958) Reconstruction of the auricle: Part I. Plast Reconstr Surg 22:150

[14] Pitanguy I, Cansanção A, Avelar JM (1971) Reconstrução da orelha nas lesões por mordida humana. Rev Bras Cir 61:158-164

[15] Tanzer RC (1959) Total reconstruction of the external ear. Plast Reconstr Surg 23:1

第 10 章　创伤性耳部离断：离断部分的处理

Traumatic Amputation of the Ear: What to Do with the Amputated Segment?

Juarez M. Avelar　Helio de Rezende Paolielo　著

李学川　译

一、概述

之前笔者已提到，耳廓的大小、形状、方位和位置出现任何改变，都可能对面部的美学平衡造成极大的不和谐。当一只耳朵正常时可能没有人注意，但如果一侧耳朵缺失，则大多数人都会注意到，即使是从远处看也较为明显。耳廓缺失导致了面部轮廓的严重不平衡，这对患者的健康有重要的影响。

由于耳廓的方位和位置，在皮肤撕裂及某些原因造成的部分或全部离断的情况下，会将耳廓暴露在外伤下。当只有皮肤损伤时，耳廓可以通过简单的手术修复。然而，如果伤及软骨结构或者整个耳廓脱落，就需要从急救到修复进行特殊护理。到目前为止，创伤性离断后的耳再造术的最终效果，很大程度上取决于在急诊室急救时对受伤组织的及时处理。笔者也对创伤性耳部离断的原因进行了阐述（Avelar，2013）。

有时，当耳廓因刀伤、剪伤、人或动物咬伤或车祸造成部分离断时，似乎很容易将其再次移植到器官的剩余部分上（图 10-1）。甚至，当一只耳朵被完全切除时，医院急诊科的外科医生可能要在患者的某些部位于皮下层埋入耳廓软骨，以便在耳再造时使用（图 10-2）（Dowling 等，1968）。

二、方法

（一）如何处理部分离断的耳部组织

当耳廓因烧伤（火焰、热液、低温、化学液体或电）或感染而部分损伤时，如果离断的部分损毁，则不能将其再移植到剩余的耳廓结构上（Avelar，2009）。但是，如果是刀和剪刀的切割伤或者人或动物咬下的离断部分，尽管看上去是好的，但仍然不推荐在残耳处进行缝合（图 10-3和图 10-4）。无论患者是成年男性、女性还是儿童，若撕脱部分存在耳软骨，则不能成功进行手术。

笔者所在的巴西耳科研究所有 14 名部分耳廓离断的患者，他们离断的耳廓部分已经被缝合到耳朵的剩余结构上。其中一些患者在创伤后

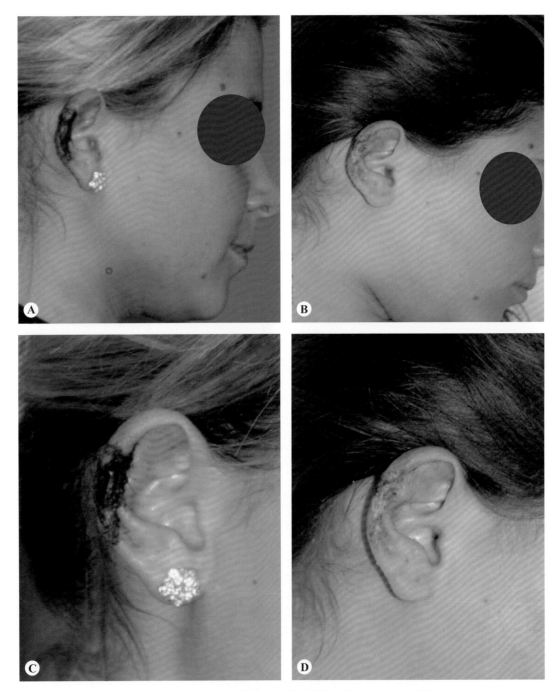

▲ 图 10-1　成功再植修复 1 例人咬伤造成的小部分耳部离断
A 和 C. 患者，女，22 岁，耳轮离断伤后 3 天；B 和 D. 同一患者再植术后 2 周，效果满意

2～4 天来院接受再植手术，但离断部分的颜色已经显示有皮肤脱落和坏死的迹象（图 10-5 和图 10-6）。他们提到，虽然手术过程采用了良好的技术手段，甚至用抗生素绷带包扎耳廓（图 10-5 和图 10-6），但到目前为止，笔者还没有见到 1

例患者在再植术后通过良好护理能够取得成功的效果。另一方面，在该研究所治疗的所有患者都对治疗结果抱有很高的期望，但几天后显示离断部分出现坏死（图 10-5 和图 10-6）。所有患者都对这一不好的手术结果感到非常失望和沮丧。基

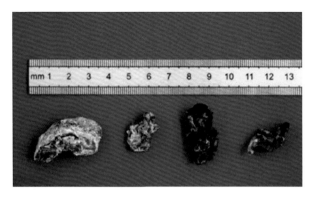

▲ 图 10-2　摘除患者的耳软骨

患者在急诊室急救时将这些软骨置入患者身体特定部位，这些耳软骨分别从腹壁（两次）、手臂内侧和腹股沟区取出。这些耳软骨不能和正常耳软骨那样维持正常的大小、形状和解剖结构。由于这些软骨移植到皮下后可能发生复杂的变化，因此不建议进行该类手术

于此，笔者也被激励撰写本章内容，并展示了不好的手术结果。

　　如果耳部离断的部分还保留部分皮肤蒂，即使是很小的皮肤蒂，仍建议将其仔细缝合在剩余的耳廓上，因为这种手术通常较为成功。对再植的离断部分必须进行包扎并轻微施加压力，而且

在术后 10～15 天内需要予以充分的术后护理（图 10-3 和图 10-4）。

　　如果急诊科有一支好的显微外科团队，能够完全胜任和实施显微手术，那么最终结果可能是成功的。笔者在几本著作中报道了再次利用相同的耳软骨实施了部分成功的病例。这类手术（重新利用耳软骨或进行皮肤剥离）会加重耳部畸形，因为伤口可能会发生感染或潜在感染，并且会进一步发展为严重的继发感染。根据 Mladick 等（1971）的研究，在一期手术中，在乳突皮肤下创建了一个"口袋"，然后将离断的部分埋植到该"口袋"中。Destro 和 Speranzini（1994）在一篇文章中报道了 1 例手术，该手术重复使用了残耳的耳廓支架，这与 Mladick 在 1971 年所叙述的手术类似。该手术从美学角度来看效果较差，除此之外，耳朵在头部外侧的投影也不太好。比手术效果更糟糕的是移除软骨移植物使患者暴露于感染风险中，也会随即使手术效果付诸东流。笔者在"耳部二期修复"的章节中强调了这个问

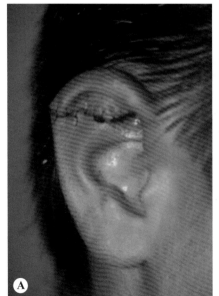
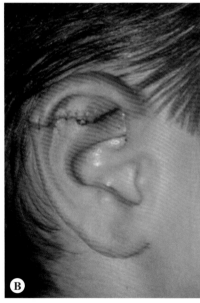
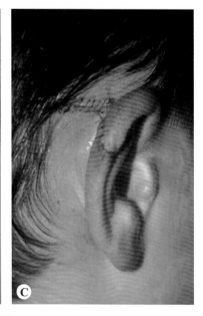

▲ 图 10-3　右耳上极离断部分缝合后效果良好

A. 斜位图显示 2 周后效果；B. 侧位显示离断部分仅以细小蒂部与耳轮皮肤相连；C. 后视图，显示耳后和乳突部位的缝合情况，该区域的创伤由耳廓上极撕脱造成

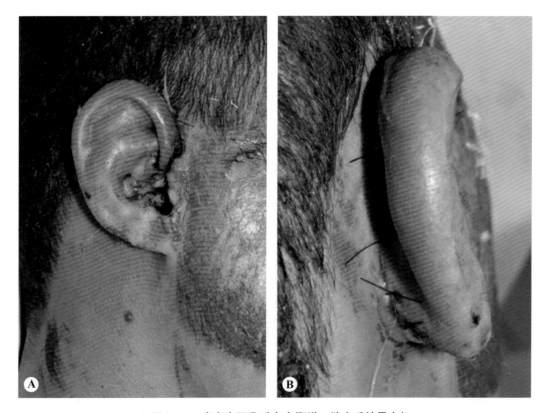

▲ 图 10-4　患者右耳几乎完全撕脱，缝合后效果良好

A. 侧位图显示离断耳轮仅以窄小蒂部与组织相连，再植术后 7 天；B. 后视图显示耳廓全部撕脱后在耳后乳突区的缝合效果

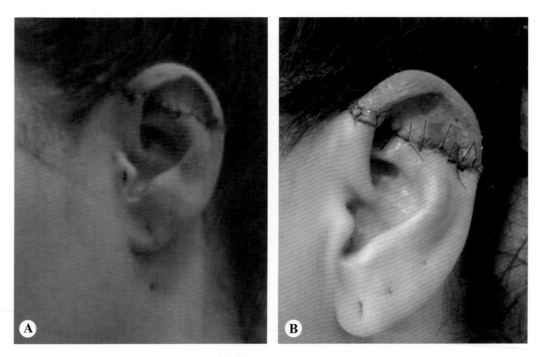

▲ 图 10-5　人咬伤造成左耳上极离断再植手术失败

A. 患者，女，20 岁，左耳上极完全离断，缝合后数小时；B. 同一患者再植术后 5 天，离断部分发生坏死

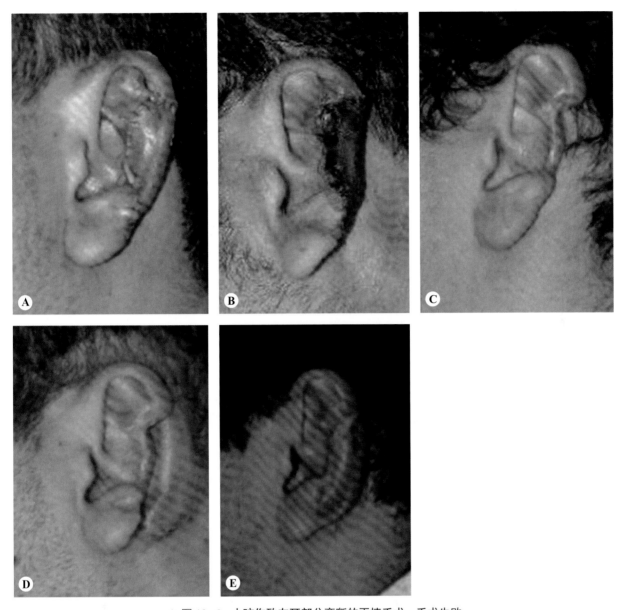

▲ 图 10-6　人咬伤致左耳部分离断的再植手术，手术失败

A. 患者，男，35 岁，耳部离断部分行再植术后；B. 同一患者术后 5 天后离断部分出现坏死；C. 再植术后 6 个月耳部外观；D. 一期耳部重建术后，即将肋软骨置于耳乳突区皮下；E. 二期修复术后 1 年的最终效果

题，而且这种情况是很难解决的。

（二）如何处理完全离断的耳部

当一侧或两侧耳廓由于烧伤、烫伤（火焰、热液、低温、化学液体或电）或任何类型的感染或肿瘤（癌症、血管瘤）甚至打斗等原因，而发生完全损毁时，都不可能重新植入损毁的耳廓，因为耳廓的结构无法识别。但是，如果由于车祸、切割工具（刀、剪刀）、头皮撕脱、人或动物咬伤（例如狗、马、牛、骆驼等）使一侧或两侧耳廓完全撕脱，则耳廓结构可能保存完好。如果急诊科有显微外科团队，就有可能进行有效的手术。由于巴西耳科研究所没有急救辅助设备，因此不可能完成这样的治疗来恢复离断耳廓的血

液供应。由于缺乏手术恢复治疗，笔者没有获得离断耳廓再植成功的经验。

到目前为止，笔者已经为 391 名（Avelar，1983，1992，1993，2013；Avelar 等，1984）后天畸形患者实施了必要的耳廓重建手术。笔者所有的患者在医院诊断科进行急救的过程中很多疗法未取得成功（图 10-5 和图 10-6）。外科医生在人体的某些部位植入耳软骨，希望以后可以用于耳廓重建手术，笔者后来将这些耳软骨取出来了（图 10-2）。因此，笔者曾经从腹壁、手臂内侧或腹股沟区等部位都取过软骨。值得一提的是，耳廓软骨在大小、形状和解剖特征与正常耳朵不同。因此，不建议进行重建手术，因为这些软骨在植入皮下组织后会发生复杂的变化从而无法在重建过程中使用（Medeiros 等 2009；Tanzer 和 Converse，1964）。

然而，离断的耳软骨植入的最差位置是乳突区皮下植入（图 10-7 至图 10-9）。笔者认为这种手术效果最差，因为它破坏了局部的皮下组织，造成了该部位的皮下纤维化。笔者已经强调，乳突区域的皮肤不是耳部重建的理想之选，但由于它所处的位置，所以它目前仍然是耳廓重建最佳的部位。

通常情况下，所有后天耳畸形都可以使用该技术在两次或三次手术后完成重建。当乳突区皮肤由于外伤性耳部离断而损伤时，建议待其完全愈合，局部皮肤无任何损伤后再进行重建手术（图 10-10 和图 10-11）。正如笔者以前所阐述的，

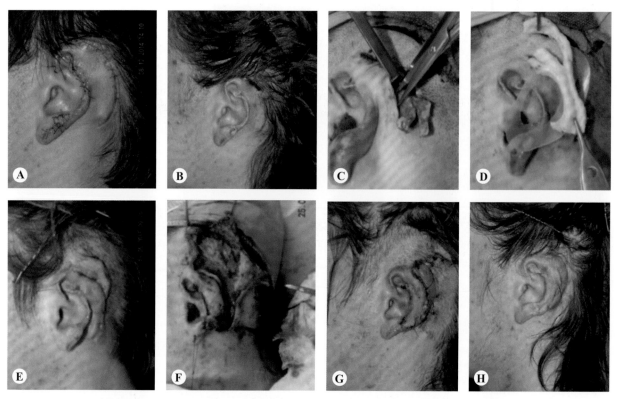

▲ 图 10-7　患者，男，19 岁，左耳因车祸部分离断，耳软骨已植入乳突区皮下

A. 耳软骨植入 15 天后外观；B. 同一患者在植入软骨 5 个月后，软骨变得扁平，耳廓没有精细结构。由于皮肤坏死，可以在残耳上缘看到一块失去细节的部位。C. 一期重建手术，正在移除之前植入的软骨；D. 用肋软骨仔细塑造新的耳支架，新造的耳支架具有精细结构，将通过皮下通道置入。由于之前的手术，皮下剥离比较困难并且出血多。E. 同一患者一期重建术后 6 个月。F. 将新耳廓从头部掀起，并将耳后筋膜瓣掀起覆盖新耳廓的后侧，再在新耳廓后部植皮；G. 同一患者，术后 3 个月；H. 同一患者，术后 6 个月

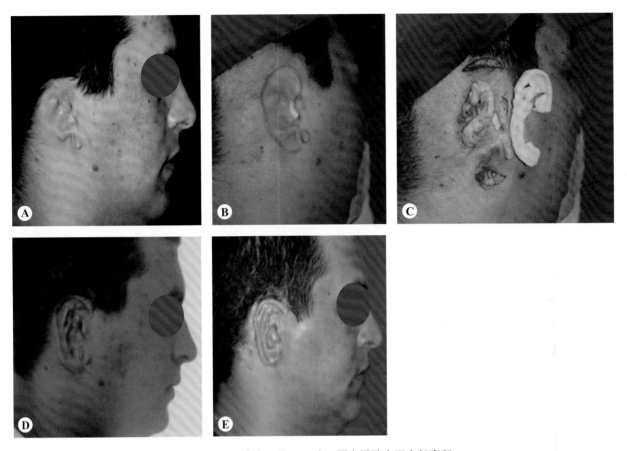

▲ 图 10-8　患者，男，28 岁，因车祸致右耳全部离断

A 和 B. 在拟重建的乳突区皮下的其他部位植入自然耳廓支架。该手术对重建手术没有帮助，而且使重建手术更加困难，因为在后面的重建术中必须切除它，至少是部分切除。C. 围术期照片显示先前植入皮下的小块耳软骨被移除。根据手术计划，小心地将肋软骨塑造成新的耳支架。D. 同一患者一期外耳重建术后 6 个月，新耳廓支架的所有美学细节均得以显示；E. 同一患者二期重建手术后图像

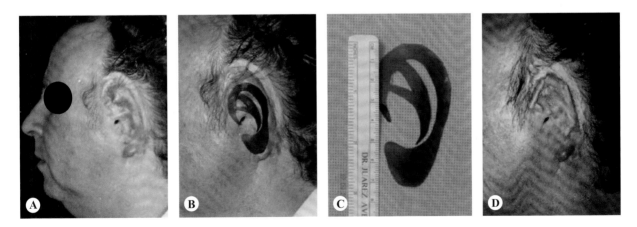

▲ 图 10-9　患者因车祸左耳完全离断，在另一家整形外科中心将离断的耳软骨植入乳突区皮下

A. 可以看到，由于皮肤挤压，耳廓的所有轮廓被破坏；B. 为了制定重建手术计划，以患者健侧外耳为模型取模。可以看到耳廓软骨在皮肤覆盖下被压平，比健侧耳朵更宽，无任何凹凸轮廓或耳朵的美学细节；C. 用尺子测量模型，显示拟建的耳朵的正常尺寸；D. 一期重建术后，在肋软骨上雕刻新的耳软骨支架，将别处植入的耳软骨移出，然后将新耳廓支架置入皮下

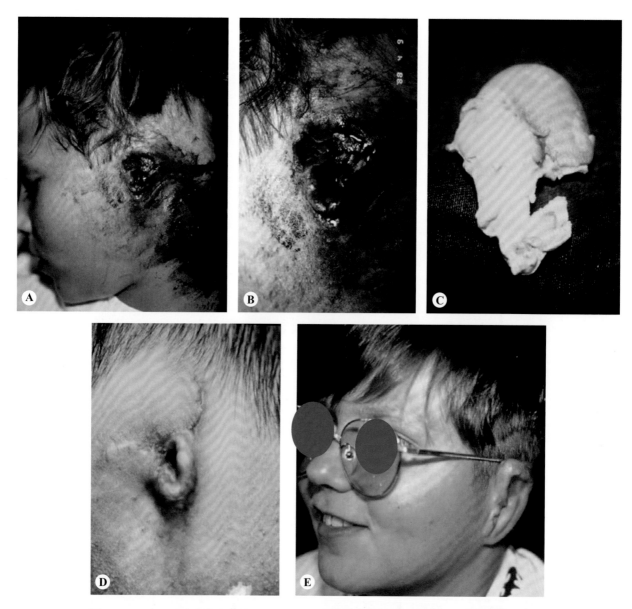

▲ 图 10-10　左耳严重的完全离断，因为患者父母带来了离断的耳廓软骨，所以未植入任何部位

A 和 B. 事故发生后；C. 移除表面皮肤后，可见耳软骨；D. 同一患者伤口愈合 3 个月后；E. 使用肋软骨雕刻新耳廓支架的两期左耳重建术，术后最终效果

一期手术后 6 个月才可以进行二期重建手术，因为要给皮下组织完全愈合的时间（Avelar，1987，1997，2011，2013）。

三、讨论

　　耳廓部分或全部离断通常由多种创伤引起，并且会给患者带来严重的后果。手术前必须明确以下因素：①查明事故原因；②评估既往手术史；③仔细评估乳突区及创伤组织的邻近区域；④进行合适的手术计划（Pitanguy 等，1971）。

　　由于切割工具、车祸、人或动物咬伤而造成耳朵离断，通常建议等到伤口完全愈合后再进行重建。重建手术可按照 Adams（1955）、Antia

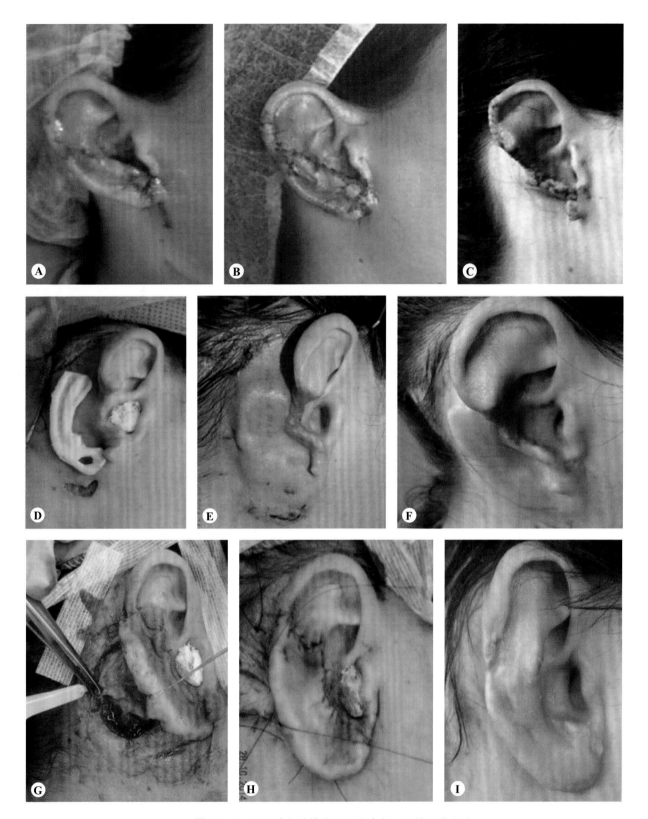

▲ 图 10-11　因马咬伤致使右耳下段离断，再植手术失败

A. 患者，女，22 岁，在外院缝合了耳部的离断部分；B. 同一患者再植术后 6 天离断部分全部坏死；C. 切除耳部下半坏死部分 2 个月后；D. 一期耳部重建，应用肋软骨雕刻新的耳软骨支架；E. 同一患者皮下植入软骨支架术后 1 周；F. 同一患者一期重建术后 6 个月，G 和 H. 二期重建术；I. 二期重建术后 1 年的最终效果

（1974）、Antia 和 Buch（1967）、Argamaso 和 Lewin（1968）、Brant（1969）和 Brown 等（1947）所述的有效手术进行。如果患者或亲属带来了离断的耳组织，急诊医生不要尝试进行再植手术或将耳软骨埋置在乳突区皮下、腹部皮下或任何其他区域，因为这部分耳软骨在将来无法使用。笔者之所以不建议进行这样的手术，是因为这些软骨在重建过程中不能使用，究其原因是耳软骨天然形成的特殊解剖结构特征会遭到完全破坏。乳突区皮下是埋置耳软骨最不好的部位，因为这种埋置手术会破坏掉重建外耳的最佳皮肤覆盖层。另一方面，当一侧或两侧耳廓因为烧伤、烫伤（火焰、热液、低温、化学液体或电流）或者出现任何类型的感染或肿瘤（癌症、血管瘤），甚至因打斗而造成完全损毁时，将因为受伤的耳廓结构无法识别而不能进行再植手术。

如果医院的急诊科团队显微外科技术精湛，则可以考虑使用显微外科手术。而如果医院没有这些医疗资源，那么最好的办法是不要尝试使用耳软骨，而是等待伤口完全愈合后，最终通过使用肋软骨制作新的耳支架而实施耳廓重建手术。

采用标准的技术实施的耳再造术至少需要 2 次手术。如果乳突区皮肤因撕脱伤而破坏，则需事先适当处理，不得对乳突区皮下进行进一步破坏损伤。正如笔者之前所述，二期重建手术可能要在一期手术后 6 个月进行（Converse，1964；Crikelair，1956）。

四、结论

外伤性耳部离断首先在医院急诊科紧急处理，然后予以适当的治疗。当耳廓因癌症或其他原因损坏时，耳廓软骨也会完全损毁。到目前为止，当患者耳部被尖锐的工具割断，或者被人或动物咬断时，不建议尝试将耳软骨植入乳突区皮下或身体其他部位皮下。事实上，这种植入的耳软骨并不利于后期重建。瘢痕愈合后，耳部离断后重建仍然是挑战，因为每个患者个体不同，必须在术前进行彻底的评估，重要的是要确定离断的原因。

参考文献

[1] Adams WM (1955) Construction of upper half of auricle utilizing composite concha cartilage with perichondrium attached on both sides. Plast Reconstr Surg 16:88

[2] Antia NH (1974) Repair of segmental defects of the auricle in mechanical trauma. In: Tanzer RC, Edgerton MT (eds) Symposium on reconstruction of the auricle. Mosby, St. Louis, p 218

[3] Antia NH, Buch VI (1967) Chondro-cutaneous advancement flap for the marginal defects of the ear. Plast Reconstr Surg 39:472

[4] Argamaso RV, Lewin ML (1968) Repair of partial ear loss, with local composite flap. Plast Reconstr Surg 42:437

[5] Avelar JM (1983) A new fascial flap for use in craniofacial surgery. Ann Acad Med Singap 2:382-387

[6] Avelar JM (1987) A new technique for reconstruction of the auricle in acquired deformities. Ann Plast Surg 18(5):454-464

[7] Avelar JM (1992) The use of fascia flap in ear reconstruction. In: Hinderer UT (ed) X congress of the international conference for plastic and reconstructive surgeons. Excerpta medica, Madrid, pp 265-268. 6

[8] Avelar JM (1993) A new cervical cutaneous flap for ear reconstruction. Rev Bras Cir 83(3.) 11 1-122 37:55-60

[9] AvelarJM (1997) Surgical anatomy of the auricle. Creation of the Auricle. Ed. by Avelar. Ed. Hipócrates, 1997. São Paulo; (2):21-35

[10] Avelar JM (2009) Artigo especial; Reconstrução da orelha pós-queimadura. Rev Bras Queimaduras 8(2):42-50. ISSN: 1982-1983

[11] Avelar JM (2011) Deformidades Congênitas da Orelha - Microtia; Cirurgia Plástica. In: Carreirão S.Editora Atheneu, Rio de Janeiro, pp. 349-364. ISBN: 978- 85-388-0223-5 11

[12] Avelar JM (2013) Acquired deformities of the auricle. In:

Avelar JM (ed) Ear reconstruction. Springer, Heidelberg , pp 129-14911

[13] Avelar JM, Psillakis JM, Viterbo F (1984) Use of large composite grafts in the reconstruction of deformities of the nose and ear. Br J Plast Surg 37(1):55-60

[14] Brant FA (1969) Human bites of the ear. Plast Reconstr Surg 43:130

[15] Brown JB, Cannon B, Lischer C, Davis WB, Moore A et al (1947) Surgical substitutions for losses of the external ear: simplified local flap method of reconstruction. Plast Reconstr Surg 2:399

[16] Converse JM (1964) Acquired deformities of the auricle. In: Converse JM (ed) Reconstructive plastic surgery, vol 3. Saunders, Philadelphia, p 1107

[17] Crikelair GF (1956) A method of partial ear reconstruction for avulsion of the upper portion of the ear. Plast Reconstr Surg 17:438

[18] Destro MWB, Speranzini MB (1994) Total reconstruction of the auricle after traumatic amputation. Plast Reconstr Surg 6:859-864

[19] Dowling JA, Foley ED, Monerief JA et al (1968) Chondritis in the burned ear. Plast Reconstr Surg 42:115

[20] Medeiros J, Belerique M, Franco D, Franco T (2009) Chondrocutaneous marginal ear flap. J Craniomaxillofac Surg 20:862-863

[21] Mladick RA et al (1971) The pocket principle: a new technique for the reattachment of a severed part. Plast Reconstr Surg 48:219-223

[22] Pitanguy I, Cansanção A, Avelar JM (1971) Reconstrução de orelha nas lesões por mordida humana. Rev Bras Cir 61(9/10):158-164. Bol Cir Plástica 3

[23] Tanzer RC, Converse JM (1964) Deformities of the auricle. In: Converse JM (ed) Reconstructive plastic surgery. Saunders, Philadelphia, p 1073

第 11 章　外伤离断后的耳廓重建
Reconstruction of the Ear after Traumatic Amputation

Juarez M. Avelar　Andre Luiz Miranda Barbosa　著

李学川　译

一、概述

耳廓位于头两侧，从美学角度讲，它们是面部美学平衡的重要参照点。一般情况下，两只耳朵的大小、形状、方位和位置都很正常，人们在观察面部时也并不会注意到耳朵。但是如果耳部出现一些解剖结构上的改变，大多数人即使在远处也会注意到对方耳部的缺失或异常。到目前为止，为了选择最合适的外科技术，对耳部畸形进行分类是十分有效的。因此，本文就外伤性耳廓缺损的起因及治疗方面所遇到的问题进行阐述。

器官创伤是技术发展产生的负面后果之一，会造成大量伤残，需要进行重建修复。在身体的所有部分中，耳廓非常容易受到外部创伤，因为其位于头部两侧。成人和儿童都可能发生耳廓部分或全部缺失，导致身体外观畸形及严重的心理问题。

如果只有耳廓皮肤受损，那么对患者的影响不大，因为这种损伤很容易修复。但是如果伤及软骨框架，那么就需要在急救和重建时进行特别的护理和关注。通常情况下，患者找整形外科医生时损伤最严重的阶段已经过去，这时可以看到瘢痕畸形、收缩且不规则。创伤后重建手术是否成功主要取决于对创伤组织的及时救治方法，在急救期间的治疗效果必须良好。同时还需要替换缺失的耳软骨，也就是说需要根据不同的病例，从肋骨中取出软骨进行移植并塑形。

二、后天耳部畸形的分类及临床研究

无论是何种事故引起的外伤，外伤性耳部畸形都可能表现为耳廓框架的部分或全部缺损（图11-1）。

（一）烧伤

烧伤引起的耳廓缺损是病因性的，而且很难治疗，需要对全身情况和耳廓局部都进行充分的护理（图11-1）。前面提到过，火焰造成的烧伤通常不会破坏皮肤的深层组织和皮下组织（Avelar，1987，1989，2009，2011，2013；

原　因	患者数量				受伤耳朵数量
	右侧耳	左侧耳	双侧耳	总　数	（例）
车祸	47	41	8	96	104
耳成形术	3	7	67	77	144
人咬伤	16	18	–	34	34
烧伤	16	19	14	49	63
动物咬伤	18	21	–	39	39
肿瘤	11	9	5	25	30
穿刺	19	11	–	30	30
血管瘤	4	5	–	9	9
刀具离断	7	8	3	18	21
头皮撕脱导致的离断	3	5	2	10	12
钝性损伤	–	–	1	1	2
针刺	2	1	–	3	3
总计	146*	145	100	391	491

*. 译者注：原文数据有误，已修改

▲ 图 11-1　391 名患者的 491 个耳部出现后天畸形的病因分布

Avelar 等，2009）。虽然皮肤浅层可能会遭受严重烧伤，但是火焰一般不会累及皮肤全层或皮肤深层。然而，当耳廓烧伤时，可能会伤及软骨膜和软骨，随后继发感染。值得一提的是，消防员或其他在高温环境下的工作人员可能会因呼吸而发生鼻、喉咙和肺部烧伤。因此，急诊科的外科医生应该对患者进行检查，要充分考虑全身情况。如果热油或其他热液引起烧伤时，就会损坏整个皮肤全层以及皮下深层，从而破坏整个皮肤覆盖层（图 11-2）。

（二）医源性病因

由整形手术或重建手术造成的耳部畸形，或其他外科医生在试图创建外耳道的过程中引起的耳畸形，都归为医源性损伤或二次重建损伤。从图 11-1 中可以看出，有 491 只耳道因外伤性离断而进行了耳部重建手术，其中有 144 个（占 29.3%）是由于外耳术后效果不理想而进行二次矫正所致。他们大多数是进行的双侧耳廓重建手术，因为双耳都出现了解剖结构的改变。由于这一手术非常复杂，而且仍然面临挑战，所以笔者在本书中单列了一章对多种耳畸形修复进行阐述，说明耳部再造的概念和手术方法（见第 15 章）。

（三）咬伤

咬伤（人或动物咬伤）的伤口显示出一种特殊的致病性，这是由于牙齿通过开口和伤口进入组织深部，引起继发感染，从而造成组织严重损伤。Brant（1969）对此进行了描述，并在几年后

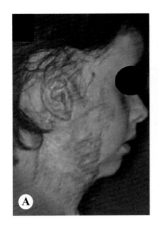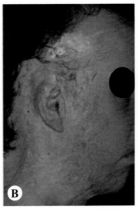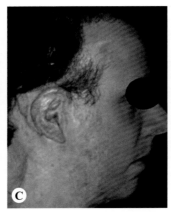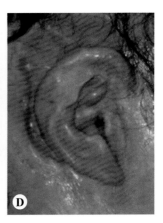

▲ 图 11-2　烧伤引起创伤性耳部离断，对右耳进行部分重建

A. 患者，男，7 岁，右耳部分离断；B. 同一患者 8 年后状况；C 和 D. 用肋软骨雕刻新的耳廓支架，图为两期手术后

出版了相关文献，具有指导意义。Pitanguy 强调了关于人类咬伤的医疗问题和社会问题（Pitanguy 等，1971）。

笔者对 491 个创伤性离断的耳朵进行了修复（图 11-1），有 73 个耳朵因咬伤造成全部或部分损毁，其中有 34 个离断耳部为人咬伤，39 个耳朵为动物咬伤（包括狗、牛、马、骆驼或其他动物）。因此，14.8% 的患者来找笔者就诊是因为被人或动物咬伤。笔者所有的患者都是单侧耳部离断，因为受害者在受到创伤后的反应是保护已受伤的耳朵并寻求医疗护理。这种畸形发生的较为频繁，而且也非常重要，所以笔者在本书中专门用一章来讨论（见第 12 章）。

无论创伤是由人或动物咬伤造成的，都应仔细采取急救措施。当被动物咬伤时，要确认是被什么动物咬伤的，这一点非常重要，因为这是一个公共健康问题。笔者有几个患者没有考虑到这一点，他们的家人在事故发生后立即杀死了动物。这种反应是可以理解的，但了解动物的信息及其叮咬可能传播的疾病是非常重要的。在巴西必须向公共卫生保健机构 [人畜共患病控制中心（Centro de Controle de Zoonoses，CCZ）] 报备动物咬伤情况，以便使政府能够及时监测患者和动

物（见第 12 章的完整描述）。笔者在之前的文章中提到，每年有 1.5 万例动物咬伤的病例，对人类造成了一定伤害（Avelar，2013）。

因人咬伤而耳部缺损的所有患者都在受伤几个月或几年之后来找笔者就诊。耳朵离断发生在以下两种情况——性行为或肢体冲突。

1. 在性行为中被人咬伤：耳垂是最常受伤的部位，虽然身体的其他部位也可能受伤。

2. 在肢体冲突时被人咬伤：耳朵的上极最为脆弱，尽管耳垂也经常受到损伤。在接受 Pitanguy 教授专业培训期间，在里约热内卢仁慈堂医院（Santa Casa de Misericórdia do Rio de Janeiro Hospital）中，笔者对他主管病房里发生的一些人咬伤事件印象深刻。笔者和他谈了一些病例，他让笔者去统计他给多少有这种问题的患者做过手术。后来发现已经有 20 个患者因为被人咬伤而接受了耳朵重建手术。由于患者数量非常多，Pitanguy 教授决定发表一篇关于 11 名耳部部分或全部离断患者的文章（Pitanguy 等 1971）。那篇文章是笔者参与的第一个对耳廓重建手术的科研活动，也是难忘的一次科研经历。它使笔者在这个领域投入了大量的努力，也成就了笔者在大会上的完成了第一次报告展示（Avelar，

1971，1972）。

（四）车祸

笔者有几例患者因车祸造成了耳部外伤性离断，他们接受了耳廓重建手术（图 11-1）。成人和儿童因这类创伤而导致耳朵部分或全部撕裂，伤口着实令人惊讶。它看起来像某种非常锋利的器具从头部侧面经过，切掉了一侧或两侧耳廓。笔者的大多数患者都不记得是怎么发生的，受伤后他们也没有任何感觉。他们中有一些人能够在事故损坏的汽车部件中找到自己的耳朵（图 11-3）；另外一些人表示，他们看到血从肩膀流下来，然后才感觉到耳廓已不在。一些患者把被切掉的耳朵送到医院急诊部，希望能重新移植。当外科医生在急救过程中试图将耳软骨重新植入或埋置到皮下时，可能会使患者的创伤更严重，因为任何皮肤受损都会对局部和周围组织造成更大的损害。

不论造成这种畸形的原因是什么，都必须等待皮肤伤口完全恢复。瘢痕组织不会阻碍手术，因为它受到了皮肤的限制，从这一点上来讲，不需要等待组织成熟（图 11-4）。

对每个人来说，人体任何部分出现创伤性离断都是非常可怕的问题。耳朵部分或全部缺失都会造成患者生理上和心理上的创伤，从急救到最后的重建手术都需要特别注意。

笔者已经完成 491 例耳部重建手术，患者均为后天耳部畸形。因此，对创伤以及急诊科错误的治疗方法有一些见解。对于如何雕刻耳廓支架，笔者曾阐述了个人的一些方法（Avelar，1987，1989，1992，2009，2013；Avelar 等，2009）。笔者更喜欢使用肋软骨，因为无论患者是先天畸形还是后天畸形，它都是塑造新耳廓支架的最好材料（图 11-5）。在急诊科进行急救时，有一种倾向是试图重新植入或重复使用被离断的耳软骨，而且患者及其亲属通常认为这种耳软骨是修复缺损的最佳材料。然而，根据经验，这种材料（耳软骨）并没有看起来那么好。这种软骨

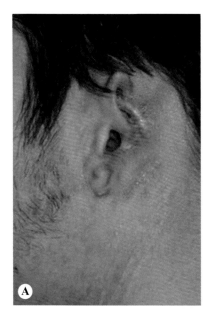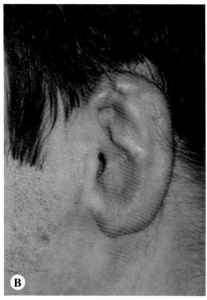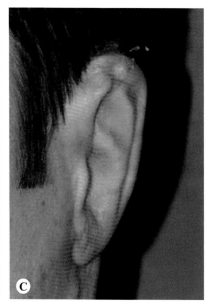

▲ 图 11-3 车祸致左耳创伤性离断，左耳全部重建术

A. 患者，男，19 岁，左耳全部离断；B 和 C. 同一患者通过肋软骨雕刻新的耳廓支架，图为 2 次术后效果

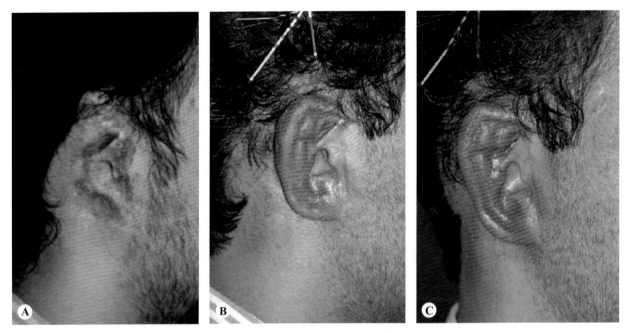

▲ 图 11-4　车祸致右耳创伤性离断，右耳全部重建术

A. 患者，男，21 岁，右耳全部离断；B 和 C. 同一患者通过肋软骨雕刻新的耳廓支架，图为 2 次术后效果

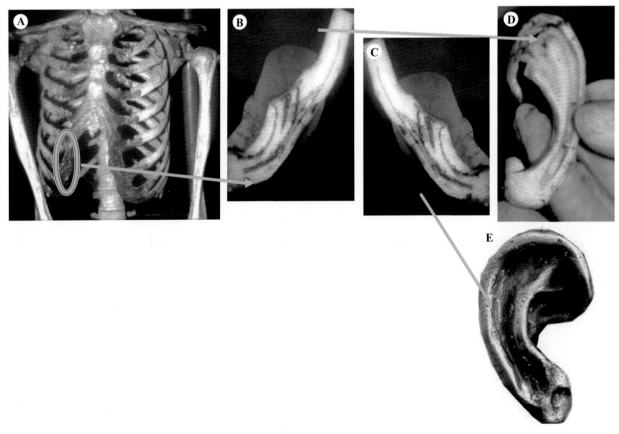

▲ 图 11-5　取出肋软骨，建立新耳廓支架模型

A. 胸部骨骼展示出肋骨和软骨结构，第 8、9 肋软骨用圆圈表示；B. 取出第 9 肋软骨，该肋骨曲度足以塑造出左耳的轮廓；C. 如果将肋软骨向下翻转 180°，足以塑造右耳的框架；D. 已塑造出新的左耳框架；E. 右耳青铜模型显示了塑造右耳的方向

没有足够的力量来对抗覆盖在乳突区的皮肤张力，而乳突区是重建新耳朵的部位。笔者反对尝试这种方法的手术，特别是术者如果没有足够经验，而且在乳突区域的皮肤进行剥离后立即主张重建手术，都是不建议的（见第 10 章）。

在另一章中，笔者写到第一次手术是进行外耳重建的最佳机会（Avelar，1987，1992，2013）。为了植入耳软骨支架，需要剥离皮肤，无论何时剥离，都会产生一些瘢痕组织，这些瘢痕组织会影响以后的手术。基于这些原因，建议不要在急诊治疗中进行任何重建手术，因为当进行最终的重建手术时，局部损伤只会增加手术难度。

三、耳部的部分重建

皮肤或软骨结构缺损造成部分耳部损伤，必须要再次利用残耳部分。对于进行此类手术的术者来说，此类手术还是有很多困难和挑战。但是基于研究目的，笔者将这种手术技术归为复合型移植手术，因为使用了耳部局部皮瓣、邻近皮瓣、远端皮瓣和管状皮瓣。

（一）复合移植物

这是一个简单的手术，但需要在术中和术后进行细致的护理。Day（1921）的报道首次提到了复合型耳部移植。Adams（1955）强调了这一问题，他将附着在软骨两侧的软骨和软骨膜进行复合移植。此外，Pegran 和 Peterson（1956）修复了整个耳甲（Nagel，1972；Cardoso 和 Sperli，1969）。笔者对这一领域的贡献是在耳后区域的较大范围内（包括耳甲）使用了一块更大的移植物，这打破了文献记录者所述的局限性（Avelar 等，1984）。

（二）耳部局部皮瓣的应用

有很多手术技术都会使用耳部皮瓣。Malbec（1931）所描述的这项技术在修复耳朵的部分缺损，以及肿瘤切除后的耳部再造，甚至在耳廓缩小成形术中都非常有用。联合三角切除也是一种合适的手术方法。在 1952 年，Cronin 阐述使用皮瓣来修复耳轮；1967 年，Antia 在耳廓前沿的耳轮行一个切口，保留后壁，继之以滑动推进软骨皮瓣。Argamaso 和 Lewin（1968）阐述对 Antia 手术的演变；Orticochea（1970）提倡使用耳轮下缘的带蒂耳甲皮瓣，目的是向上旋转和重建部分耳轮及耳舟。最近，Medeiros 等（2009）描述了软骨复合皮瓣重建耳轮和耳垂缺损的进展。

（三）应用邻近皮瓣重建

这些皮瓣增加了转移耳部邻近组织的可能性，从而能够完成修复手术。Brown 的方法（1947）在当时非常重要，该方法提到了将局部皮瓣应用在耳再造中。Crikelair（1956）使用蒂在上方的耳后皮瓣来修复耳轮的上部。Converse（1964）提出了在二期手术中采用带软骨的颅耳沟皮瓣来重建耳舟。Kazanjian（1958）和 Owens（1959）提出了皮瓣的相关建议，Renard（1981）作了补充。然而，1958 年 Converse 倡导在一期手术中使用乳突皮肤和软骨移植，这种方法似乎是最简便、最不复杂的技术，即使对病理不太熟悉的外科医生也可以使用（图 11-4）。

（四）远端皮瓣和管状皮瓣

根据 Tanzer 和 Converse（1964）所述，最早使用管状皮瓣的是 Tagliacozzi（1597），这在耳部再造史上非常重要。起初这项技术应用在颈部皮管中，Pierce（1930）将这项技术引入耳轮重建中。许多作者采用了这种方法，其中 Stefanoff（1948）在耳乳突沟上使用了一根皮管。Padgett（1938）建议广泛采用颈管皮瓣来修复耳部的大片区域。1950 年，McNichol 提倡通过 Tagliacozzi 手术技术使用手臂上的管状皮瓣来重建耳轮结构。

Dufourmentel（1958）提出了一种独创性的管状皮瓣手术，即将颞浅动脉用于管状皮瓣，它需要分多次手术进行。虽然这种方法只需要 2～3 次手术，但它不是很普及。另一方面，即使需要多次手术，并且会在每期手术都留下瘢痕，但是代表性的结果总是会公开。笔者认为颈部皮瓣（Avelar，1992）是一种有效的技术，可用于先天性和外伤性耳离断二期重建手术。这种皮瓣的使用可以减少创面裸露面积，从而避免进行广泛的皮肤移植。

四、全耳再造术

对于所有后天耳廓缺失的病例，建议先等待瘢痕组织成熟后再进行手术。手术原则遵照之前所述的手术原则（Avelar，1987，1989，1992，2013）。一旦应用健侧耳作参考确定了新耳的空间投影位置，就可以在上、下两端分别做两个皮肤切口（图 11-6）。通过这些切口，可剥离符合拟建耳轮和对耳轮大小要求的皮瓣，然后建立皮下隧道。不要破坏耳甲区，因为它是耳部重建的主要蒂部。

在皮下层仔细剥离皮瓣，注意在此筋膜皮瓣下存在耳后动脉，正如之前－所述（Avelar 和 Psillakis，1981），如果筋膜没有受损，剥离后就不会出血。即使出现淤血，也可以进行简单处理，因为保留了皮下血管网。由于新耳有边缘和耳甲区，所以皮瓣也会有良好的血管化。通过皮下隧道置入组织扩张器，能够在手术期间使皮肤扩张。笔者不推荐进行典型的组织扩张，因为这是不必要的。扩张 1h 后，皮肤得到足够的伸展，能够埋入新耳廓支架。切取肋软骨，并仔细地塑造新的软骨耳支架，与此同时通过皮下隧道置入一个常规的球囊。在 15min 内，打开球囊，使皮肤正常膨胀；再等待 5min。然后，球囊继续在 15min 内扩张更多，并在 1h 或 1.5h 内交替操作，使球囊继续扩张。在此期间，皮下隧道也得以充

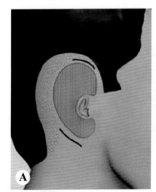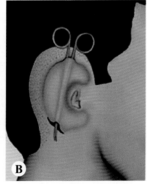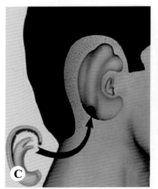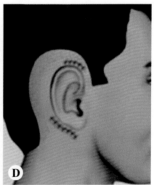

▲ 图 11-6　一期重建手术的顺序图，展示 Avelar 针对全耳的重建技术

A. 重建手术计划。完成拟建耳部的投影；画出两个皮肤切口线，分别在拟建耳部的投影上面和下面。B. 根据拟建耳轮和对耳轮的投影，剥离皮肤，建立皮下隧道；C. 手术过程中，在肋软骨上塑造出新的耳支架，并在皮肤扩张后通过皮下通路埋入；D. 外伤性离断后一期全耳重建手术的最终效果

分扩张。然后根据手术计划，将新的耳支架放入已扩张良好的皮下隧道中，完成新耳支架置入，缝合皮肤切口（图 11-7）。

笔者没有使用任何引流方法，因为新软骨支架是通过一个狭窄的皮下通路引入的，皮下通路没有足够的空间。在拟建的耳甲腔上敷上一些湿棉块，新的耳廓框架的投影周围放置另一个 C 形装置。用绷带松松地压迫再造耳，维持 5 天，然后取出。另一侧实施同样的方法，必须每 10 天更换一次，至少持续 2 个月。

二期手术于 6 个月后在全身麻醉下进行。在拟建耳朵的突出区域周围做一个皮肤切口，从头部表面掀起新建的耳朵。新耳廓后面的裸露继发创面采用传统方式行皮片移植（图 11-8）。笔者提出的颈部皮瓣在二期重建手术中十分有效。

在手术结束时，轻压移植皮肤，并放置敷料，保持 7 天，然后由本院取出。然后，在再造耳的后部再敷一层敷料，敷料每 10 天更换一次，至少要持续 2～3 个月。术后 1 年可见最终手术效果（图 11-9 至图 11-12）。

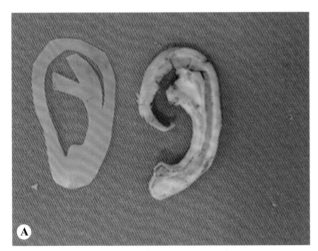

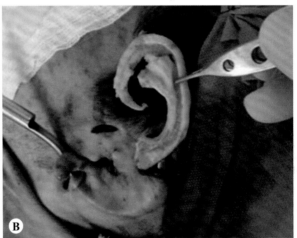

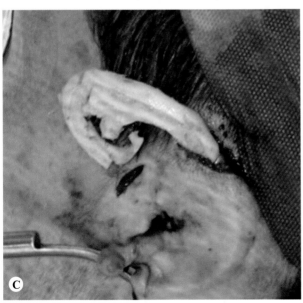

◀ 图 11-7　左耳外伤性离断，一期重建手术
A. 在肋软骨上塑造出新的耳廓支架；B 和 C. 术中照片，显示新耳支架通过 C 形装置穿过皮下隧道，完成引入

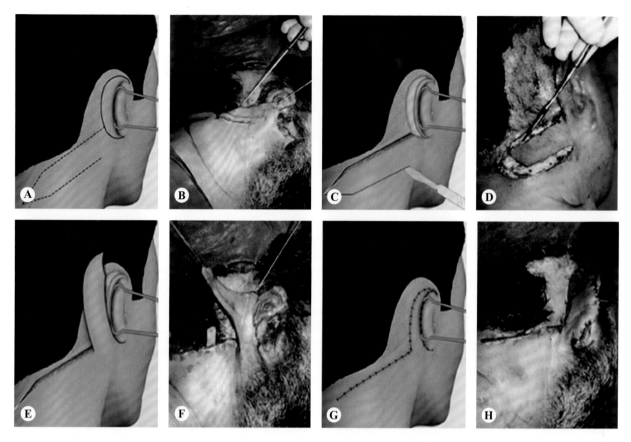

▲ 图 11-8　使用 Avelar 技术对耳部完全离断患者进行二期全部重建术的术中图

A. 建立颈部皮瓣的手术计划，皮瓣将向上翻转覆盖到耳后部；B. 男性患者右侧创建颈部皮瓣；C. 皮肤切口，以便创建颈部皮瓣，并且将新耳廓连同先前嵌入的软骨支架一起提起；D. 围术期图片，显示在 1 名男性患者右侧制备颈部皮瓣；E. 颈部皮瓣的翻转情况；F. 术中图片显示皮瓣的翻转情况；G. 颈部皮瓣已在耳后缝合；H. 皮瓣覆盖耳后表面，缝合皮瓣后图像

五、讨论

　　耳廓重建是整形外科中一个非常有难度的领域，但对于创伤性离断具体问题来说，该手术甚至更加复杂，因为患者失去了部分正常器官，迫切希望能够修复。从心理学的角度来看，这个问题更糟，因为患者和家属对结果抱有很大期望，但有时期望会落空。向患者展示以前重建手术的照片并不能缓解患者的焦虑，也不能保证患者的手术能够达到满意的结果，因为耳部重建术的最终效果不同，不同患者的外耳离断创伤程度不同，每台手术中皮肤覆盖层和新耳软骨支架的反应及表现不同。

　　由于上述原因及其他因素，外科医生应该注意，每个患者的手术都是新的挑战，也很复杂。同时，因外伤造成的局部组织损伤会呈现多种临床形式，这可能与瘢痕有关，也与正常耳软骨的损伤程度有关。这需要在术前仔细评估。

　　本章所列举的病例是外耳廓部分或全部离断后重建的病例。这并不意味着为了达到对比的效果，采用同样的方法治疗其他畸形，即使畸形看上去比较相似。本章旨在为急诊外科医生遇到同类问题时提供指导说明，或者在患者伤口完全愈

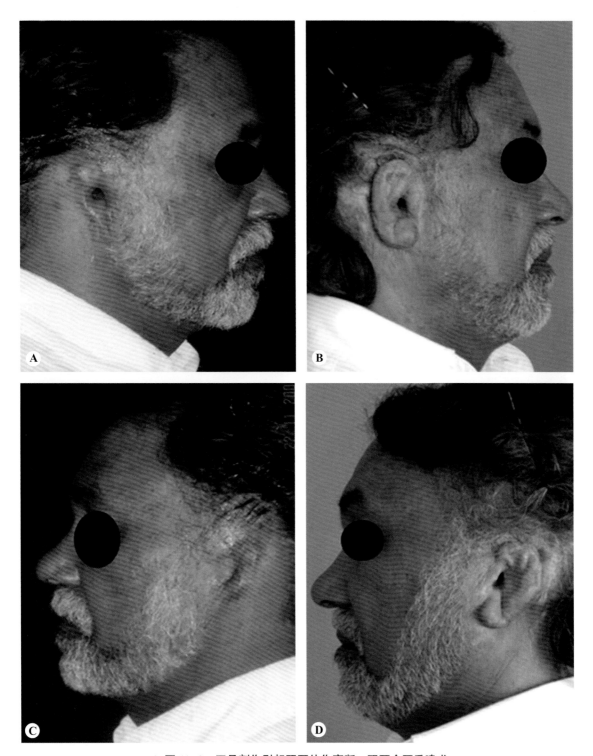

▲ 图 11-9　刀具割伤引起双耳外伤离断，双耳全耳重建术
A 和 C. 患者，男，51 岁，双耳完全被离断；B 和 D. 二期重建术后图像

合后为外科医生提供治疗方向。乳突区域的皮肤并不是进行耳廓重建的理想区域，但由于它位置的优势，所以它仍然是目前的最佳的手术区。局部皮肤扩张是手术中有效的步骤。笔者不建议在几周内使用皮肤扩张器，因为在重建过程中多余的皮肤是没有用的。

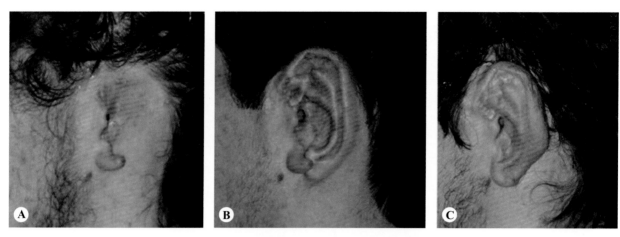

▲ 图 11-10　车祸致左耳创伤性离断后全耳重建术

A. 患者，男，22 岁，左耳全截；B. 一期重建术后；C. 同一患者通过使用肋软骨塑造新的耳廓支架，两次手术后效果

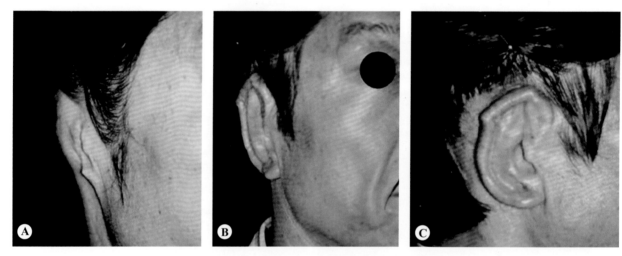

▲ 图 11-11　车祸致创伤性截肢后右耳全耳重建术

A. 患者，男，62 岁，右耳完全离断；B 和 C. 同一患者通过使用肋软骨塑造新的耳廓支架，2 次手术后效果

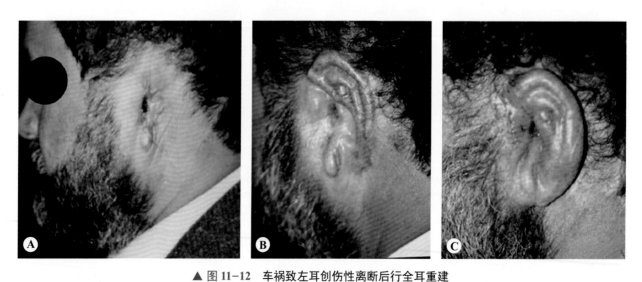

▲ 图 11-12　车祸致左耳创伤性离断后行全耳重建

A. 患者，男，49 岁，左耳完全离断；B. 一期重建术后；C. 同一患者通过使用肋软骨塑造新的耳廓支架，2 次手术后效果

六、结论

耳廓外伤后的修复与先天缺损修复有很大的不同。与先天性畸形相比，乳突区域的皮肤在外伤后会变得更厚、更硬，耳廓支架的改变也不一样，因为它的皮下压力可能更大。外伤患者的发际线通常比先天畸形患者的发际线低得多，因此无毛的皮肤较少。对于非手术的先天性畸形患者，在皮肤上或皮下均无瘢痕组织。基于这些原因，手术时间和术后周期是不同的，因为局部组织出现异常会改变手术结果。

参考文献

[1] Adams WM (1955) Construction of upper half of auricle utilizing composite concha cartilage with perichondrium attached on both sides. Plast Reconstr Surg 16:88

[2] Antia NH, Buch VI (1967) Chondro-cutaneous advancement flap for the marginal defects of the ear. Plast Reconstr Surg 39:472

[3] Argamaso RV, Lewin ML (1968) Repair of partial ear loss, with local composite flap. Plast Reconstr Surg 42:437

[4] Avelar JM (1971) Ear reconstruction caused by human bites. Presented at the 8th Brazilian Congress of Plastic Surgery, held in Salvador (Bahia) February

[5] Avelar JM (1972) Ear reconstruction after human bites. Presented at the 9th Brazilian Congress of Plastic Surgery, and 4th Latino-American Congress of Plastic Surgery, held in January, São Paulo

[6] Avelar JM (1987) A new technique for reconstruction of the auricle in acquired deformities. Ann Plast Surg 18(5):454-464

[7] Avelar JM (1989) Complicações em reconstrução auricular. In: Avelar JM (ed.) Cirurgia Plástica naInfância. Ed.Hipocrates, São Paulo, pp. 364-367

[8] Avelar JM (1992) The use of fascia flap in ear reconstruction. In: Hinderer UT (ed) 10º Congress of the international conference for plastic and reconstructive surgeons. Excerpta medica, Madrid, pp 265-268

[9] Avelar JM (2009) Artigo especial; Reconstrução da orelha pós-queimadura. Revista Brasileira de Queimaduras 8(2):42-50. ISSN: 1982-1983

[10] Avelar JM (2011) Deformidades Congênitas da Orelha - Microtia; Cirurgia Plástica, (32):349-364; Editor: Dr. Sérgio Carreirão; Editora Atheneu. Rio de Janeiro. ISBN: 978-85-388-0223-5

[11] Avelar JM (2013) Acquired deformities of the auricle. In: Avelar JM (ed) Ear reconstruction, vol 11. Springer, Heidelberg/New York, pp 129-149

[12] Avelar JM, Psillakis JM (1981) Microtia: total reconstruction of the auricle in one single operation. Br J Plast Surg 34(2):224-227

[13] Avelar JM, Psillakis JM, Viterbo F (1984) Use of large composite grafts in the reconstruction of deformities of the nose and car. Br J Plast Surg 37(l):55-60

[14] Avelar JM, Vaccari MP, Barbosa ALM (2009) Reconstrução da orelha - traumática e congênita. In: Melega JM (ed) Cirurgia plástica: fundamentos e arte, vol 74. Guanabara Koogan, Rio de Janeiro, pp 629-634

[15] Brant FA (1969) Human bites of the ear. Plast Reconstr Surg 43:130

[16] Brown JB, Cannon B, Lischer C, Davis WB, Moore A et al (1947) Surgical substitutions for losses of the external ear: simplified local flap method of reconstruction. Plast Reconstr Surg 2:399

[17] Cardoso AD, Sperli AE (1969) The use of composite grafts to correct the cup ear and to repair small losses of the auricle. In: Sanvenero-Roselli G, Boggio Robutti G (eds) Transactions of the fourth international congress of plastic and reconstructive surgeons. Excerpta Medica, Amsterdam, p 667

[18] Converse JM (1964) Acquired deformities of the auricle. In: Converse JM (ed) Reconstructive plastic surgery, vol 3. Saunders, Philadelphia, p 1107

[19] Crikelair GF (1956) A method of partial ear reconstruction for avulsion of the upper portion of the ear. Plast Reconstr Surg 17:438-443

[20] Cronin TD (1952) One stage reconstruction of the helix: two improved methods. Plast Reconstr Surg 9:547

[21] Day HF (1921) Reconstruction of ears. Boston Med Surg J 185:146

[22] Dufourmentel C (1958) La greffe libre tubulée: nouvel artifice pour la reflection de 1'helix au cours de la reconstruction du pavillon de l'oreille. Ann Chir Plast 3:311

[23] Kazanjian VH (1958) The surgical treatment of congenital malformations of the ear. Am J Surg 95:185

[24] Malbec EF (1931) Cirurgia estetica del pabellon auricular In: Avelar JM, Malbec EF (eds) História Ciência y Arte en

Cirugía Estética. Ed. Hipócrates, São Paulo; (8): 433-440

[25] McNichol JW Jr (1950) Total helix reconstruction with tubed pedicles following loss by burns. Plast Reconstr Surg 6:373

[26] Medeiros J, Belerique M, Franco D, Franco T (2009) Chondrocutaneous marginal ear flap. J Craniomaxillofac Surg 20:862-863

[27] Nagel F (1972) Reconstruction of partial auricular loss. Plast Reconstr Surg 49:340

[28] Orticochea M (1970) Reconstruction of the external ear. Plast Reconstr Surg 46:403

[29] Owens N (1959) An effective method for closing defects of the external auditory canal. Plast Reconstr Surg 23:381

[30] Padgett EC (1938) Total reconstruction of the auricle. Surg Gynecol Obstet 67:761

[31] Pegran M, Peterson R (1956) Repair of partial defect of the ear. Plast Reconstr Surg 18:305

[32] Pierce WP (1930) Reconstruction of the external ear. Surg Gynecol Obstet 50:601

[33] Pitanguy I, Cansanção A, Avelar JM (1971) Reconstrução de orelha nas lesões por mordida humana. Rev Bras Cir 61(9/10):158-164. Bol Cir Plástica 3

[34] Renard A (1981) Postauricular flap based on a dermal pedicle for ear reconstruction. Plast Reconstr Surg 68:159

[35] Stefanoff DN (1948) Auriculo-mastoid tube pedicle for otoplasty. Plast Reconstr Surg 3:352

[36] Tagliacozzi G (1597) De Curtoum Chirurgia per Insitionem. Bindoni Tanzer RC, Converse JM (1964) Deformities of the auricle. In: Converse JM (ed) Reconstructive plastic surgery. Saunders, Philadelphia, pp 1073-1106

第12章　人或动物咬伤后的耳廓重建
Reconstruction of the Ear After Human or Animal Bites

Juarez M. Avelar　著

李学川　周增丁　译

一、概述

　　人或动物咬伤常造成受害者耳部严重的组织损伤并发生感染。在咬伤过程中，牙齿咬合穿透局部组织，致病菌会通过破损伤口直接入侵人体组织深部（Brant，1969），进而引起耳软组织的继发感染，并且导致伤口深、局部撕扯样组织损伤、耳组织离断等特征性临床改变。另外，Boland（1941）、Pitanguy 等（1971）都提到受害者被人或动物咬伤后均会对其心身健康产生不同程度的影响。因此，无论是人咬伤还是动物咬伤，都应对受害者进行心理评估和临床干预，进行详细体格检查的同时，咬伤后伤口需予以立即冲洗等急诊处理。但是，尽管伤口得到了及时处理，受伤耳在愈合后也有出现耳畸形的风险。图 12-1 展示了各种致伤原因导致耳畸形的情况。

　　巴西耳科研究所对 319 例耳组织离断患者进行了治疗（共计治疗 491 例耳组织离断病例）并做了分析发现，其中 34 例为人咬伤，另有 39 例为动物咬伤，由人或动物咬伤病例共计 73 例，占比 14.86%；因此，由人或动物咬伤致耳损伤是一种影响公共健康的社会性问题，值得关注。另一项证据显示，在被动物咬伤的患者中，有 18 例为右耳咬伤，16 例为左耳咬伤；有意思的是，所有病例只出现了单侧耳廓损伤，我们推测患者在受害时会下意识保护另一侧耳朵不受伤害。

　　在被动物咬伤的病例中，明确动物种属非常重要，因为可以进一步确定可能的致病菌种类。但是，现实中受害者不会意识到这一点，通常出于愤怒会杀死动物而难以对动物口腔取样检查。正确的做法是，应立即向公共卫生应急管理部门报备动物咬伤情况，以便相关机构能够管控动物并做出应对措施。圣西罗州卫生部网站显示，公立医院每年接诊 15 000 例被狗和猫咬伤病例（Avelar，2013）；虽然该部门网站没有提及耳廓损伤程度及受害者心身健康评估报告等数据，但它仍是圣西罗州面临的一个重大的社会和健康问题。正如图 12-1 所示，被人或动物咬伤病例中，相当多的患者受伤部位为耳部，早期需要接受适当急诊应急处理，以防止人畜共犯病发生，甚至出现严重病菌感染；其中也提到，这些病例后期很大比例会出现耳廓畸形，后期需要接受耳廓重

原　因	患者数量				受伤耳朵数量
	右侧耳	左侧耳	双侧耳	总　数	（例）
车祸	47	41	8	96	104
耳成形术	3	7	67	77	144
人咬伤	16	18	–	34	34
烧伤	16	19	14	49	63
动物咬伤	18	21	–	39	39
肿瘤	11	9	5	25	30
穿刺	19	11	–	30	30
血管瘤	4	5	–	9	9
刀具离断	7	8	3	18	21
头皮撕脱导致的离断	3	5	2	10	12
钝性损伤	–	–	1	1	2
针刺	2	1	–	3	3
总计	146*	145	100	391	491

*. 译者注：原文数据有误，已修改

▲ 图 12-1　391 名患者的 491 个耳部出现后天畸形的病因分布

建手术。

　　人、动物咬伤通常会引起伤口局部感染、炎症反应等病理变化；因为口腔中存在大量细菌及条件致病菌，并随牙齿咬伤处进入伤口深部，引起局部感染并会传播其他潜在疾病（图 12-2）。人或动物采用牙齿撕咬的方式看起来比较野蛮和不文明，但不能否认这也是进攻和（或）防御的一种方式。

二、手术注意事项

　　耳部咬伤的患者会在伤后即刻到医院就诊，但大多数患者是局部伤口愈合后的几个月或几年里因为耳廓畸形再到医院寻求治疗（图 12-3 和图 12-4）。在受伤即刻，患者携带离断耳组织到

医院就诊，这时需要对离断耳组织回植可行性进行评估，一般不建议立即进行耳再造术，因为受伤当时的创面均存在污染可能，这种手术达不到应有的治疗效果，建议在伤口完全愈合后的 2～4 个月再考虑患侧耳再造术。

　　研究发现，有相当部分耳部畸形是在人在性行为或格斗中咬伤所致（图 12-5）。耳廓是人身体敏感区域，在性行为过程中，人们常喜欢撕咬对方耳廓以获得更多的愉悦感，但兴奋过度时人的痛阈升高，撕咬行为常导致耳廓受损，甚至将部分耳廓咬下，需要进行后续回植重建手术。另外，耳廓在打斗也是容易遭受攻击，正如 Pitanguyet 等（1971）和 Avelar（1971，1972）的研究发现，在打斗中耳廓上部最易受到损伤，其次是耳垂。因此，部分或全部耳廓损伤甚至离

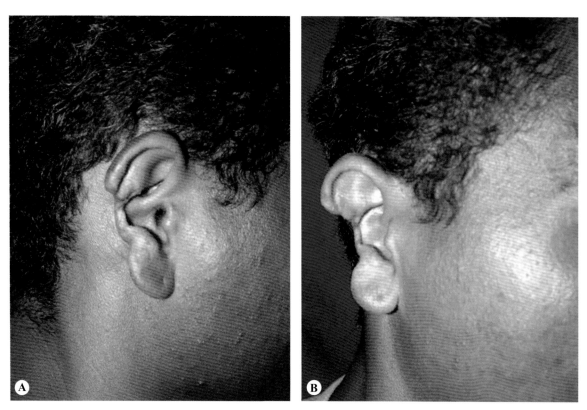

▲ 图 12-2 骆驼咬伤引起的右耳部分脱离。患者来自中东，接受耳内侧段重建手术

A 和 B. 术前照片。患者，32 岁，男性，耳轮和对耳轮外观畸形，部分耳甲壁缺失

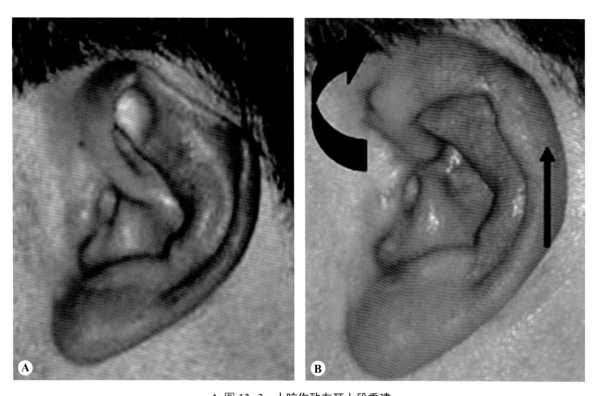

▲ 图 12-3 人咬伤致左耳上段重建

A. 患者，男，32 岁，左耳术前照片，耳轮广泛缺失；B. 通过向上提起耳轮前后缘的剩余部分（Antia 技术）进行重建手术（箭）

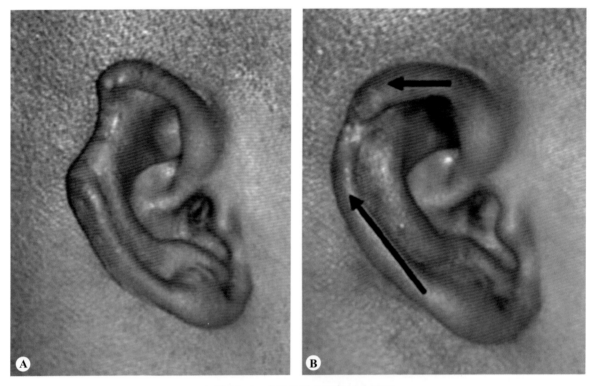

▲ 图 12-4　人咬伤致右耳轮缺失修复

A. 患者，男，24 岁，右耳轮上段部分脱离（术前照片）；B. 手术采用 Antia 技术，在一起重建手术中，将软骨皮瓣向上和向后提（箭）

断是耳损伤的常见类型，是重建手术中的常见病症和治疗难点。

　　人体任何部位遭受创伤都会引起不适，部分或全部耳廓组织缺失不仅会引起患者身体疼痛不适，更会给患者造成心理创伤；因此，从急诊处理到后期耳廓畸形重建的每一个治疗阶段都需要特别注重创伤对患者身心的影响。耳部畸形会对患者产生心理压力，甚至留下创伤后遗症；因此，耳部再造的意义远不止对身体畸形的矫正，它还能够减轻患者内心煎熬和痛苦，促进患者身心健康（图 12-6 和图 12-7）。本书第 11 章对耳再造术进行了详细的阐述。

三、病理学

　　根据咬合牙齿的具体作用（分别为门牙、犬

牙和磨牙），被咬伤口损伤机制可分为切开、刺穿或者浸渍。牙齿咬破耳廓皮肤到达局部深层组织，口腔唾液中含有的细菌或者牙齿上定植细菌通过伤口进入被咬者血液造成患者感染。最常见的致病菌为金黄色葡萄球菌、溶血性链球菌、白色葡萄球菌和梭状杆菌。

　　而人或动物咬伤致耳廓离断伤除了以上情况发生可能外，更为直观的就是患侧耳廓部分或者全部从受害者身体离断，动物撕咬一般会比人咬伤更加严重，首先动物口腔或牙齿清洁度远比不上人的口腔和牙齿，感染发生率远高于人咬伤；另外就是动物将受害者耳廓咬下后常会伴有咀嚼动作，离断耳组织的损伤程度比人咬伤严重，甚至难以再植，给后期耳部再造带来了极大困难。

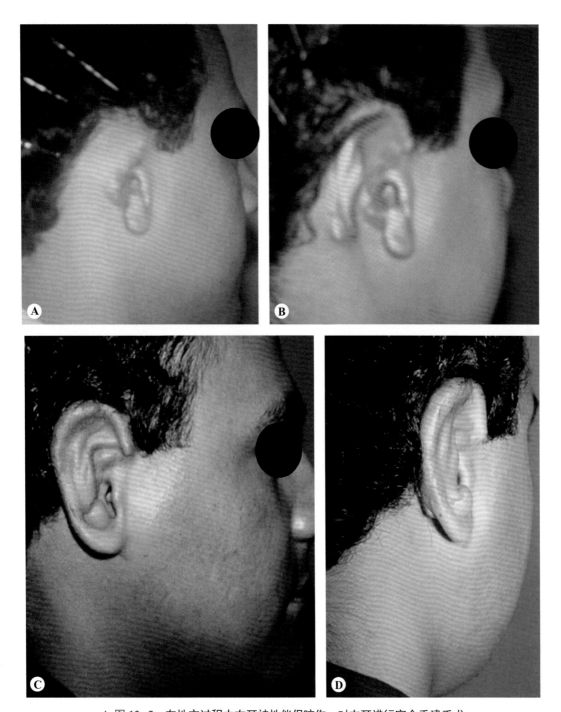

▲ 图 12-5　在性交过程中右耳被性伴侣咬伤，对右耳进行完全重建手术

A. 患者，男，21 岁，耳软骨完全缺失（术前照片）；B. 同一患者通过肋软骨塑造新耳廓支架，进行一期重建手术后；
C 和 D. 二期重建术后 2 年的最终效果

四、疾病传播

Pitanguyet 等（1971）报道称，芽生菌病、放线菌病等常通过人咬传播，病菌通过牙齿咬伤组织通道进入血液造成感染发生。Robson（1944）报道了 1 例被人咬伤后感染放线菌的病例。甚至有研究还发现人咬伤梅毒病例，被咬患者梅毒血清学反应出现阳性。目前还没有报道咬伤

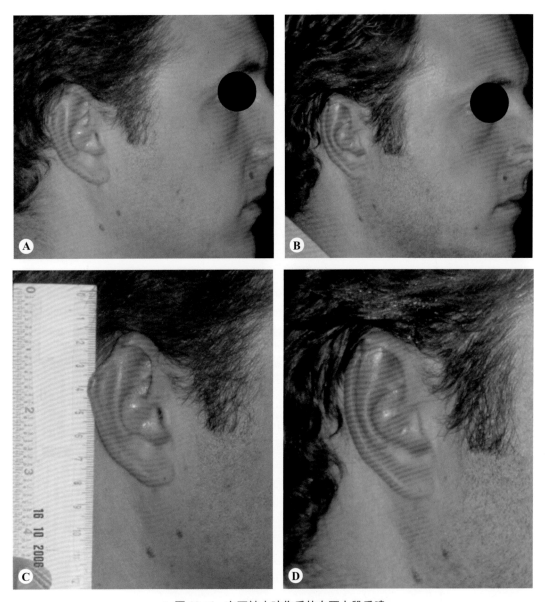

▲ 图 12-6　右耳被人咬伤后的右耳上段重建

A. 患者，男，26 岁，耳轮广泛缺失的术前照片；B. 通过向前、向后推动耳轮缘节段进行重建手术（Antia 技术）；C. 耳部缺失部分的特写图像；D. 缺失部分已修复

耳廓后出现破伤风的病例；但是，被动物咬伤患者必须注射破伤风抗毒素；而被人咬伤的患者，推荐使用破伤风抗毒素肌内注射预防破伤风发生。

五、方法

由于不同患者临床症状不同，所以对每个病例实施的耳廓部分或全部重建术也有所差异，需要采取个体化方案来修复人或动物咬伤造成的耳廓畸形（图 12-8）。考虑到本书第 11 章中对个性化修复方案有了较为详细的介绍（图 12-9 至图 12-11），在这里就不再详述这些技术要点。但是，反复强调一点，耳再造术不应立即在急诊时就进行。重建之前必须确定实施侵害者是谁，是什么动物造成伤害；必须妥善处理伤口，清除异

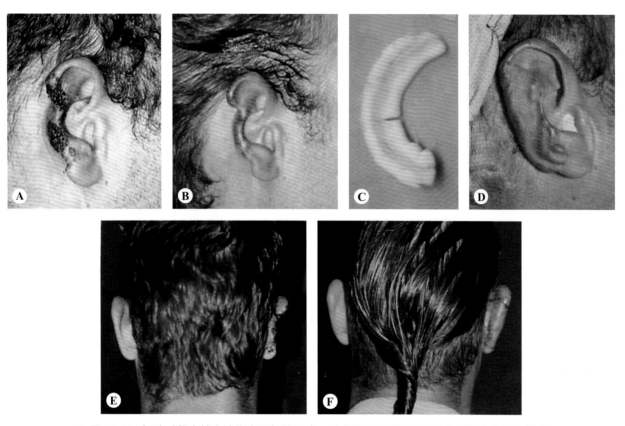

▲ 图 12-7　打斗过程中被人咬伤右耳部的重建。手术计划是切取肋软骨补充耳朵的缺失部分

A. 患者，男，24 岁，在右侧耳轮、对耳轮和耳甲壁部分脱落数小时后找笔者就诊。由于外伤加上之前在其他地方做过 4 次手术，该患者的右耳垂出现纤维化组织。B. 同一患者术后 1 年；C. 从耳轮脚上根部至耳轮下段沿耳舟切开；D. 切除一段耳甲皮瓣，以便翻转并向上推耳轮上部；E. 软骨膜下切开后侧皮瓣；F. 取一 L 形肋软骨移植物，插入两个皮瓣之间，其中一个皮瓣由上往下推，另一个皮瓣为耳垂下部的剩余部分。对皮下皮瓣行一切口并向下推进，并将残留耳垂组织的皮下皮瓣推进，由 Juarez 医生操作手术

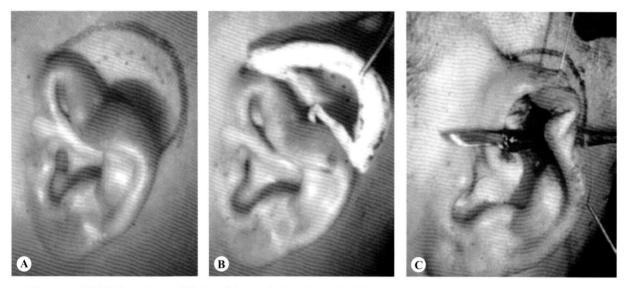

▲ 图 12-8　因被蚊虫叮咬严重感染后所致左耳上极部分畸形，患者童年时耳部受伤状况及单一手术期进行重建手术图

A. 患者，男，23 岁，左耳术前视图，已制订手术计划；B. D 形软骨移植物已雕刻完成，置入到耳廓结构缺失的部分；C. 皮肤由内而外切开，形成双蒂皮瓣

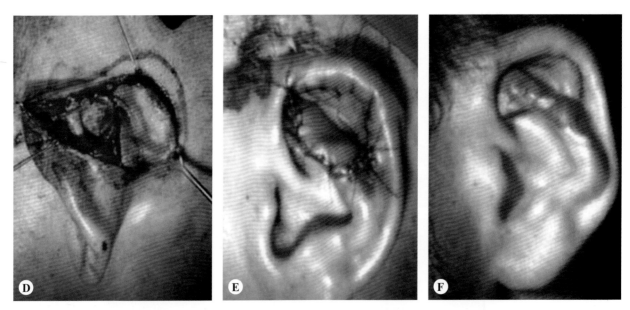

▲ 图 12-8（续） 因严重感染后被蚊虫叮咬所致左耳上极部分畸形，患者童年时耳部受伤状况及单一手术期进行重建手术图

D. 将耳廓向前拉，在乳突区建立岛状皮瓣；E. 将"岛状"皮瓣向前转移，形成耳舟，并缝合到耳轮和耳部的其余部分；F. 重建术后 1 年的最终效果

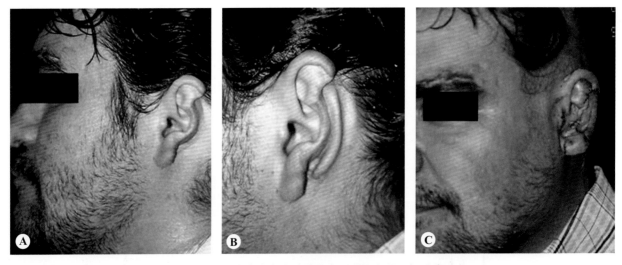

▲ 图 12-9 中东患者因骆驼咬伤左耳后缘上段，行重建手术

A. 患者，男，36 岁，耳轮、对耳轮和耳甲壁广泛缺失；B. 患者取肋软骨，用肋软骨雕刻形成新的耳支架后进行一期重建手术；C. 二期重建后 2 个月的最终效果

物，避免唾液残留沾染伤口；必须及时针对性应用抗生素治疗，并向相关公共卫生管理部门报备；必须及时肌内注射破伤风抗毒素预防破伤风。

六、讨论

由于人或动物咬伤患者耳部临床表现各异，所以对每个病例实施耳廓部分或全部重建术也相

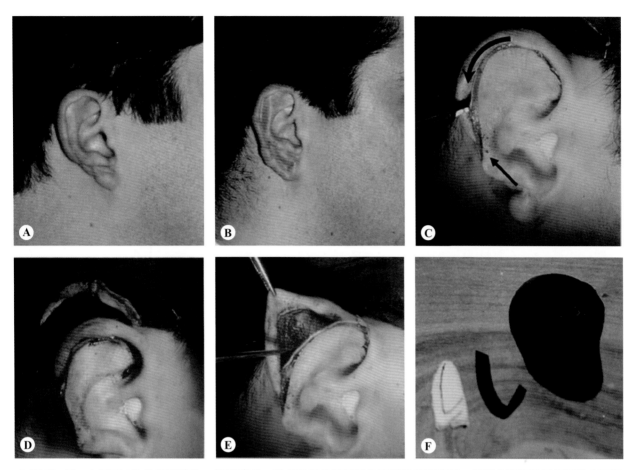

▲ 图 12-10 右耳下 1/3 处被狗咬伤，行重建术。手术计划是切开并向下推进耳甲皮瓣，将剩余耳垂组织的下段皮下组织与软骨移植的皮瓣结合

A. 患者，男，23 岁，由于有外伤加上此前 4 次在别处进行过手术，右耳垂出现纤维化组织；B. 同一患者术后 1 年；C. 沿耳舟骨从耳轮脚上根部至耳轮下段切开；D. 切除一段耳甲皮瓣，以便翻转和推进上耳轮；E. 软骨下切开后皮瓣；F. 取 L 形肋软骨移植物，插入两个皮瓣之间，其中一个皮瓣由上往下推，另一个皮瓣为耳垂下部的剩余部分

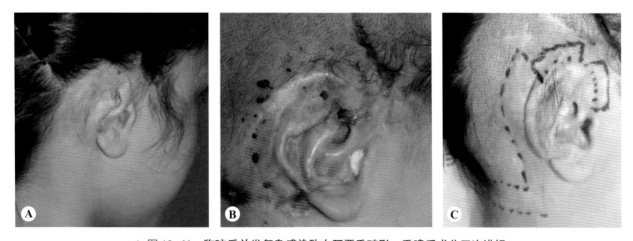

▲ 图 12-11 狗咬后并发复杂感染致右耳严重畸形，重建手术分三次进行

A. 患者，女，9 岁，右耳术前视图，因局部皮肤破坏造成多处瘢痕；B. 一期重建手术中插入新的耳廓支架，图为一期术后；C. 二期重建手术设计

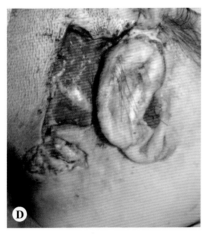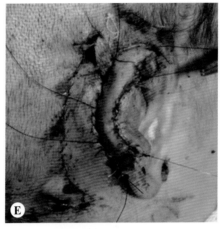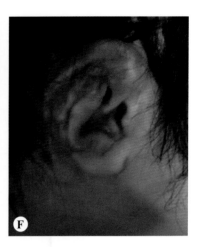

▲ 图 12-11（续） 狗咬后并发复杂感染致右耳严重畸形，重建手术分三次进行
E. 耳廓从头部侧面提起；F. 将皮瓣向上、向后翻转；三期重建术后的 2 年后效果

应不同。笔者的观点是急诊治疗中不应立即进行耳廓部分或全部重建术。首先，在修复人或动物咬伤造成的畸形之前，必须仔细评估伤口（图 12-12），外科医生在急诊处理过程中避免进一步损伤攻击者（人或动物）牙齿咬伤的区域；更为重要的是，要确定明确咬伤是谁造成的或者是什么动物咬伤的；其次，必须妥善处理伤口，局部无菌消毒液反复冲洗伤口，移除可能存在的异物；最后，及时有效的针对性抗生素应用是必需的，并报备有关公共卫生管理部门。

不建议在急诊处理时第一时间回植离断的部分耳廓或全部耳廓，在急诊处理伤口后，需确定手术计划之后才可以进行手术修复。而耳再造术必须在局部伤口完全愈合后进行；并且，需要为每位患者制订个体化的治疗方案。当耳廓部分或完全缺失时，可以考虑采用患者肋软骨进行重建耳廓外形。如本书第 11 章所述，重建手术应人而异，视耳廓畸形行个性化修复，这里不再赘述；但要强调，耳再造术不应操之过急，避免在急诊清创时就进行手术，因为有诸多因素需要考虑，比如是谁咬伤受害者的，或是咬伤是由什么

动物造成的，是否妥善处理咬伤伤口，合理抗生素应用，注射破伤风抗毒素等。

七、结论

尽管人或动物咬伤导致耳廓缺失不常见；但是，需要立即治疗并注意以下事项：确定攻击者（人或哪种动物）；妥善处理被咬后留下的伤口；不建议立即进行缝合、离断耳廓组织回植等外科手术，重建手术需等待伤口完全愈合再进行。伤后建议予以合理抗生素应用，注射破伤风抗毒素预防破伤风，并向有关公共卫生管理部门报备；此外，患者必须一直接受治疗，直到伤口完全愈合。

当离断的耳组织内包含有耳软骨时，不建议将其回植，也不建议将该耳软骨包埋入其他任何区域的皮下组织中以备后续手术中使用。耳廓修复或重建手术必须准备充分才能实施，并需要采用合适的手术技术。当耳软骨缺失某个节段时，就必须进行相应补充，而最好的填充材料是患者的肋软骨。

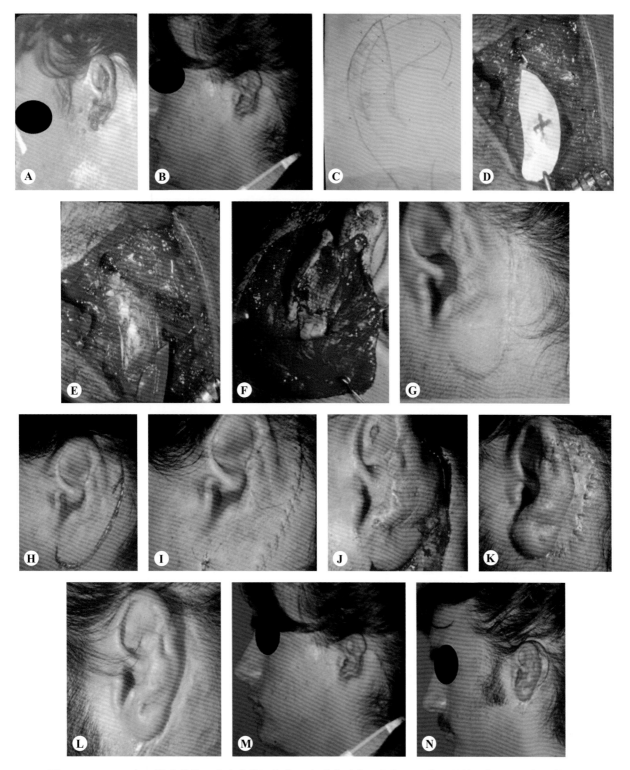

▲ 图 12-12　1976 年，笔者给第一个患者做了部分耳廓重建手术。患者，19 岁，男性，左耳下半部分被马咬断
A. 事故发生 2 天后，患者来就诊；B. 被咬部分脱落 1 个月后的就诊图像；C. 当时为左耳下半部重建所做的手术设计；D. 将新框架模型置于肋软骨上；E. 按照标准从 Pitanguy 教授那里学到的方法，用刀将软骨段切除；F. 将新支架与剩余的耳软骨缝合；G. 将皮瓣覆盖耳廓支架；H. 3 个月后，完成二期手术，推迟使用新皮肤；I. 缝合皮肤；J. 2 周后进行三期重建手术，切开皮肤，将新耳提起，将皮瓣移植到新耳后；K. 2 周后的结果；L. 同一患者，术后 6 个月图像；M. 笔者的第一位患者重建前照片，耳朵的下半部分缺失；N. 2 年后耳廓重建手术，最终的术后效果

参考文献

[1] Avelar (1971) Ear reconstruction caused by human bite. 8th Brazilian Congress of Plastic Surgery - Salvador (Bahia) - Feb

[2] Avelar (1972) Ear reconstruction caused by human bite. 9th Brazilian Congress of Plastic Surgery and 3rd Latino-American Congress of Plastic Surgery - São Paulo (SP) - Feb

[3] Avelar JM (2013) Acquired deformities of the auricle. In: JM A (ed) Ear reconstruction, vol 11. Springer, Heidelberg, pp 129-149

[4] Brant FA (1969) Human bites of the ear. PlastReconstrSurg 43:130

[5] Boland FK (1941) Morsus humanus; 60 cases in Negroes. JAMA, 116:127-131

[6] Crikelair GF, Bates GS (1950) Human bites of head and neck. Ann J Surg 80:645-648

[7] Flick JB (1929) Gangrenous infection of the hand and forearm following human bite. Ann Surg 90:450

[8] Flick JB (1932) Spirochetal infections of hand. Ann Surg 96:118-125

[9] Koch SL, Manson ML (1930) Human bite infections of the hand. SurgGynecolObstet 51:591-625

[10] Pitanguy I, Cansanção A, Avelar JM (1971) Reconstrução de orelha nas lesões por mordida humana. Rev Bras Cir 61(9/10):158-164. Bol Cir Plástica 3

[11] Robson LR (1944) Actinomycosis of the subcutaneous tissue of the forearm secondary to a human bite. JAMA 124(15):1049-1051

[12] Touraine MM (1938) Chancre syphilitic of the front by human bite. Bull Soc Fr Dermatol Syphiligr 45:1671-1674

第13章 耳再造术后随访

Late Follow-Up After Ear Reconstruction

Juarez M. Avelar 著

孔祥虹 孟 真 薛 峰 译

一、概述

在过去的43年里，笔者一直致力于对先天性或获得性耳廓缺损的患者进行主要或次要缺损部位的重建。一开始在跟随 Pitanguy 医生进行专业培训后，笔者一直用的是 Pitanguy 的手术方法，后来跟随 Converse 医生进行专科培训后用了 Converse 的方法，且从 Tanzer（1959，1971，1964）和 Converse（1958a、b，1964）的书中也学习到了一些手术技巧。由于患者之间存在个体差异，这需要我们对每一台手术谨慎应对，在从医生涯中，笔者总是会根据需要调整手术方式。从第一个患者开始，笔者发现手术细节的重要性，（通过总结）我可以将这些细节应用到后续特定场景的临床工作中（手术操作中）。内心的信念促使笔者思维活跃开放，不断发现新的手术技巧和方法。即使是现在，笔者也会遇到一些外科手术的细节问题，不断改进对这些细节的认知，对解决后续手术问题也很有帮助。正是由于这些原因，笔者开发出了多种新的技术，在没有任何严重并发症发生的情况下，达到了更好的

手术效果。在这一具有挑战性的耳廓重建领域的长期耕耘中，笔者发表了自己的工作经验和手术贡献，并在整形外科大会进行了展示（Avelar，1977，1978，1986，1992，1997，2003，2011，2013）。

笔者已完成超过1200例先天性（图13-1）及外伤性（图13-2）耳廓畸形的全部或部分耳再造手术。在绝大多数病例中，笔者发现了许多相关的先天性异常，而这些异常在笔者之前的出版物中都有描述（Avelar，2013），包括颅面畸形，唇裂和腭裂，面部骨骼发育不全，面部不对称，上、下肢畸形，生殖器畸形，各种类型的心脏缺陷，胸廓畸形，脊柱畸形以及肛门闭锁。

回顾家族史发现，患者没有先天性畸形的遗传倾向。到目前为止，只有两组患者的兄弟表现出小耳畸形或其他类型的耳部畸形。尽管如此，有300多名患者在手术后结婚生子，而他们的孩子没有出现一例先天性的耳部畸形（图13-3），至此推断，这种畸形并不是由于遗传导致的，当患者出现先天性耳廓畸形时，笔者总是在第一次面诊时就告知患者父母。

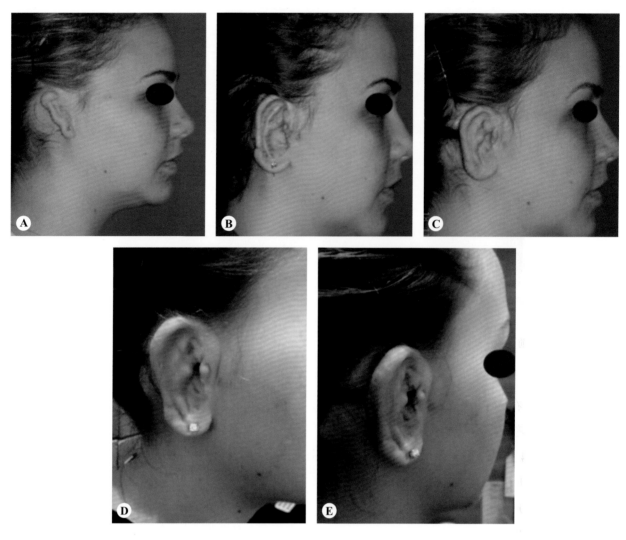

▲ 图 13-1　患者，女，19 岁，右侧小耳畸形
A. 术前；B. 两期肋软骨移植耳廓再造术后；C. 两期再造术后进行耳后植发；D 和 E. 同一患者术后 6 年状况

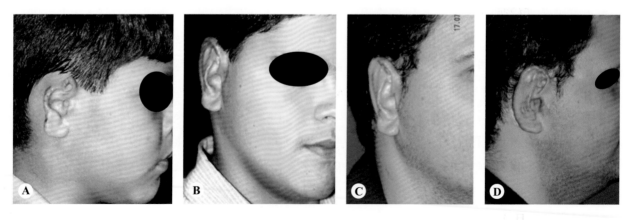

▲ 图 13-2　患者，男，8 岁，右耳被狗咬伤重度离断伤
A. 术前；B. 两期肋软骨移植耳廓再造术后 1 年；C 和 D. 同一患者术后 22 年状况

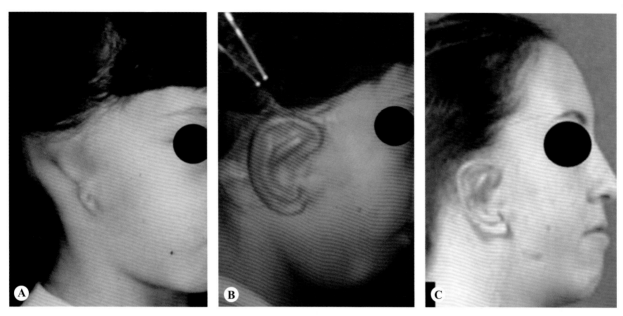

▲ 图 13-3 患者，女，7 岁，右侧无耳畸形

A. 术前；B. 两期肋软骨移植耳廓再造术后 1 年；C. 同一患者术后 21 年再造耳的解剖结构与正常耳相同

我通常选择在患儿 6 周岁以后（包含 6 岁）实施手术，充分考虑肋软骨的发育程度和手术的可行性（图 13-4）。我治疗的患者群中年龄最大的是 65 岁，分别有一名男性和一名女性。在软骨支架植入后 40 年里，新生骨骼没有遭受任何损伤。然而，通常 30 岁以上的患者会出现肋软骨过硬，很难通过雕刻塑形。

耳软骨支架的重吸收只有在某些情况下才会发生，例如术后感染、移植软骨上的皮肤覆盖压力过大，以及耳软骨的受体床供血不足等（图 13-4）。

在耳再造术中，笔者更倾向于选择第八或第九肋软骨。在没破坏胸膜的情况下，笔者已经成功采伐 1300 多根肋软骨，进行全耳或部分耳廓支架的雕刻（图 13-5）。根据笔者的手术理念，肋软骨被切除时，肋软骨膜应当予以保留。一定要注意切取肋软骨时，要保证切取的肋软骨之间没有软骨结合，并且软骨膜要被完整剥离后才能将肋软骨取出。截至目前，笔者这个观念与 Tanzer

在 1971 提出的不甚一致，当时他报道有 4 例胸膜穿孔，而且他认为肋软骨间联合并不存在。

43 年前，笔者给第 2 个患者做手术时，用硅胶假体代替了肋软骨支架，但由于感染和外露，最终手术失败。从那以后，笔者决定不再使用硅胶假体了。在笔者最早的案例中，如 Converse（1958a，b）和 Tanzer（1959）所描述的那样，用几针褥式缝合来固定皮肤和耳软骨支架，是非常有帮助的。但是由于出现过一些并发症，所以笔者不再使用这种外部缝合，从而减少了术后并发症的发生。凸起的耳软骨支架中间，没有软骨支撑的区域凹陷形成了耳甲腔（图 13-5D）。

耳舟和三角窝是在同一块肋软骨上形成的。肋骨的自然曲度通常为中等大小的耳廓支架提供有力的支撑，并且可以被其上方的耳轮很好地隐藏，还能有助于形成耳轮的轮廓（图 13-6）。目前还没有出现严重并发症以至于永久性破坏再造耳廓外形。迄今为止，Tanzer（1971）报道了 20 例患者发生了金属缝线外露的并发症，通常位于

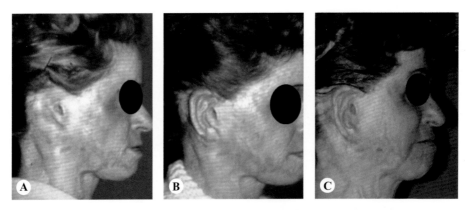

▲ 图 13-4　患者，女，19 岁，面部和颈部烧伤，右耳完全断离

A. 术前；B. 两期用肋软骨移植耳廓再造术后 1 年；C. 同一患者术后 21 年再造耳的解剖结构与正常耳相同

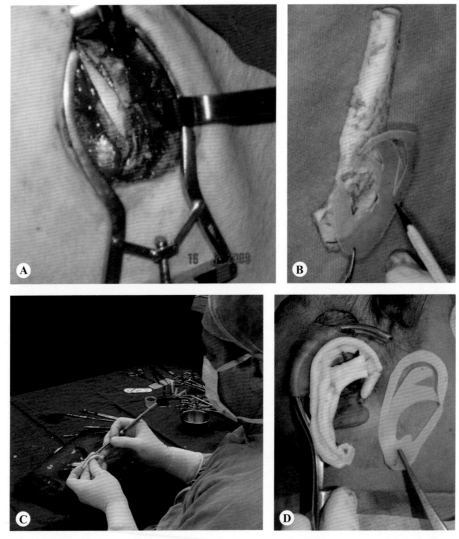

▲ 图 13-5　为了避免对胸膜造成任何损伤，在此位置切取肋软骨，保存软骨膜

A. 切取第八或第九肋软骨；B. 用 X 线胶片模拟耳廓，在肋骨上确定新耳廓轮廓；C. 仔细在肋骨上雕刻新耳支架；D. 通过精细的手工雕刻将块状肋软骨弯曲镂空雕刻成新的耳廓支架

支架内侧表面。由于这些并发症，笔者不使用任何金属缝线，尽管现在其他外科医生还在使用。此外，Tanzer（1971）提到了在切取肋软骨过程中发生的 5 例胸膜撕裂，没有造成不良影响；他还叙述了 3 例由于软骨去除过多导致的腹壁血清肿，并且需要抽液治疗。在笔者的患者中还没有遇到过这样的问题（图 13-6）。

二、二期法耳廓再造术

重度小耳畸形的耳廓重建第一阶段非常复杂，因为易位残留的皮褶总是存在，一期将其旋转到自然位置用于耳垂重建。此外，耳软骨支架经过细致的雕刻后，植入皮下通道，以形成未来耳廓的所有解剖和美学细节（图 13-7）。笔者没有像 Brent（1974，1984）所描述的那样剥离出一个宽的皮下腔隙来嵌入新的耳廓支架，当他如此进行广泛的皮下剥离时，术后均需要使用负压引流。然而笔者的手术方式不需要使用任何引流，因为只是剥离出了一个非常狭窄的隧道用于

嵌入耳廓支架。

首先在 X 线胶片上描绘正常一侧耳朵的轮廓图案（图 13-6），剪下并反转。这是术前必不可少的准备工作，当患者是个孩子，我通常在其父母前来第一次咨询的时候就进行这一步（图 13-8）。当创伤性耳缺失进行重建时，手术计划也应提前完成，二维投影是非常重要的步骤（图 13-9）。在第一阶段中，应用皮肤扩张器可以有效增加乳突区域的皮肤覆盖面积，然后通过皮下隧道嵌入耳廓支架（图 13-10）。笔者不建议像传统手术那样在最初的几周内使用组织扩张器，因为过多的皮肤可能会干扰重建过程。

在第二阶段进行再造耳廓的抬高，并且雕刻耳道、耳屏和其他解剖细节，以形成更为立体精致的外耳轮廓（图 13-10）。笔者的手术方法已在别处进行详细描述，它取得了非常好的手术效果（Avelar，1979a、b，1986，1992，2011，2013）。

1977 年，笔者设计了以颞部血管为蒂的颞顶皮瓣，使得一期重建耳廓成为可能（Avelar，1977）（图 13-11）。后来在此基础上，笔者针

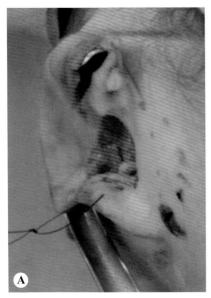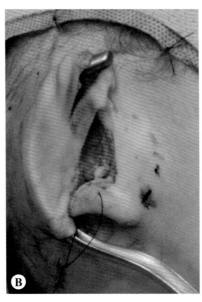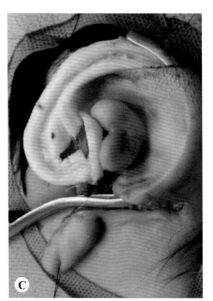

▲ 图 13-6 小耳畸形的耳廓再造术

A. 在拟建耳轮和对耳轮处切开创建皮下通道；B 和 C. 使用 C 形装置穿过通道，从而植入耳廓支架

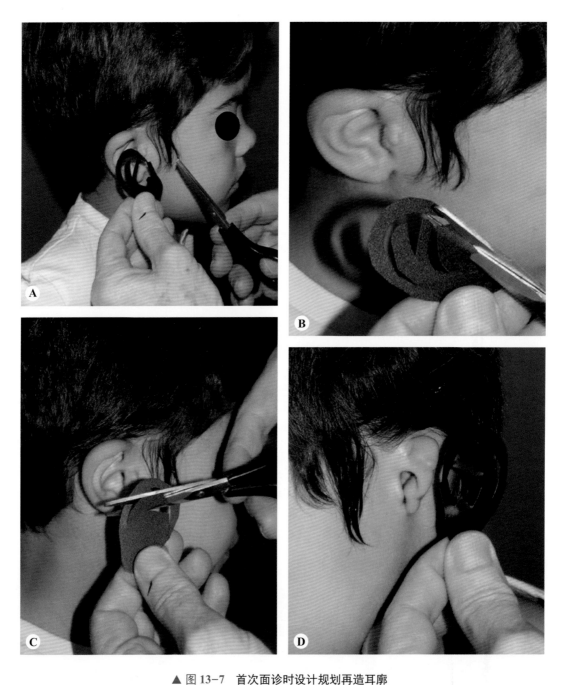

▲ 图 13-7　首次面诊时设计规划再造耳廓

A. 再造耳的大小和形状参考对侧耳；B 和 C. 在患者和家属面前设计描画好耳廓模板；D. 将耳廓模板置于畸形耳处以便于展示手术设计

对单一皮瓣耳廓再造技术进行了一定的改良（Avelar，1978）。后来一种更加简便无须掀起筋膜瓣的耳廓再造术成为笔者的核心技术（Avelar，1979a、b）。之后我又对这项技术做了诸多改良，尤其是在二期耳再造术中。之后的各种改良都是在笔者原有的二期耳廓再造技术的基础上进行的。现在，初诊病例不再掀起筋膜瓣，要充分考虑他在后续治疗中的潜在价值，尤其是术后并发症的防治中，这些在之前的出版物中已述（Avelar，1979a、b，1980，1992）。

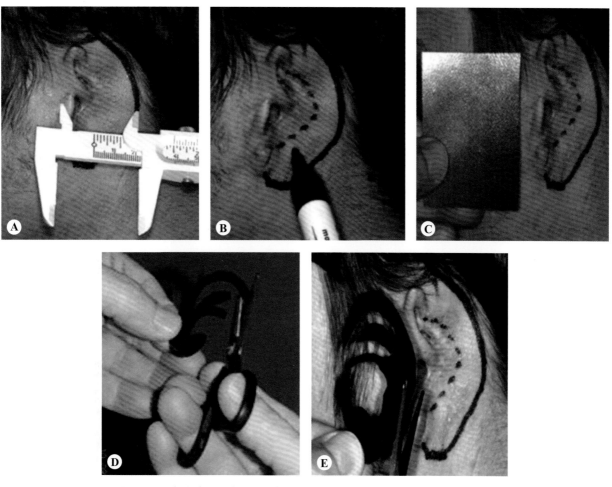

▲ 图 13-8　在治疗外伤离断耳缺损时，再造耳的术前设计和空间投影的重要性

A. 使用测距仪（paquimeter）确定拟建耳的大小和形状；B. 参考对侧正常耳，标记拟建耳的位置和方位；C. 使用 X 线胶片建立新耳廓支架模型；D 和 E. 然后将模型置于拟建耳廓区

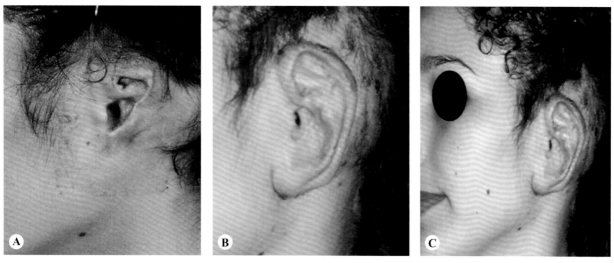

▲ 图 13-9　患者，女，20 岁，车祸造成左耳完全断离

A. 术前；B. 两期用肋软骨移植耳廓再造术后 1 年；C. 同一患者术后 1 年再造耳的解剖结构与正常耳相同

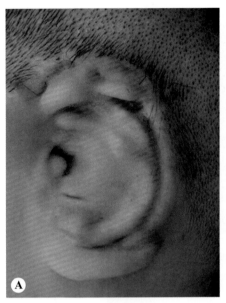
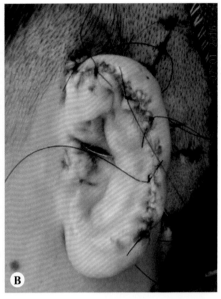

▲ 图 13-10　两期左侧耳再造术

A. 一期再造术后耳廓图像；B. 同一患者第二期手术图像，将患者的再造耳廓抬起，并且进行耳后植皮

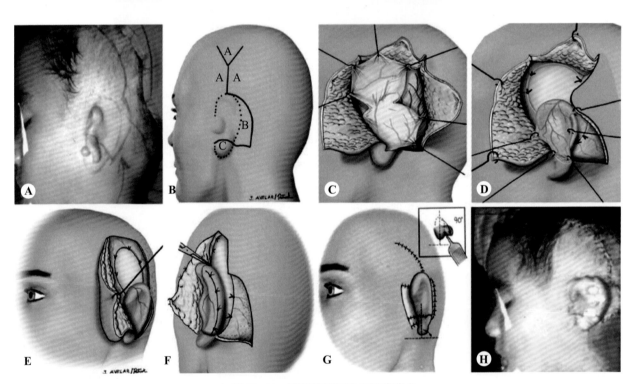

▲ 图 13-11　颞浅筋膜瓣用于耳再造术

A. 小耳畸形患者；B. 皮肤切口；C. 掀起筋膜瓣；D. 从上向下翻转皮瓣；E 和 F. 将皮瓣覆盖包裹于耳廓支架前后；G. 将皮瓣轻轻贴在再造耳上；H. 同一患者全耳再造一期手术后状况

三、结果

在 43 年的临床实践中，笔者经常根据自我评价、患者评价、患者家属及医疗团队中其他成员的评价，定期获得良好的手术效果反馈（图 13-12 和图 13-13）。笔者曾经组织过新年活动，邀请一些患者参加，那是个难得的时刻，因为很多患者从很远的地方赶来，对笔者来说，是手术

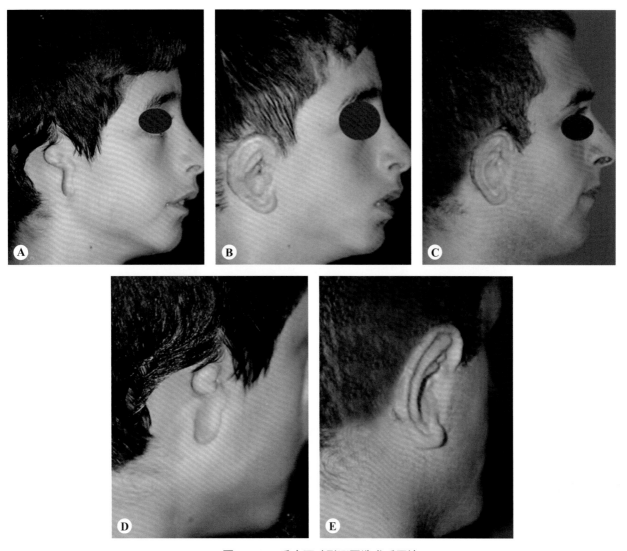

▲ 图 13-12　重度耳畸形耳再造术后回访

A 和 D. 患者，男，8 岁，术前图像；B. 同一患者两期耳再造术后 1 年状况；C 和 E. 同一患者 22 岁时耳部状况（耳再造术后 12 年）

后长期随访评价手术最终效果的一个很好的机会（图 13-14）。根据个人的分析和面谈，笔者得出了关于自己术式治疗效果的结论（图 13-15）。

在先天性畸形的初次重建中，后期的手术效果是非常好的，不需要做任何重大的修改，包括形状、位置、大小和再造耳廓的方位（图 13-16）。然而创伤性耳缺损，往往因为瘢痕增生严重同时可供利用的皮肤有限（乳突是重建时唯一可选的皮肤供区），导致该种类型的耳廓再造更困难（图 13-4 和图 13-9）。笔者之前提到过，这样的皮肤覆盖并不是最理想的，但它的位置和没有毛发的优点在耳再造中是最好的。观察结果表明，采用这种方式，耳廓支架使在手术后很长时间都不会有变化（图 13-2）。

截至目前，对初次手术失败的耳廓修复是最棘手的，因为植皮部位瘢痕增生严重。即使是很优秀的外科医生，笔者也建议在最后一次手术后至少等 1 年再修复。计划二次手术，需要更多的知识储备，更丰富的经验和清晰的解剖层次，因为那时的纤维瘢痕组织可能还没有软化稳定。最

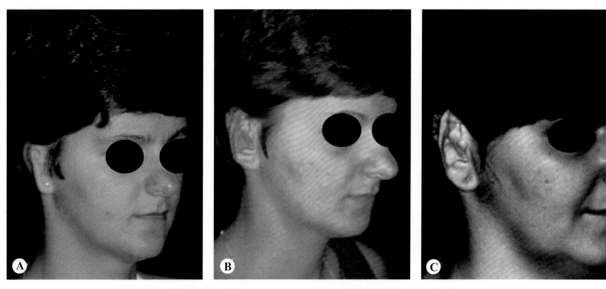

▲ 图 13-13　患者，女，17 岁，右侧中度正位小耳畸形
A. 术前；B. 两期肋软骨耳廓再造术后 6 个月；C. 同一患者术后 12 年状况

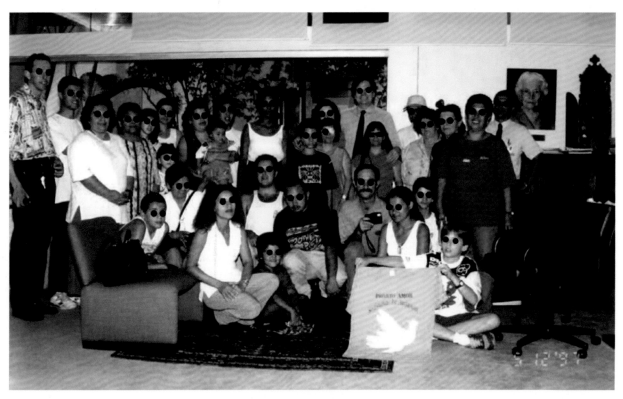

▲ 图 13-14　1997 年 12 月巴西耳研究所举办年度会议时参加会议的患者

重要的是，更容易发生严重的并发症，特别是皮肤坏死、感染、耳软骨支架外露和缺乏邻近皮肤的覆盖（图 13-16）。

先天性耳廓畸形可分为无耳畸形、耳廓发育不全和小耳畸形。其中小耳畸形可细分为 3 种：重度小耳畸形、中度原位型小耳畸形（图 13-17

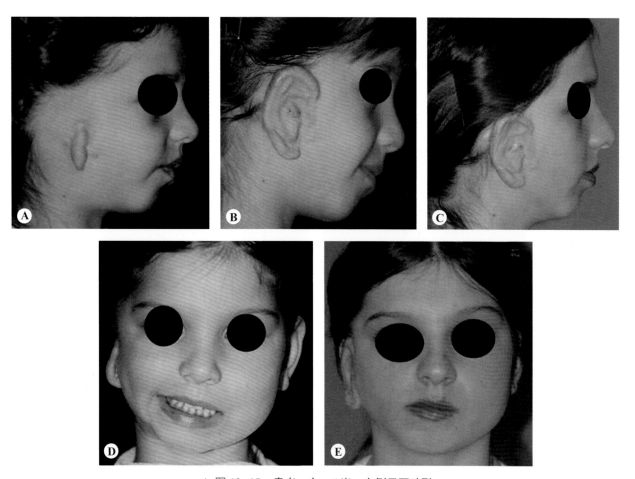

▲ 图 13-15　患者，女，6 岁，右侧无耳畸形

A. 术前；B. 二期再造术后 1 年；C. 同一患者 7 年后状况；D. 同一患者术前正位图；E. 同一患者耳再造术后 7 年

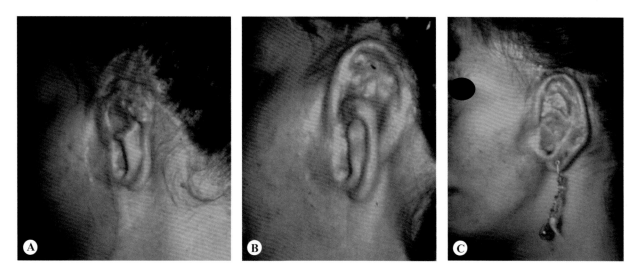

▲ 图 13-16　在外院进行四期手术后，对左耳进行再次手术，先前手术留下许多瘢痕

A. 患者，女，19 岁，在外院进行多次手术，手术效果均不满意；B. 同一患者肋软骨耳再造第一期手术后 6 个月；C. 二期手术后 6 年的最终效果

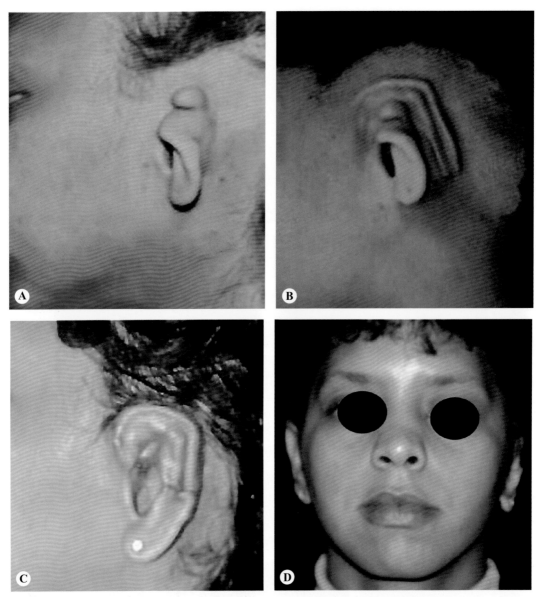

▲ 图 13-17　患者，女，17 岁，左侧中度正位小耳畸形
A. 术前；B. 肋软骨支架耳再造第一期术后 6 个月；C 和 D. 同一患者 7 年后状况

和图 13-18）和中度异位型小耳畸形。标注的分类方法是通过对患者切除的残耳组织进行研究和观察得来的结果。长期以来，学者们对各畸形组之间的相关性进行研究，而这些研究是胚胎学—解剖学—功能学—临床学—外科学基础相结合的结果，且对于研究耳廓和全身其他器官的相关性有帮助。

笔者对胚胎学的研究表明，外耳的异常是

由外胚层发育的改变引起的，对于重度小耳畸形（图 13-1 和图 13-12）和中度原位型小耳畸形患者，局限于邻近结构而不合并全身其他复杂的相关畸形（图 13-13、图 13-17 和图 13-18）。所有患者均表现为轻度或中度的半侧颜面萎缩，且常有一个位置不正常的萎缩的耳垂，需要在耳再造一期手术的时候把它旋转到正常的位置。

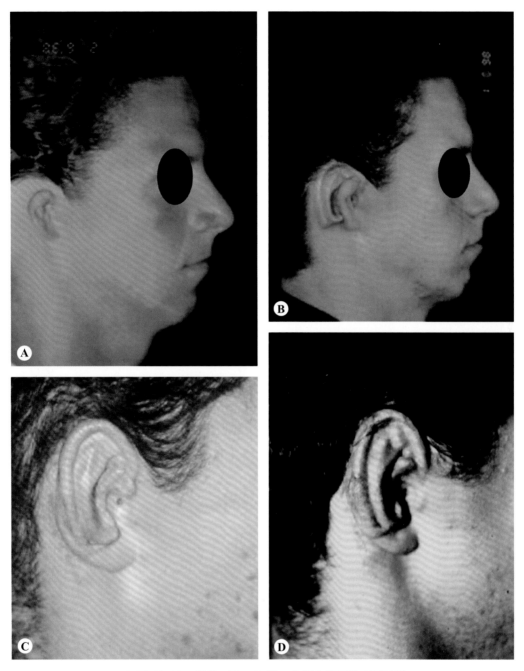

▲ 图 13-18　患者，男，17 岁，右侧中度正位小耳畸形
A. 术前；B. 肋软骨支架耳再造第一期术后 6 个月；C. 同一患者二期再造术后 1 年状况；D. 同一患者 7 年后状况

对于中度异位型小耳畸形、无耳畸形（图 13-3 和图 13-15）和耳廓发育不全的患者，表现为外胚层和中胚层发育障碍，因为内耳和中耳也常有深部的异常。所有这些患者都合并一些比如胸廓、脊柱、四肢、泌尿生殖系统或者胸腔内脏器官的异常。可能存在的心脏异常包括法洛四联症、心脏的大血管转位或者其他畸形。所有合并这些异常的患者都在年幼时做过心脏手术。中度异位型小耳畸形患者常常有一个小耳垂和萎缩的耳甲腔，但位于一个低位，需要在耳再造二期手

术时抬高其位置。

　　手术方法对于不同类型的患者是不同的。中度原位型小耳畸形的患者常常有一个小耳垂、萎缩的耳甲腔和外耳道，在耳再造二期手术时需要把这些结构旋转到正常位置（图 13-13、图 13-17 和图 13-18）。对于无耳畸形患者，需要复杂的耳廓、外耳道、耳垂的重建，因为这些解剖结构都是缺失的（图 13-3 和图 13-15）。

　　第 14 章将分析创伤性耳缺损。目前没有对于软骨收缩的专门研究，手术前的充分评估是必不可少的步骤（图 13-3 和图 13-16）。甚至仔细的术前评估对于创伤性耳缺损（图 13-19B）和所有存在先天异常的患者（图 13-19A）是另一个基本步骤。

四、讨论

　　手术结果令笔者建立可靠的修复重建先天性和获得性畸形的方法。精心运用手术原则能够使伤口成功愈合，同时要对术后护理十分小心。手术适用于任何情况，但是在一次不成功的尝试后进行再次修复可能会带来不好的结果。进行此种修复重建意味着面对手术瘢痕带来的术前和术后的困难。新的耳支架的雕刻方法可以轻松地获得合适的美学效果；一个外科医师必须花费大量时间根据手术设计雕刻支架。手术关乎手的协调性、想象力、合适的手术设计、耐心和良好的手术环境。患者需要在术后至少 2 个月进行规律的随访，手术敷料需要在医师指导下更换，在愈合过程中的所有问题都需要合理安排以此做到主动的管理。

五、结论

　　耳再造在整形手术中一直是个挑战，对先天性耳畸形进行耳再造时，因为有足够的柔软皮肤覆盖，能取得良好的手术效果，且并发症少。但对于创伤后耳缺损的再造，因为创伤后局部的瘢痕组织，手术比较困难。而更加困难的是耳再造修复手术，之前手术遗留的瘢痕会影响再次手术

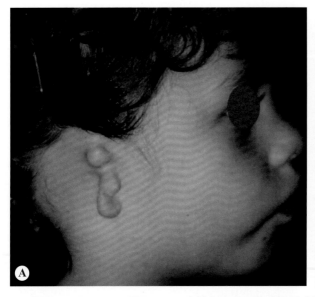
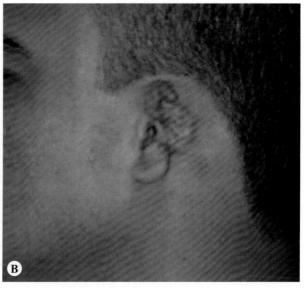

▲ 图 13-19　为优化耳廓再造术的手术设计，仔细检查患者畸形情况的重要性
A. 患者，男，7 岁，右侧重度小耳畸形；B. 患者，男，19 岁，车祸造成左耳离断伤

的效果。

从工作起，笔者就更喜欢在肋软骨上雕刻出新的耳廓支架。软骨支架的再吸收只发生于手术失败的患者，比如手术后感染，对覆盖耳软骨支架的皮肤过度加压或者耳软骨支架植入受区血供不充足。

参考文献

[1] Avelar JM (1977) Reconstrução total do pavilhão auricular num único tempo cirúrgico (total reconstruction of the auricular pavilion in one stage). Rev Bras Cir 67:139-149

[2] Avelar JM (1978) Reconstrução total da orelha numa única cirurgia. Variação técnica. F Med (Br) 76:457-467

[3] Avelar JM (1979a) Microtia: simplified technique for total reconstruction of the auricle in one single stage. In: Fonseca Ely J (ed) Transactions of the seventh international congress of plastic and reconstructive surgery. Cartgraf, Rio de Janeiro, p 353

[4] Avelar JM (1979b) Simplified technique for total reconstruction of the auricle in one single stage. Abstract VII international congress of plastic surgery. Cortograf, Rio de Janeiro, p. 150

[5] Avelar JM (1986) Surgical anatomy and distribution of the subcutaneous tissue on human body. (Anatomia cirúrgica e distribuição do tecido celular no organismo humano). In: Avelar JM, Illouz YG (eds) Lipospiração. Hipocrates, São Paulo, pp 45-57

[6] Avelar JM (1992) The use of fascia flap in ear reconstruction. In: Hinderer UT (ed) 10° congress of the international conference for plastic and reconstructive surgery. Excepta Medica, Madrid, pp 265-268

[7] Avelar JM (1997) Surgical anatomy of the auricle. Creation of the auricle. Ed. by Avelar JM, Ed. Hipócrates, São Paulo; (11): 21-35

[8] Avelar JM (2003) Correcao de Orelhas em Abano. In: Melega JM, Baroudi R (eds) Cirurgia plástica fundamentos e arte: cirurgia estética. Medsi, Rio de Janeiro, pp 271-280

[9] Avelar JM (2011) Deformidades Congênitas da Orelha - Microtia; Cirurgia Plástica, p 349-364; Editor: Dr. Sérgio Carreirão; Editora Atheneu, Rio de Janeiro. ISBN: 978-85-388-0223-5

[10] Avelar JM (2013) Classification of congenital anomalies of the ear and associated deformities. In: JM A (ed) Ear Reconstruction, vol 2. Springer, Heidelberg, pp 15-31

[11] Avelar JM, Psillakis JM (1980) Técnicas cirúrgicas de reconstrução do pavilhão auricular. Rev Bras Otorrinolaringol 46(3):262-281

[12] Brent B (1974) Ear reconstruction with an expansile framework of autogenous rib cartilage. Plast Reconstr Surg 53:619

[13] Brent B (1984) Complications of auricular reconstruction. Avoidance and management. In: Goldwyn R (ed) The unfavorable result in plastic surgery. Little Brown, Boston, p 293

[14] Converse JM (1958a) Reconstruction of the auricle: Part I. Plast Reconstr Surg 22:150

[15] Converse JM (1958b) Reconstruction of the auricle: Part II. Plast Reconstr Surg 22:230

[16] Converse JM (1964) Acquired deformities of the auricle. In: Converse JM (ed) Reconstructive plastic surgery, vol 3. Saunders, Philadelphia, p 1107

[17] Converse JM et al (1973) On hemifacial microsomia: the first and second branchial arch syndrome. Plast. Reconstruction of the auricle. Mosby, St. Louis, p 281

[18] Tanzer RC (1959) Total reconstruction of the external ear. Plast Reconstr Surg 23:1

[19] Tanzer RC (1971) Total reconstruction of the auricle: the evolution of a plan treatment. Plast Reconstr Surg 47:523

[20] Tanzer RC, Converse JM (1964) Deformities of the auricle. In: Converse JM (ed) Reconstructive plastic surgery. Saunders, Philadelphia, p 1073

第 14 章　耳廓二次重建
Secondary Reconstruction of the Ear

Juarez M. Avelar　著

李宏文　孟　真　薛　峰　译

一、概述

在 20 世纪初，当整形外科开始有显著的科学进展时，耳廓再造被认为是最困难的领域之一。如今，虽然技术进步提高了耳廓再造的美学效果，但这一领域仍然是较为困难的。与此同时，许多患者接受了多次耳再造手术，但均未取得满意的效果。

笔者在巴西耳科研究所有很多患者，由其他外科医师进行了 3～8 次，甚至有些患者接受过超过 20 次手术，结果都非常糟糕。由于重建困难，我不喜欢在术后患者身上使用"后遗症"这个词，因为它不能真实代表外科医生付出的努力。尽管他们运用自己的知识、技术能力和操作技能，以及现代科学知识和精心护理，患者仍然表现出非常差的结果（图 14-1 和图 14-2）。到目前为止，还没有足够的关于耳廓二次重建的医学文献发表，因此笔者专门用这一整章的篇幅来讨论这个问题。

自 1974 年开始从业以来，笔者一直对耳廓的修复重建非常感兴趣，并进行了大量的研究，为患者提供更好的解决方案，从而减轻患者的痛苦，提高美容效果。毫无疑问，耳廓再造更多的是美容手术，因为该器官对面部的平衡非常重要（Avelar，1978，1979）。

在实践中，90% 以上的结果是良好的，7%的结果是可接受的，3% 的结果在二次重建中是差的。然而，在初次手术中，无论是先天性还是创伤性截断患者，笔者的手术结果良好的占 98%，可接受的占 2%。患者和家属满意、笔者自己满意激发了笔者更大的热情、精力和勇气去继续进行这项手术技术（图 14-2）。然而，耳廓再造仍然是一项艰巨的任务，即使是在非常合格的整形外科医生中也较为困难。笔者经常说耳廓再造是一个挑战，因为它需要的不仅仅是外科医生的精炼技能。

专业外科医生除了知识之外，还必须具备良好的手部协调能力、想象力、创造力和天赋，并且必须能够密切关注与耳廓重建有关的所有可能出现的问题。就笔者个人而言，笔者认为上帝在术前、术中、术后都给予了笔者特别的启示和保护。事实上，要进行这种重建手术，外科医生必须在科学和情感上参与所有与手术有关的情况。

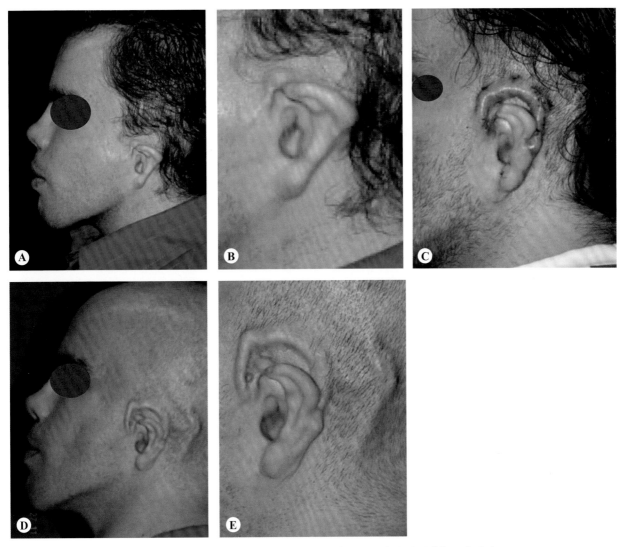

▲ 图 14-1 1例中度异位小耳畸形患者在三次手术失败后进行再次重建

A. 患者，男，39 岁，既往左侧手术导致多处瘢痕；B. 特写显示复杂畸形的部位；C. 同一患者在一期耳再造术后 2 个月；D 和 E. 同一患者一期术后 1 年

因此，修复耳廓畸形需要在手术设计、术前、术中以及术后注意，避免并发症；然而，如果发生并发症，必须尽快给予适当的治疗，以保持患者和外科医生之间的良好关系，这是非常重要的。

耳廓二次重建是耳再造术的难点之一，因为每一例都是一个新的手术挑战。由于临床表现的多样性，不可能建立一套通用的方法，只能通过特定的技术来治疗不同的病例。事实上，每个患者都需要特别的照顾，而不需要严格遵守固定的

治疗指南来处理不同的情况。

Tanzer（1974）认为，二次耳廓重建所遇到的问题与耳外伤遇到的问题相似。笔者想补充的是，对于以前做过手术但效果不佳的耳部，情况要比后天损伤更为复杂、更严重。应该特别注意的是，在二次耳廓重建中，瘢痕组织不仅在皮肤上，而且在皮下组织（图 14-1 和图 14-2）；这意味着皮肤之前已被破坏，所以在皮下组织曾有瘢痕组织。这些瘢痕使再次治疗的难度增加，因为它们阻塞了皮肤血运建立。除了这些困难之

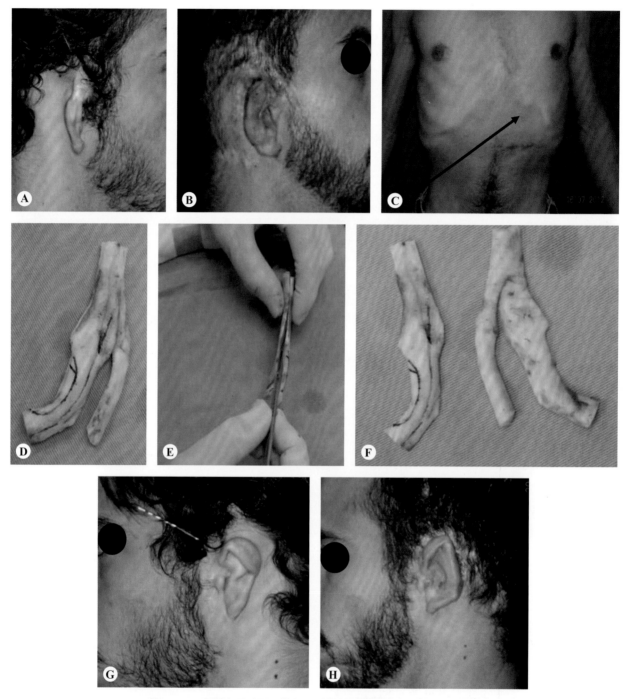

▲ 图 14-2　双侧小耳畸形，曾于外院行耳廓再造术，三次手术后效果

A 和 G. 术前照片显示双侧小耳畸形伴术后多处瘢痕；B 和 H. 同一患者两次重建手术后；C. 胸部前方的箭头表示由于之前在别处切除了肋软骨，左侧肋缘出现严重塌陷；D. 取右侧第 9 和第 10 肋软骨；E. 将第 9 肋从中间一分为二，作为两个耳软骨支架的主架；F. 软骨被劈开成两块

外，关于新的耳廓支架的血运重建还有一个重要的问题：它需要一个良好的血管床来为软骨提供足够的营养（图 14-3）（Tanzer，1969）。此外，

在外伤性耳截断的病例中，部分或全部耳部撕裂后，局部皮肤不会受到损害。因此，任何翻修手术都更加困难（图 14-4）（Pitanguy，1967）。

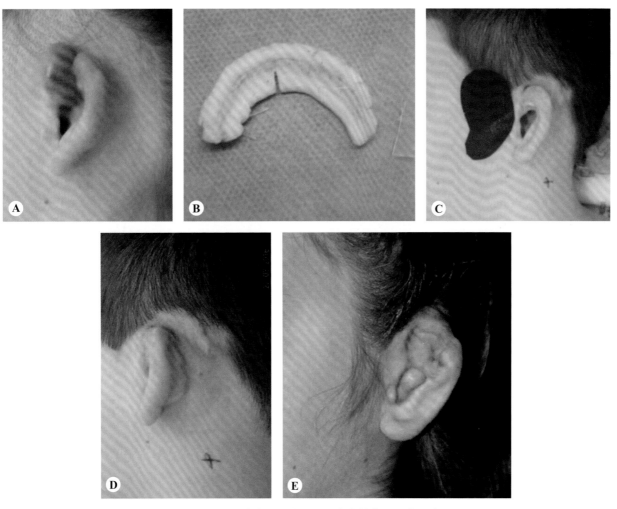

▲ 图 14-3 中度异位小耳畸形患者的左耳二次重建

A.先前在外院进行了两次耳廓重建手术，造成严重增生性瘢痕；B.已取出一段软骨支架，用于重建耳廓上极；C.同一患者在一期重建后，新的耳廓支架已埋置于颞区皮肤下，耳廓旁边是用 X 胶片制作的耳支架模板；D.同一患者在一期重建后 1 年；E.同一患者二期重建术后 6 个月

二、方法

对曾经在外院进行过耳廓再造术的患者分析，笔者认为必须考虑以下方面（Avelar 等，2009，2011，2013）：①最后一次手术日期；②使用支架的材料种类；③皮肤瘢痕；④是否由先天性耳部发育不良引起残耳软骨组织或既往软骨移植手术残留的软骨；⑤皮肤的质量，无毛区域是否有多余皮肤；⑥耳廓支架软骨是否不足；⑦支架是否变形。

（一）最后一次手术时间

通常接受手术的患者都渴望获得良好的结果，并坚持尽快再次手术。但是是否进行再次手术取决于外科医生的想法，而不是来自患者及其家属的压力。在最后一次手术后至少 1 年内不应进行再次干预。瘢痕形成的过程有几个阶段，根据之前手术的情况，瘢痕形成的最后阶段大约需要 1 年或更长时间。如果在此结束前进行了另一次干预，就意味着瘢痕组织受到新的损伤，使瘢痕加重。因此，如果破坏了自然愈合过程，瘢痕增生的后续阶段就会延长，最终的瘢痕甚至比以前更糟糕，例如瘢痕变硬、纤维化、不美观。同样需要强调的是，如果必须要移植新的软骨，情况会变得更加困难（图14-3）。虽然软骨移植是耳再造的基本过程，但在大多数耳再造的病例中，应在良好的皮肤覆盖下进行；否则，新支架可能会导致皮肤破损。为了保证再造耳廓，一旦发现软骨外露。需要立即处理（Avelar1986，1989a、b、c，Avelar和Bocchino，1989）。

目前，笔者的耳再造术有45%都无需再行软骨移植，这些患者耳廓仅因为较小的缺损引起的外观缺陷，无需更多的软骨。大多数耳外科手术后的二次手术可能不需要软骨移植，所以外科医生必须记住这种手术可能性（Avelar，1989a、b、c）。

（二）支架的材料种类

研究患者的病史是非常必要的，外科医生应该尽力找出患者以前的手术史。此外，在手术不成功的情况下，必须了解之前耳廓支架的情况（图14-4）。如果使用硅胶植入物，而且假体出现感染和排异而取出，必须注意皮下有严重的组织损伤。除了手术过程中皮肤损伤外，假体会在其周围及皮瓣深层形成包膜，这两方面都对皮下组织造成了损伤，在任何再次手术前必须仔细分析。当计划二次重建时，必须很好地评估局部组织，因为皮下的纤维化瘢痕组织变硬都会使皮肤的剥离难度增大。

然而，如果在以前的手术中，使用了肋软骨或任何其他自体组织，这意味着上次手术皮肤剥离范围更广。然而，纤维组织并不像硅胶假体外露后所形成的那样坚硬。综上所述，关于之前手术中使用的支架类型，需要重点强调的是，皮肤瘢痕组织少并不代表皮下瘢痕组织少。

（三）皮肤瘢痕

耳再造术局部皮肤上的每一处手术瘢痕都意味着皮瓣的血管横断。另一方面，由于皮肤的剥离，也会发生皮肤深层的血运障碍（图14-5和图14-6）。

皮肤组织旋转的痕迹（耳垂或其他组织）表示皮瓣的运动，会在多个不同区域留下瘢痕。在设计新的皮瓣时，这样的观察是非常重要的。尽可能按照原切口切开皮肤，并且尽量缩小剥离范围，比如正好可以放入移植软骨或皮瓣恰好能够旋转（图14-7）。

（四）先天性或既往手术后残余软骨

先天性外耳畸形的残余软骨需要完全切除，从而能进行皮肤剥离并放置新的耳软骨块。对于之前手术中移植的过来软骨，需要评估其是否便于使用。

笔者的经验表明，可以重复使用这些软骨块，而且笔者也支持这种手术技术，因为能够避免对已经进行过手术操作的部位再次进行皮下剥离。毫无疑问，植入新的软骨需要剥离大片的新空间，导致局部出血，导致移植软骨不利的大面积瘢痕组织。

（五）皮肤的质量、无毛区域的延展性

乳突区域的皮肤并不是理想的耳廓重建皮肤，但是是目前可选范围内最好的皮肤，因为它位于再造耳邻近区域。如果不考虑之前手术留下的瘢痕组织，任何再次干预都可能会损害剩余的正常皮肤，使未来手术的计划更加困难。此

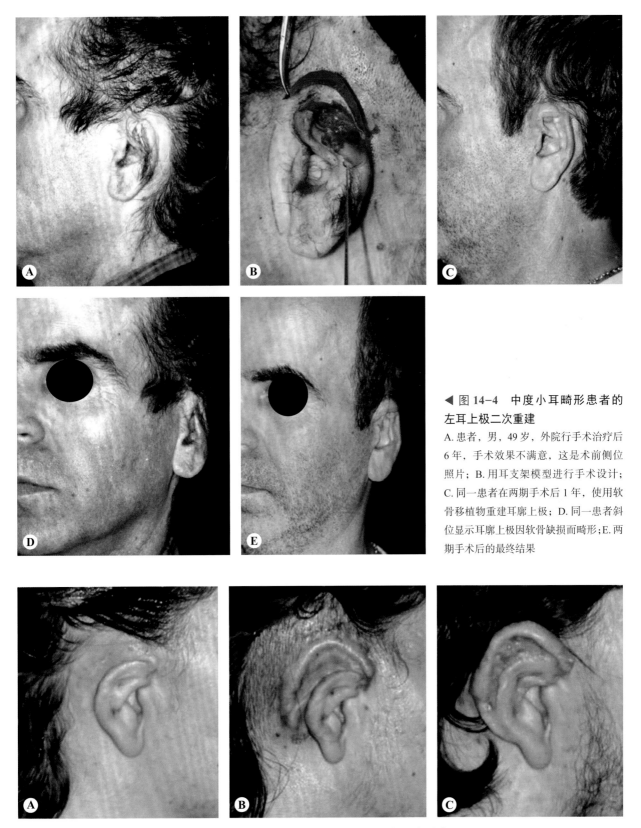

▶ 图 14-4　中度小耳畸形患者的左耳上极二次重建

A.患者，男，49岁，外院行手术治疗后6年，手术效果不满意，这是术前侧位照片；B.用耳支架模型进行手术设计；C.同一患者在两期手术后1年，使用软骨移植物重建耳廓上极；D.同一患者斜位显示耳廓上极因软骨缺损而畸形；E.两期手术后的最终结果

▲ 图 14-5　中度小耳畸形患者右耳上极二次重建

A.患者，男，20岁，外院行手术后3年，术后效果不满意；B.同一患者在一期耳廓再造术后6个月效果，手术使用软骨移植物来塑造耳廓上极；C.二期手术后的最终效果

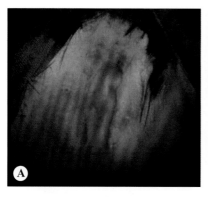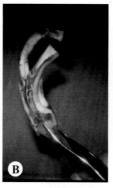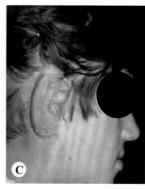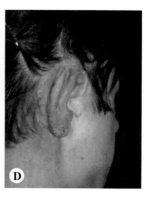

▲ 图 14-6　右侧耳廓再造手术失败后的再次重建，第一次手术后 6 周因严重感染，导致耳软骨支架被完全挤出
A. 二次重建前，可见残余软骨和残耳后缘的瘢痕；B. 肋软骨上塑造新的耳支架；C 和 D. 同一患者两次手术重建后的照片

外，分析乳突区上部发际位置比较有价值，因为它能确定拟建耳的大小、形状和位置。即使考虑到毛发在耳廓重建中可能会产生不适感或不美观等情况，也不应该修改新耳朵投影的参考点。

笔者临床中也遇到了几例再造耳廓被覆皮肤有毛发的病例，对这些病人后期在局部麻醉下，切除了一小块带有头发的皮肤，从而在没有影响预期手术效果的同时解决了这个问题。笔者认为通过另一手术切除再造耳上的多毛皮肤比在其他位置植入新的耳架效果更好。

（六）耳廓支架软骨不足

评估耳廓支架部分或全部缺损并不困难。如果对侧有健侧耳，应该将先前移植的耳软骨支架与健侧耳的尺寸形态作比对，来设计缺少的部分的修复。如先前病例所描述的这种情况，有必要取出一到两根肋软骨来雕刻一个新的支架（图14-8）。

当遇到这些问题时，术者不应该期望选择看起来更容易、更短的手术入路会有好的手术结果。如果发现支架结构缺失，就有必要进行软骨移植。如果不这样做，由于软骨支架有缺损，可能会在以后产生问题。皮褶并不是总能替代雕刻

后的肋骨，肋软骨支架决定了再造耳廓的美学形态，这是皮肤的皱褶所无法替代的。经过漫长的术后恢复期，结果显示，由于皮肤瘢痕组织回缩且缺乏其他部分的支撑，耳廓支架的一些细节会美观性不足。

笔者还想强调的是，许多在别处手术的患者由于软骨重吸收导致支架不足（图 14-4 至图 14-6）。同样需要再次强调的是，软骨组织需要具有血供丰富的受区，血液和组织液是为软骨代谢提供营养的必要条件。如果瘢痕组织没有提供良好的条件，移植的支架可能会出现重吸收。另一方面，当覆盖软骨的皮肤出现纤维化并出现坚硬的瘢痕组织时，它会对下面的软骨产生张力，这也会导致重新吸收（图 14-8）。

关于软骨的再吸收，还有第 3 个因素需要考虑：术后感染。即使进行了及时的诊断和治疗，这些并发症也可能导致软骨支架部分或全部缺失。

总而言之，产生软骨重吸收的因素有：受区血供不足；被覆皮肤张力过大；感染。

（七）支架变形

再造耳廓的位置和方位是手术设计的要点之一。术后因素可能改变支架的位置（图 14-1 和

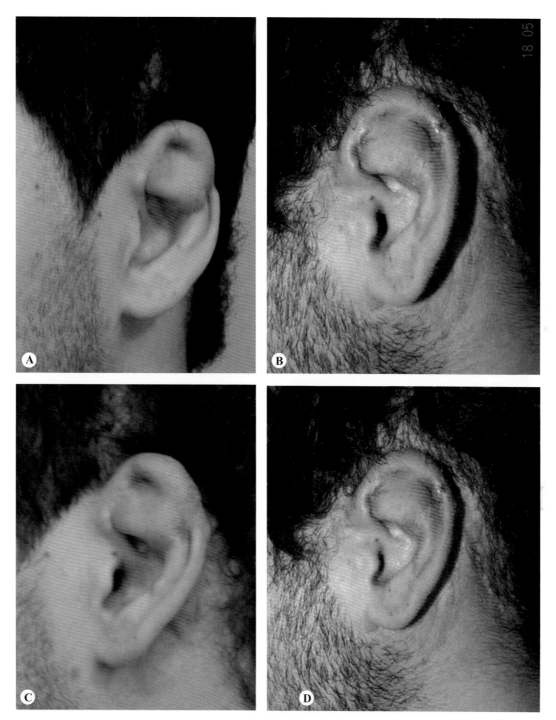

▲ 图 14-7 由于先前的手术效果不满意进行左耳上极修复
A 和 C. 修复前的照片显示上极不美观；B 和 D. 左耳修复术后 2 个月

图 14-2)。

在严重的颅面畸形中，很难找到这些参考点。当再造耳的大小和形状与对侧耳相适应时，最好不要再做手术，只做一些小矫正即可，以免

影响耳朵的结构。耳部上极和下极可能出现一些偏离正常轴线的情况可以通过耳后植皮来纠正其位置。

在笔者从事临床工作的早期，有两例患者其

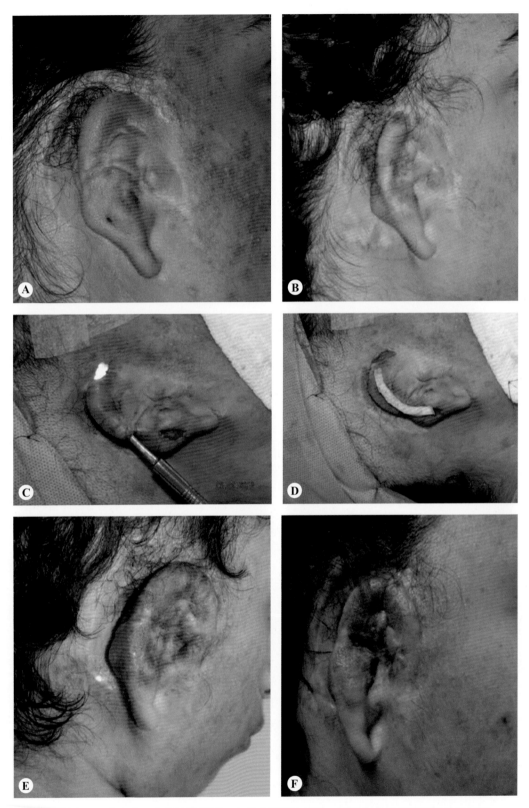

▲ 图 14-8　患者右耳在外院进行了 5 次手术后再次重建，图示先前手术留下的几处瘢痕

A 和 B. 患者，女，21 岁，先前几次手术后照片，术后效果不满意；C. 除几处瘢痕外，耳支架部分缺失。利用外科手术器械进行皮肤外扩张。D. 术中照片显示新的软骨支架；E 和 F. 同一患者通过雕刻肋软骨形成新的耳廓支架，第一期耳廓重建术后 6 个月

再造耳耳轮软骨折叠，影响了术后的美观效果。耳廓支架的凹凸结构无法显现，影响了手术效果。为了避免出现这类变形，笔者改变了支架制作的技术，为耳轮重建打下坚实基础。

三、耳的重建

正如本章所示，病情的诊断是外科手术的基础。为了帮助进行其他畸形的治疗，提供了一些笔者经历的病例，并描述了每个病例的治疗过程予以插图（图14-4至图14-6）。

四、讨论

构建新的耳廓支架并有良好的皮肤覆盖，来达到更好的手术效果，成为耳廓再造手术一个持续的挑战。毫无疑问，耳廓再造更多的是美容外科方面手术，因为这个器官对面部的平衡非常重要。耳外伤后的耳部再造比较困难，因为覆盖乳突区域的皮肤并不理想，但好在便于定位。然而，由于先前的手术所造成的皮肤瘢痕，进行二次重建就更加困难了。另一个问题是患者及其家属因不满意手术结果而痛苦。因此，耳廓再造仍然是一项艰巨的任务，即使是在高素质的整形外科医生中亦是如此。笔者经常说耳廓再造是一个挑战，因为这种手术需要的不仅仅是一个训练有素的外科医生。

专业外科医生除了要有丰富的知识，还必须具备协调能力、想象力、创造力和天赋，以及密切关注与耳廓重建的所有问题的能力。事实上，要进行这种重建，外科医生必须在科学和情感上参与到手术的各个方面。基于这些原因，修复任何耳部畸形在手术设计、手术前和手术期间都需要格外注意。术后注意避免出现并发症；然而，

如果出现并发症，必须尽快给予适当的治疗，以保持患者和外科医生之间的良好关系，这是非常重要的。

由于临床表现的多样性，不可能建立一种统一的方法、特定的技术来治疗不同的病例。事实上，每个患者都需要特别的关注，而不是仅仅遵循固定的治疗指南来处理不同的情况。

二次耳廓重建所遇到的问题比耳外伤后重建要复杂得多；这是由于瘢痕不只位于皮肤表面，而且也存在于皮下。这意味着皮肤之前被剥离过，所以在皮下组织水平有瘢痕组织。这些瘢痕增加了再次手术的难度，术后更是如此。除了这些困难外，还有一个重要的问题与新的耳廓支架的血供有关：需要一个良好的血管床为软骨提供足够的营养。

在进行二次手术之前，外科医生必须从以下几个方面正确评估分析患者的情况：最后一次手术的日期；使用的支架材料；皮肤瘢痕；先天性耳廓发育的残耳组织或既往手术残留的软骨；皮肤的质量，无毛区域是否有多余的皮肤；耳廓支架软骨不足；支架是否变形。在制订手术计划之前，必须对每个方面进行充分的分析。

五、结论

由于先前的手术造成了瘢痕组织，因此二次耳廓重建比初次手术困难得多。此外，另一个问题是心理方面，患者和亲属已经对不满意的手术效果感到沮丧。所以手术计划制订前必须仔细检查该区域是否存在瘢痕和耳廓支架不完整。

此外，在外伤性耳部离断伤的病例中，部分或全部外耳撕裂后，局部皮肤无法进行潜行剥离。因此，任何二次手术都更加困难。

参考文献

[1] Avelar JM (1978) Total reconstruction of the ear in one single stage. Technical variation with cutaneous flap with inferior pedicle. A Folha Med 76:457-467

[2] Avelar JM (1979) Microtia - simplified technique for total reconstruction of the auricle in one single stage. In: Fonseca Ely J (ed) Transactions of the Seventh International Congress of Plastic and Reconstructive Surgery. Cartgraf, Rio de Janeiro, p 353

[3] Avelar JM (1986) Importance of ear reconstruction for the aesthetic balance of the facial contour. Aesthet Plast Surg 10:147-156

[4] Avelar JM (1989a) Reconstrução do lóbulo auricular. In: Avelar JM (ed) Cirurgia Plástica na Infância. Hipócrates, São Paulo, pp 338-342

[5] Avelar JM (1989b) Reconstrução do polo superior da orelha. In: Avelar JM (ed) Cirurgia Plástica na Infância. Hipócrates, São Paulo, pp 331-337

[6] Avelar JM (1989c) Reconstrução secundária da orelha. In: Avelar JM (ed) Cirurgia Plástica na Infância. Hipócrates, São Paulo, pp 358-363

[7] Avelar JM (2011) Deformidades Congênitas da Orelha - Microtia; Cirurgia Plástica, (32):349-364; Editor: Dr. Sérgio Carreirão; Editora Atheneu. Rio de Janeiro. ISBN: 978-85-388-0223-5

[8] Avelar JM (2013) Acquired deformities of the auricle. In: Avelar JM (ed) Ear reconstruction, vol 11. Springer, Heidelberg, pp 129-149

[9] Avelar JM, Bocchino F (1989) Anatomia da orelha. In: Avelar JM (ed) Cirurgia Plástica na Infância. Hipócrates, São Paulo, pp 283-286

[10] Avelar JM, Psillakis JM (1986) Reconstrucción del pabellón auricular. In: Coiffman F (ed) Texto de Cirurgia Plástica, reconstructiva y estética. Salvat, Barcelona, p 835

[11] Avelar JM, Vaccari MP, Barbosa ALM (2009) Reconstrução da orelha - traumática e congênita. In: Melega JM (ed) Cirurgia plástica: fundamentos e arte, vol 74. Guanabara Koogan, Rio de Janeiro, pp 629-634

[12] Pitanguy I (1967) Ear reconstruction. A Folha Med 55:31-47

[13] Tanzer RC (1969) Secondary reconstruction of microtia. Plast Reconstr Surg 43:345

[14] Tanzer RC (1974) Secondary reconstruction of the auricle. In: Tanzer RC, Edgerton MT (eds) Symposium on reconstruction of the auricle. Mosby, St. Louis, p 238

第15章 招风耳术后耳廓再造

Reconstruction of the Auricle Secondary to Prominent Ear Surgery

Juarez M. Avelar 著

王 宇 孟 真 薛 峰 译

一、概述

招风耳是最常见的先天性耳廓畸形之一，据统计发病率为5%～7%。大多数患者表现为双侧耳廓畸形，且伴有明显的不对称，但也有患者仅表现为单侧耳廓畸形。耳廓畸形在患者出生时即存在，并且随着时间延长，畸形会逐渐加重。在巴西，大多数患者使用胶带、帽子等方式掩饰这种先天畸形，但结果往往不尽如人意。Samis等（1982）报道在患儿出生时进行早期干预，佩戴耳部胶带几个月后取得较好的临床效果。招风耳的解剖学特点：对耳轮发育不良，耳颅角增大。

临床上，耳朵与颅骨的相对位置对招风耳畸形的评估非常重要。正常耳朵与颅骨的夹角（耳颅角）为20°～30°，耳舟和耳甲之间的角度（舟甲角）大约为90°。尽管也有人报道舟甲角可达到105°（Barsky，1950），甚至120°（Stenström等，1968）。

招风耳手术看起来很简单，但其实并不是，因为可能会出现一些严重的问题。笔者以前用的Pitanguy技术称为"岛技术"（island technique）

取得了很好的效果。术前，医生要仔细检查患侧耳廓的形态并且左右对比，因为大多数患者的耳廓都是不对称的。除了关注针对患者耳部检查的形态改变，心理方面的考量也很重要。如果患者不介意自己的耳廓畸形问题，就不应进行手术。通常，父母都希望在孩子发现自己与别人不一样之前，尽早解决他们耳廓畸形的问题。但是，医生不应该受制于家长的观念和压力，忽略孩子的感受和意愿，强行施行手术。有时招风耳并不会困扰孩子本身，所以不需要进行手术。医生有责任引导家长，不应让家长的意见影响最终的医疗决策。

招风耳手术的不良预后主要与手术难以获得耳廓的美学外观有关。手术效果不佳，影响因素有很多：术前评估不充分，手术计划不够完善，实施手术的医院条件不合格，手术技术欠佳，术后护理不充分，术后局部感染，术后矫正时间过短，或其他导致耳廓严重畸形的原因。

因为美容需求、耳再造术或者耳鼻咽喉科外耳道重建等手术引发的耳畸形，可以分为医源性耳畸形或二次修复耳畸形。如图15-1所示，491例外伤性离断后耳廓再造，其中有144例（占

29.3%）因招风耳手术后结果不理想而需要进行二次矫正。大多数为双侧重建，因为两侧均有解剖性改变（图 15-2 和图 15-3）。由于这是一个非常复制而且一直具有挑战性的问题，笔者想用这一整个章节阐述笔者个人关于耳廓再造和各种耳畸形修复的理念和手术技巧。

二、方法

招风耳修复手术，术前手术医生需要对患者

原 因	患者数量				受伤耳朵数量
	右侧耳	左侧耳	双侧耳	总 数	（例）
车祸	47	41	8	96	104
耳成形术	3	7	67	77	144
人咬伤	16	18	–	34	34
烧伤	16	19	14	49	63
动物咬伤	18	21	–	39	39
肿瘤	11	9	5	25	30
穿刺	19	11	–	30	30
血管瘤	4	5	–	9	9
刀具离断	7	8	3	18	21
头皮撕脱导致的离断	3	5	2	10	12
钝性损伤	–	–	1	1	2
针刺	2	1	–	3	3
总计	146*	145	100	391	491

*.译者注：原文数据有误，已修改

▲ 图 15-1 391 名患者的 491 只耳朵出现获得性耳畸形的病因分布

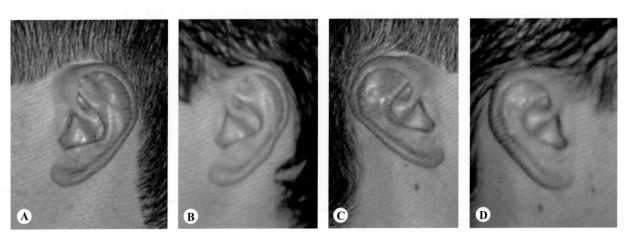

▲ 图 15-2 对耳轮矫正。患者，男，24 岁，曾行招风耳二期整复术
A 和 C. 双侧对耳轮修复术前；B 和 D. 同一患者双侧对耳轮修复术后 1 年

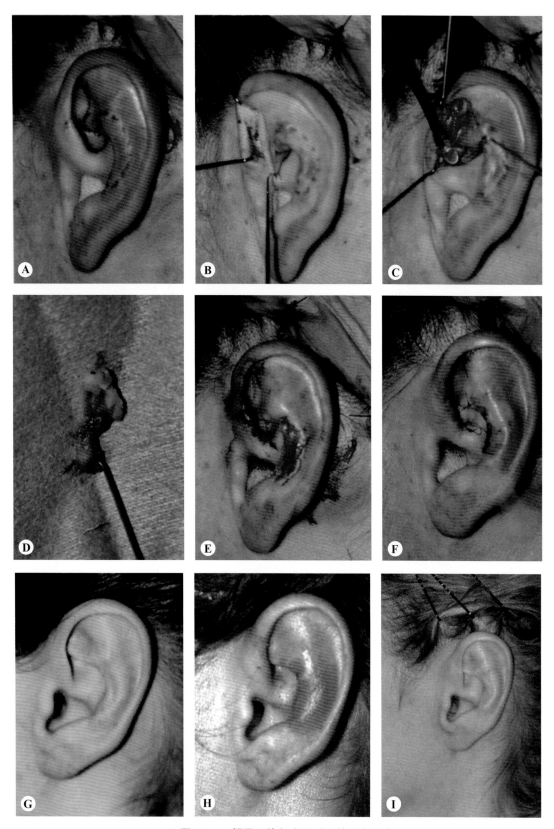

▲ 图 15-3　招风耳修复术后对耳轮形态不良

A. 左侧对耳轮形态不规则；B 和 C. 切除耳轮脚尖端后方软骨膜；D. 软骨膜移植；E. 置于对耳轮上；F. 软骨膜置于对耳轮皮肤下方术后效果；G. 术前对耳轮；H. 同侧耳术后 1 个月图像；I. 同侧耳术后 20 年（同一患者软骨膜移植术后照片）

进行详细的检查。修复手术至少在术后 1 年后进行，考虑到瘢痕组织的愈合过程，术后 1 年尚未达到瘢痕成熟期（图 15-4 和图 15-5）。修复手术操之过急是招风耳术后最常见、最严重的错误。如果患者对手术效果不满意，而外科医生急于解决问题，则不应立即进行招风耳修复手术。而这种情况是笔者做招风耳矫形手术或者重建手术中最常见的问题（图 15-6）。大多数患者在同一个

医生那里接受 2 次、3 次甚至更多的手术，每次手术间隔几个月。因此建议修复手术至少在上次手术后 1 年。

根据 Samis 等（1982）的理论，招风耳的临床表现（包含下面一个或几个）：①耳轮发育不全，耳轮游离缘无卷折合并耳轮沟缺失；②舟甲角增大，对耳轮和三角窝前后支缺失或者变平❶；③由于耳颅角增大，耳廓向前侧移位，导致耳甲

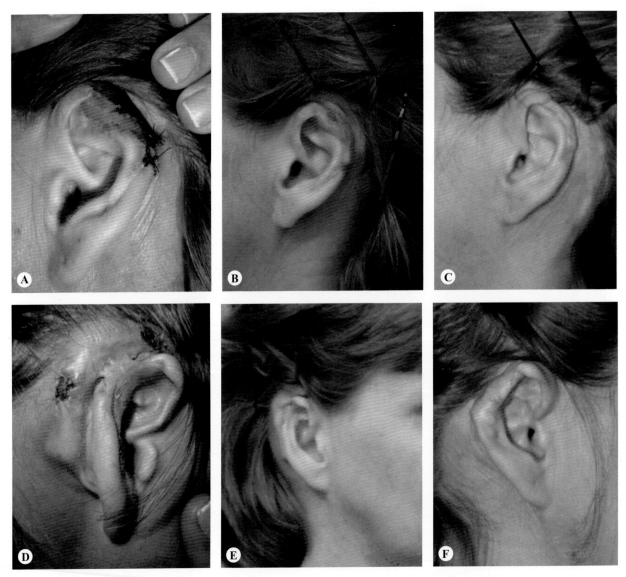

▲ 图 15-4　患者，女，42 岁，于外院行双侧招风耳手术，术后效果不满意

A. 患者 3 次手术后 2 个多月内出现左侧耳轮节段性坏死缺失；B. 1 年后，通过二期软骨支架移植术修复耳轮；C. 术后 1 年的临床效果；D. 另一名外科医生在其右耳乳突区皮下埋置软骨支架试图修复上次不良的手术效果；E. 取出并雕刻软骨支架，修复右耳缺失的耳轮节段；F. 术后 1 年的临床效果

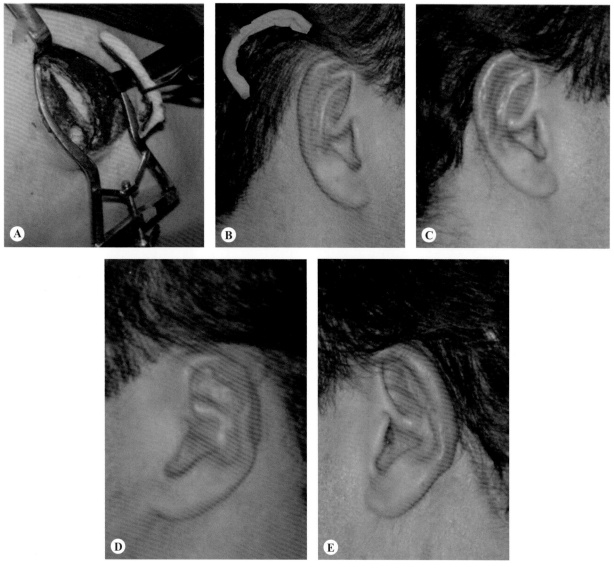

▲ 图 15-5 招风耳术后形态不良。患者，男，32 岁。于外院手术，双侧耳轮软骨缺失导致耳廓术后重度畸形

A. 术前照片显示切取 1 根肋软骨，将其切成两侧耳轮软骨移植物；B 和 D. 修复术前，两侧耳廓形态不良；C 和 E. 双侧肋软骨移植耳轮修复术后 2 年

深大。

众所周知，耳廓在 7 岁时完全发育成熟，此后不会有明显的改变。即使局部结构会有微调，比如耳垂变长，但内在的软骨支架结构不会发生明显变化。随着孩子的成长，社交活动、学校生活纷至沓来，随之而来的是受伤概率的增加。学校里的朋友和孩子们开始取笑这些孩子，给他们起外号，称呼他们"小飞象"或其他漫画人物的名字。为了避免孩子情绪受伤，保护他们不被"别人的笑话"中伤，通常认为做手术的最佳

---

❶ 译者注：参考其他文献，可以解释为"耳舟及对耳轮正常解剖形态消失，耳廓上半部扁平，舟甲角＞150°或完全消失"。

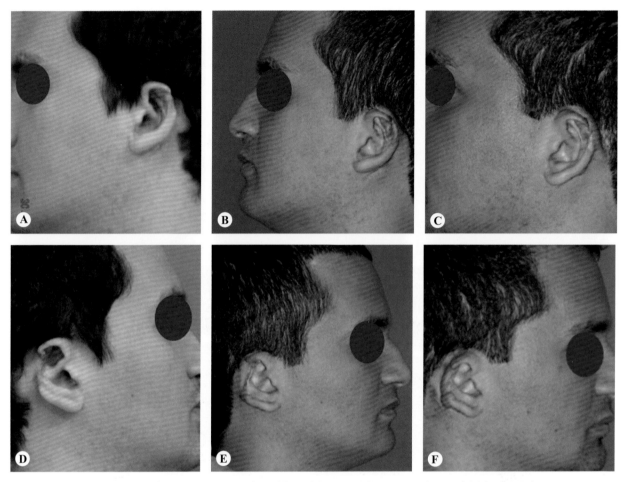

▲ 图 15-6　患者，男，28 岁，在外院行 4 次招风耳手术后，双耳出现耳廓形态严重不良
A. 既往手术 4 个月后左耳出现部分耳轮缺失（节段性缺失）；B 和 C. 1 年后，进行二期软骨移植耳轮修复术；D. 因既往手术不佳导致右侧耳轮缺失；E. 将移植软骨取出、塑形并置入皮下，以便在右耳上重建缺失的耳轮节段；F. 软骨移植二期重建术后 1 年

年龄是 5 岁左右（学龄前）。据统计，5—15 岁是接受招风耳矫形手术的高频年龄段，超过这个时期，手术的可能性逐渐降低。

三、手术计划

与患者交谈后，医生应该仔细检查每侧耳廓，观察每一处改变。第一步是分析耳廓的形状和大小。有时招风耳可能看起来过大（谓之巨耳），但通过手指轻压仔细对比可以发现患者的耳廓大小正常。

有时即使解剖结构可能正常，但耳甲肥大可能会向外侧凸出，离头部较远。这种情况下，手术操作应修正耳甲壁的大小。这种情况在对耳轮上出现得更加频繁。如果对耳轮扁平或缺失，耳甲腔与耳轮相接，耳廓会向头外侧凸出。在这种情况下，手术必须重塑对耳轮，缩小耳甲腔。

对于招风耳手术来说，耳垂的处理也相当复杂。因为缺乏软骨支撑，耳垂转位必须非常小心，尽量做到与耳廓其他部分解剖和谐统一。

四、手术操作

对每个患者的治疗没有特定的术式，因为每

个患者的畸形不同,处理方式也不尽相同,因此需要充分的分析和评估;基于这些原因,应根据每个患者的具体情况进行针对性治疗,其中几个问题需要注意:①最后一次手术的时间,本次手术距离上次手术时间至少间隔 1 年;②既往手术瘢痕的评估;③对患者及其家属进行心理评估;④患者的情绪稳定性(情绪不稳定的患者不宜进行相关手术);⑤对手术效果的预期,控制在合理范围内,不应超过实际可能的手术效果。

之前的手术瘢痕不仅损害正常皮肤而且导致耳廓变形,需要特定的手术方式修复(图 15-2)。瘢痕甚至影响耳廓的位置,出现耳廓后旋,很难矫正。

在初次手术中,切开耳软骨时可能会出现对耳轮表面不规则,因此笔者不建议在软骨上做任何切口来形成对耳轮。即使使用锉刀都可能对软骨前部造成损伤,破坏软骨膜,从而造成耳部外观不规则,缺少美感(图 15-3)。笔者倾向于设计软骨后切口,使用 Mustardé 法缝合对耳轮(Avelar,1986,1997,2011,2013)。在术前评估时,关于软骨膜的损伤,笔者的结论是通过从同侧取出耳软骨移植物进行矫正(图 15-3)。到目前为止,该种处理的结果显示,对耳轮表面光滑,双侧匀称,效果维持了 20 多年。

如上所述,其中一个最危险的情况是在很短的时间内进行多次重复手术,即使患者和外科医生都不愿意进行新的手术,并渴望获得更好的手术效果。问题的关键是不要中断手术伤口规律、自然的愈合过程,因此二次手术必须在初次手术后至少 6 个月进行(图 15-4)。即使在前次手术中另一个外科医生已经完成了软骨移植来试图解决这个问题。

通常情况下,由于感染或进行的修复手术没有达到足够标准,患者耳轮出现严重的损伤。耳轮的软骨是最薄、最脆弱的部位,在术中或术后很容易损坏。一些患者不得不进行单侧或双侧耳廓软骨移植重建。将取出的肋软骨进行精细雕刻塑形,正如前面双侧耳再造术中所述(图 15-5 和图 15-6)。极少数情况下,如果只有一侧耳廓出现严重的耳轮软骨损伤,需要取第 8 或 9 肋软骨进行单侧耳再造术(图 15-7)。

另一方面,术后感染是最糟糕的情况之一,往往是由于软骨没有获得足够的血供。因此,必须做好充分的术前准备,耳廓的复杂解剖结构可能导致术后致病菌泛滥,从而造成严重的术后并发症(图 15-8)。除却预防使用抗生素治疗感染,应当避免在感染活动期进行任何操作。

还有一种不常见的情况是招风耳的其他相关治疗失败。笔者曾有一个患者,经过 2 次手术后并未达到良好的美学效果,于是被另一个内科医生(非专科医生)注射了聚甲基丙烯酸甲酯(polymethyl methacrylate acid,PMMA),试图达到更好的整形效果。这样一来,问题就变得更加复杂了,因为局部组织的反应与手术目标背道而驰。由于耳软骨的吸收以及在别处注射异物,耳廓异常肿胀,表面不规则,因此,手术方案是尽可能去除异常的注射材料,同时为耳软骨创造更好的结构(图 15-9)。万幸的是,患者仅在一只耳朵注射 PMMA 并出现了问题。

在巴西耳科研究所遇到了一个非常严重的病例:1 例患者抱怨在招风耳术后出现明显的疼痛感。患者父母提到患儿术后自述双耳持续疼痛。起初,术后第 6 天医生拆除绷带,表示一切良好,但随即缠上了另一个绷带。由于患者出现了这种疼痛反应,所以来到研究所寻求解决办法。拆除绷带后,笔者看到双耳大面积皮肤坏死(图 15-10)。笔者认为是使用麻醉液时出现了问题。在全

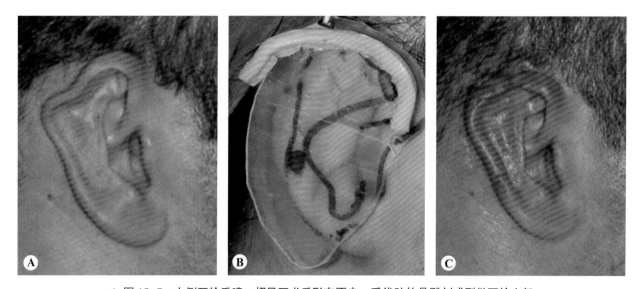

▲ 图 15-7　右侧耳轮重建，招风耳术后形态不良。采伐肋软骨雕刻成型做耳轮支架

A. 患者，男，24 岁，既往手术造成右耳外形不美观，耳轮严重畸形，伴瘢痕畸形；B. 使用 X 线片雕刻耳模片，以供制作软骨支架参考尺寸和形状；C. 同一患者耳轮重建术后 1 年，患者在术中取出肋软骨支架，重新雕刻并移植

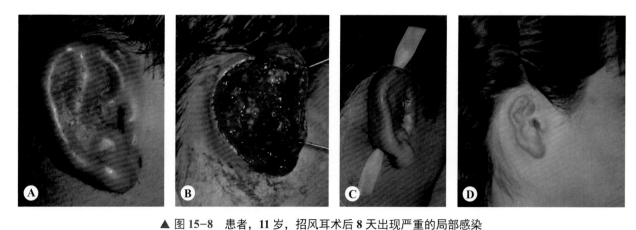

▲ 图 15-8　患者，11 岁，招风耳术后 8 天出现严重的局部感染

A. 右耳出现肿胀以及其他局部感染的指征；B. 取出术中缝线后的耳廓后视图；C. 局部和全身使用抗生素联合耳后引流；D. 同一患者在局部抗感染治疗 1 年后，出现皮肤挛缩，需要耳部再造

身麻醉的情况下，可能是注射了另一种药物，而不是注射麻醉剂，所以手术后患者抱怨太疼了。

重建对耳轮是外科医生进行招风耳手术的主要步骤，因此，对耳轮是耳部最易受影响的部位，也是术后最常出现问题的部位。为了修复对耳轮上出现的严重变形，通常需要使用筋膜瓣（Avelar，1977，1978）（图 15-11 和图 15-12）。在乳突区创建蒂在前方的筋膜瓣，能够将其前转，然后将其植入对耳轮区皮肤和耳

软骨之间。

五、讨论

招风耳手术看似简单，实则不然，因为耳廓畸形多种多样，术前检查评估必须仔细进行。除此之外，术后护理也要细致入微。招风耳术后形态不良的修复可能更加复杂，因为可能合并多种畸形，而所有这些都需予以适当的治疗。在与患

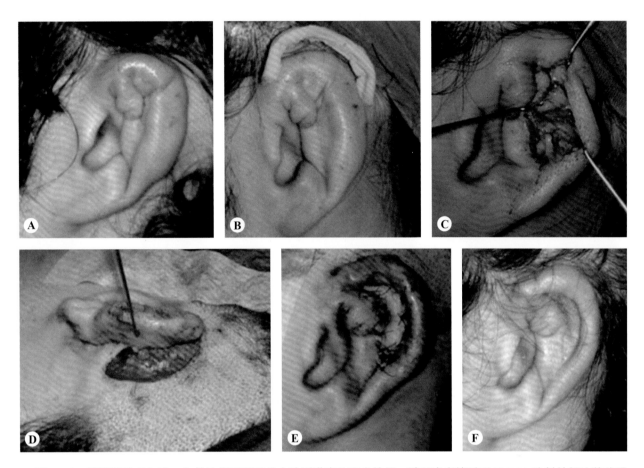

▲ 图 15-9 招风耳手术失败。之前的招风耳手术未达到满意的手术效果。随后患者接受了 PMMA 注射希望改善外观效果，但未达到预期效果。手术计划考虑对耳廓软骨进行矫正，并取出异物

A. 患者，男，22 岁，既往手术导致耳廓形态不良，耳轮、对耳轮、耳甲腔结构紊乱；B. 术中，肋软骨移植物；C. 耳舟切口，取出可见的 PMMA；D. 耳后视图。根据手术计划，在乳突区前缘做了一个岛状皮瓣，并向前推进以改善耳舟的形态；E. 岛状皮瓣缝合完毕，新的软骨支架置于耳轮皮下；F. 复杂耳畸形修复术后 1 年

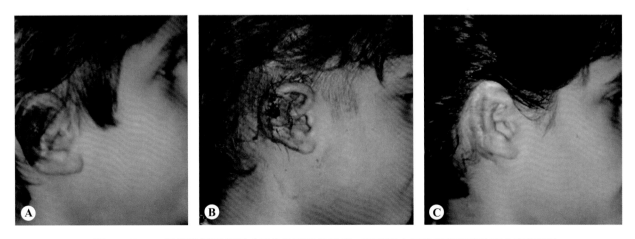

▲ 图 15-10 10 天前进行耳部手术后发生严重并发症，可能是由于注射毒性药物而非麻药所致

A. 1 例 8 岁男童表现为双耳大面积皮肤坏死；B. 切除坏死的皮肤组织，保留耳软骨，抬高筋膜瓣并植皮；C. 同一患者术后 6 个月

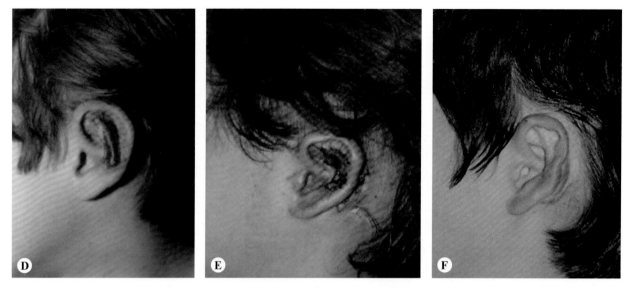

▲ 图 15-10（续） 10 天前进行耳部手术后发生严重并发症，可能是由于注射毒性药物而非麻药所致

D. 同一患者左侧，对耳轮皮肤坏死；E. 从耳颅沟做一个岛状皮瓣覆盖对耳轮；F. 同一患者术后 2 年

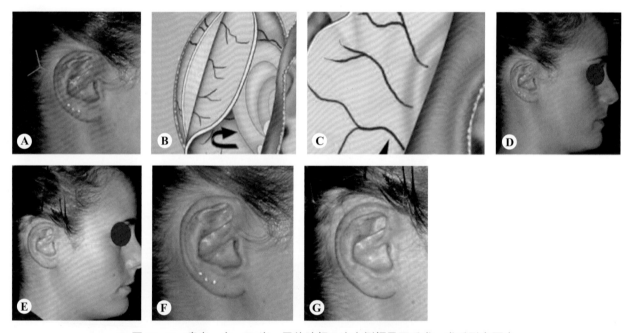

▲ 图 15-11 患者，女，21 岁，于外院行 3 次右侧招风耳手术，术后形态不良

A. 既往手术造成对耳轮出现严重的不匀称。蓝线表示耳后切口和乳突区域的皮肤切口。B 和 C. 乳突区筋膜瓣形成示意图。将筋膜皮瓣抬高，穿过耳甲软骨后，并向前旋转，将其引入皮肤和三角窝之间。D 和 F. 矫正前患者显示耳部不美观；EG. 同一患者在手术矫正后 1 年效果

者交谈后，外科医生应该仔细检查每侧耳廓并查看所有耳廓变化。第一步就是分析之前手术留下的瘢痕。

由于手术本身的难度，招风耳术后可能出现耳廓形态不良。因此需要根据患者的不同情况进行针对性治疗，这就要求术者有一定的能力、想象力，以及宽泛的解剖学知识以及丰富的耳整形经验。

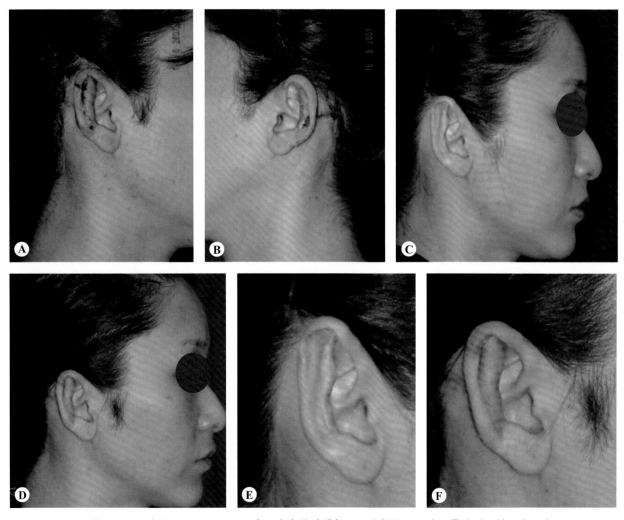

▲ 图 15-12　患者，女，23 岁，6 个月内在外院进行了 3 次招风耳手术，导致对耳轮形态不良

A 和 B. 按照与图 15-8 所示患者相同的步骤进行手术计划，用蓝色墨水画出耳后壁和乳突上的切口；C 和 E. 对耳轮畸形矫正前；D 和 F. 术后 1 年的最终结果

六、结论

一些情况下，需要对招风耳术后的不良形态进行修复。手术修复存在较大难度，每个患者的情况不同，需要选择恰当的术式进行修复。这就要求针对不同患者的不同畸形制订不同的手术方案；要做到这一点，手术医生具备一定的能力和想象力，并且需要丰富的解剖学知识和耳廓整形经验。

参考文献

[1] Avelar JM (1977) Reconstrução total do pavilhão auricular num único tempo cirúrgico. Rev Bras Cir 67:139-146

[2] Avelar JM (1978) Reconstrução total da orelha numa única

cirurgia. Variação técnica. Folha Med(Br) 76: 457-467

[3] Avelar JM (1986) Importance of ear reconstruction for the esthetic balance of the facial contour. Esthetic Plast Surg

10:147-156

[4] Avelar JM(1997) Otoplasty - treatment of prominent ear. Creation of the auricle. Avelar JM (ed) Ed. Hipócrates, São Paulo.; (20):365-378

[5] Avelar JM (2011) Cirurgia Plástica. In: Carreirão S (ed) Deformidades Congénitas da Orelha - Microtia. Editora Atheneu, Rio de Janeiro, pp 349-364. ISBN 978-85- 388-0223-5

[6] Avelar JM (2013) Ear reconstruction. In: Avelar JM (ed) The upper pole. Ear reconstruction. Springer, Heidelberg, pp 101-1159

[7] Barsky AJ (1950) Principles and practice of plastic surgery. The Williams Co., Baltimore, pp 203-205

[8] Samis R (1982) Prominent ears: study of the antihelix. (Portuguese) Rev Col Bras Cir 9:97

[9] Stenström SJ, Grabb WC, Smith JW (1968) Plastic surgery: a concise guide to clinical practice. Little, Brown & Co., Boston, p 522

第16章 耳再造术后并发症：如何治疗及避免
Complications After Ear Reconstruction: Treatment for and How to Avoid

Juarez M. Avelar 著

谢 祥 译

一、概述

毫无疑问，在耳再造中最可怕的问题是术后并发症。除了重建新耳廓结构存在技术困难，以及术中和术后要非常小心之外，还有一些并发症可能会发生。关于这一问题的科学出版物并不多，因此，笔者认为引入这一主题是非常重要的，笔者提出自己的观念和手术解决方案。

手术的并发症会危害一个成功的手术，会导致痛苦的后果，甚至需要更加复杂的手术进行修复。外科医生必须牢记，无既往手术史患者进行耳再造的最佳机会是在第一次手术时（Avelar，1986a、b，1997a、b，2011）。因此，在计划手术时必须结合专业知识和以往手术经验，但这并不意味着这个领域不接受新的想法和创新。这些贡献对于本专业的科学技术发展非常重要，但必须严格遵守外科基本原则，外科医生必须负责。

笔者将耳再造的所有并发症分为四组：①在手术过程中的并发症；②早期并发症，即术后7天内发生的并发症；③中期并发症，即术后几周到2个月发生的并发症；④远期并发症，即2个月后出现的并发症。

（一）在手术过程中的并发症

这一阶段最危险、最可怕的并发症是胸膜穿孔。笔者以往的经验中，有1300多名患者通过切取肋软骨来进行耳再造，但从未出现并发症。然而，在Tanzer的出版物（1971）中，在44只耳朵的重建过程中有5例胸膜穿孔的病例，这些病例都是通过取出肋软骨来雕刻耳廓支架。由于这类并发症可能会发生，建议每位外科医生在进行耳再造手术前告知患者可能会发生的情况。

此外，在Spina的出版物（1971）中描述了48只耳重建术中有7例胸膜穿孔的病例，其中提到1例死亡病例，但没有说明死亡的原因是手术并发症还是其他原因。

笔者从事耳再造已有43年，在这43年里从未遇到过这种并发症。笔者认为这是建立在手术技术原则基础上的，即在肋软骨膜下层切取肋软骨而不损伤这一层（Avelar，1979，1983，1986a、b，1997a、b，1993，2003）。这种方式能够使肋弓的后部仍然受到软骨膜的保护，因此远离胸膜。虽然笔者从来没有遇到过这种并发症，但是在手术期间会进行以下测试来检测是否可能胸膜穿孔：询问麻醉医师患者是否肺部换气过度，同时在胸壁伤口内加些水，在这些病例中，笔者都没有在水中看到气泡从肺里冒出来。

Tanzer（1959）、Firmim 等（1974）和 Fukuda（1974）强调了移除附着在软骨上的肋软骨膜的重要性；他们认为这能避免吸收。然而，笔者更倾向于保留这些软骨膜。据笔者所知，软骨移植到新的血管床上需要足够的血管来形成新的软骨膜包裹层。此外，当软骨膜在其自然位置保留时，它会再生一个新的肋软骨结构，取代原有肋骨的解剖结构，为胸壁提供非常重要的保护。笔者见过以前在别处进行过该手术的患者，他们在做耳廓重建时，由于肋骨软骨被切除，胸壁出现了深深的凹陷。有 2 例患者描述他们具有这种严重的并发症。他们抱怨手术造成的不美观，但更重要的是他们胸壁和肺部有损伤的危险。

（二）早期并发症（术后 7 天内）

在这段时间内可能发生的并发症是血肿、感染、伤口裂开和皮肤坏死。

1. 血肿

可发生在胸壁软骨的供区，也可发生在重建区。幸运的是，笔者只遇到 1 例该类并发症。如果采取以下措施可以避免胸壁血肿：术中严格止血，术后 3~4 天卧床休息。为了在术中取到肋软骨，必须在第 9 肋软骨水平切开腹直肌。因此，缺乏充分的休息可能导致术后头几天出血；建议患者休息 3 天。

自笔者职业生涯开始进行的第一批该类手术，笔者都会对患者进行术后 24h 引流。然而，在过去的 40 年里，笔者没有在患者的胸壁或重建的耳朵上使用任何引流管，也没有出现任何术后并发症。

多个作者都非常重视耳廓区血肿的问题。

Brent（1974）建议使用负压引流来预防血肿。笔者认为，如果遵循先前那一章所提到的技术原则和方法，这一程序是不必要的。使用笔者的技术，如果能注意避免浅筋膜或皮肤浅层的损伤，皮肤剥离就不会出血。

笔者有 1 例患者在耳区出现较小血肿。由于患者主诉耳区疼痛，手术 48h 后拆除绷带，并对一个小血肿进行引流。通过适当的治疗，没有影响最终的美学效果。特殊病例不会改变笔者技术方面的观点，因为大多数病例没有必要引流耳区，主要是没有空间放置引流。手术后笔者主张立即使用绷带包扎，术后 4 天拆除，然后使用新绷带包扎重建的耳廓。

2. 感染

需要指出的是，这种并发症在耳部再造中并不罕见，因为它可能在任何一种外科手术中都会出现，即使手术室严格遵循无菌和消毒原则也会出现。笔者通常会排除任何其他干扰因素，给予患者抗生素。耳部再造后感染的发生率极低；然而，由于感染可能会产生严重后果，所以要特别重视。到目前为止，还没有在患者的供体区域发现任何并发症。笔者有 3 例病例出现了不严重的感染，治疗后没有出现任何问题。笔者给予患者 15 天口服抗生素（青霉素）的医嘱，术后 6 天拆换绷带。

感染在耳再造术区的发生率更高，可能是由于皮肤皱褶、凹陷的存在以及该区域的耳支架反复植入，这些因素导致难以使用严格的消毒措施。然而，二次重建的病例似乎更容易发生这些并发症。在无既往手术史的患者中，有 2 例出现了这种情况，因此损失了整个移植的软骨支架，其中一个是在笔者的诊所进行的手术，另一个是在其他教学单位进行手术展示的病例。

耳廓重建术感染的主要特点是很难进行抗生

素治疗，即使使用口服、肌内注射或静脉注射都较为困难。笔者开了口服青霉素或氯霉素来达到阻止感染防止扩散到邻近组织的目的。另一种更有效的方法是每日局部清洗。用 10ml 蒸馏水稀释氯霉素溶液（1g），用冲洗管冲洗清除纤维蛋白和脓液，连续 4～7 天可以消除感染，而不损害再造耳的皮肤。

（1）伤口裂开：如果所有的技术措施都正确

使用，这种并发症只发生在局部感染的部位。且显然，皮下有软骨移植物时，过紧地缝合手术伤口，是一种技术上的错误，会引起重建过程中的并发症。

（2）皮肤坏死：外科医生和整个手术团队应该特别关注用来重建的皮瓣。不当的操作可能损害皮肤循环，导致术后第 4～5 天坏死（图 16-1 至图 16-4）。

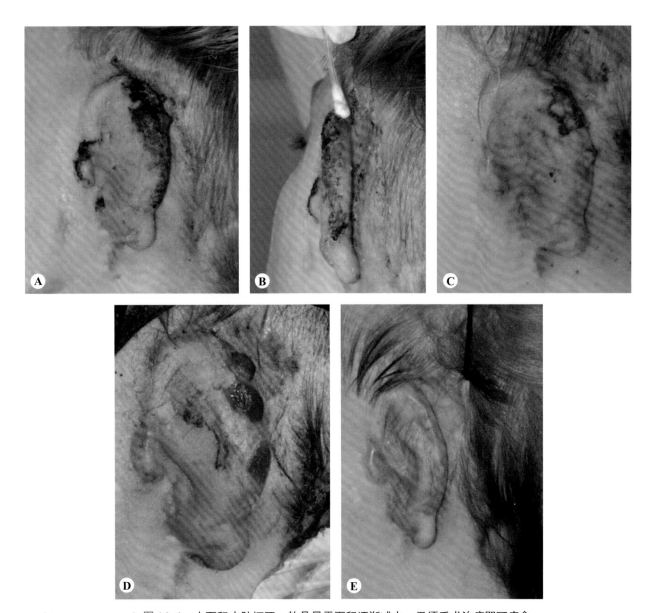

▲ 图 16-1　小面积皮肤坏死，软骨暴露面积逐渐减少，无须手术治疗即可痊愈

A. 无耳症二期耳再造术 1 个月后的左耳效果；B. 2 周后坏死面积变小；C. 同一患者 2 周后坏死区域变小；D. 1 个月后；E. 伤口不经任何手术完全愈合

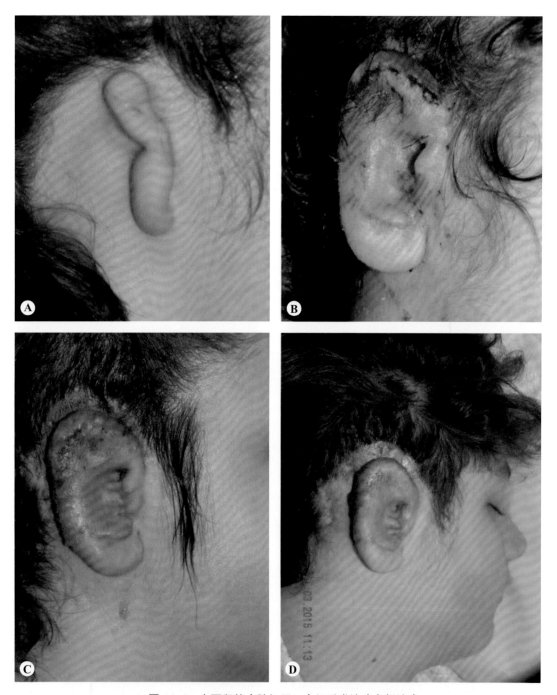

▲ 图 16-2　小面积的皮肤坏死，未经手术治疗自行治愈

A. 患者术前右侧有重度小耳症；B. 同一患者在二期重建术 2 周后出现耳轮缘小面积皮肤坏死；C. 患者每周进行术后护理，术后症状明显改善；D. 同一患者 1 个月后，创面完全愈合

　　然而，最常见的原因是早期手术产生的皮肤瘢痕。在二次重建中，必须仔细观察和评估手术瘢痕。因为瘢痕会对皮肤的血管形成构成阻碍，从而进一步阻碍皮瓣循环（图 16-5 至图 16-7）。

　　因此，无论切开还是掀起皮瓣都必须严格按照各自的技术原则进行。

　　笔者有 4 例患者因为之前手术留下的瘢痕阻碍了皮肤的血管化，术后第 4 天出现皮肤坏死（图

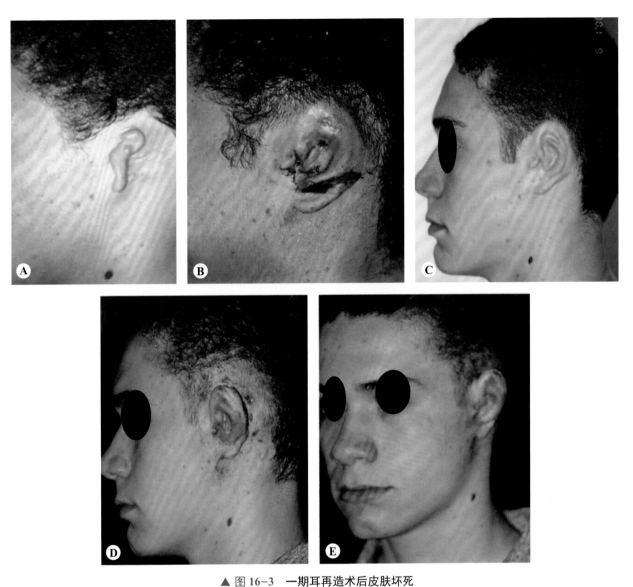

▲ 图 16-3　一期耳再造术后皮肤坏死

A. 患者，男，19 岁，小耳症；B. 3 周后耳垂与耳下段缝合处出现小面积坏死；C. 同一患者 3 个月后，未进行任何外科手术；D 和 E. 同一患者二期再造术后 3 个月效果

16-5 至图 16-7）。其中有一个 19 岁的男性患者出现了严重的皮肤反应，疑似局部感染，笔者开始每 2 天换药一次，之后每天换一次，最后不得不切除一部分耳软骨（图 16-8）。针对另外两位患者，笔者切除了他们坏死区域的软骨部分，在其中 1 位患者的创面上进行了皮肤移植，另一位则旋转了颞浅筋膜瓣覆盖在软骨支架上，然后植皮（图 16-5）。

值得一提的是，术后前几天皮肤坏死的主要

原因是垫上脱脂纱布的褥式缝合，这种方法可压迫移植耳支架上的皮肤（图 16-9）。这种敷料在 20 世纪六七十年代被广泛使用。因为能让再造耳呈现鲜明的凹凸轮廓，笔者也用了几次。然而，出现 2 次不成功的病例后，笔者就停止使用外部缝线，也消除了这种并发症。

笔者修复皮肤坏死的方法是在同一手术期内掀起筋膜瓣，来覆盖暴露的耳部支架，然后进行皮肤移植（图 16-5）。

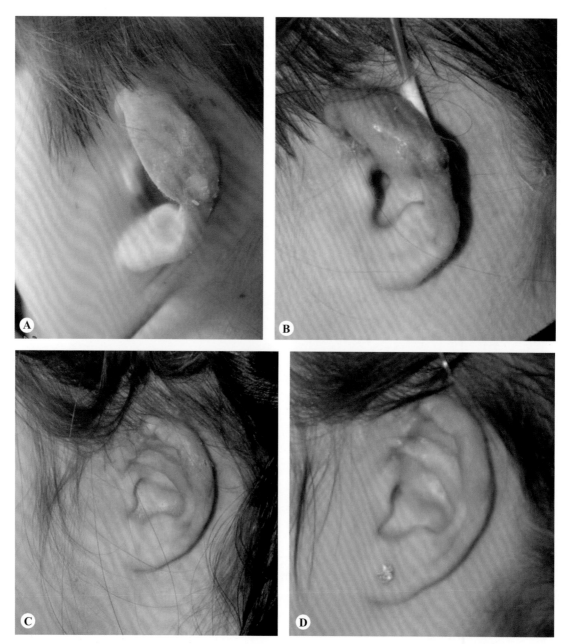

▲ 图 16-4　患者，7 岁，儿童，术后 1 个月左耳皮肤坏死，并有少量移植软骨暴露

A 和 B. 照片中可以看到软骨；C. 1 个月后，局部护理，每周换药一次；D. 6 个月后，同一患者的耳朵没有出现任何永久性损伤

（三）中期并发症

笔者把从手术第一周到术后 2 个月内出现的并发症称为"中期并发症"。在此期间，患者仍在接受医学护理，并发症发生的频率较低。

在实践中，笔者发现 2 例术后 15 天出现感染的病例，由于脓液导致皮肤肿胀。患者在先前更换敷料时无任何感染的指征。对此的处理方法与上述的相同。笔者还有 3 例以上的患者在重建的耳后壁出现了蜕皮情况。手术 1 个月后，笔者发现耳廓的上、下端皮肤受压导致皮肤损伤，也会暴露软骨。在这些病例中，笔者会切除耳部支

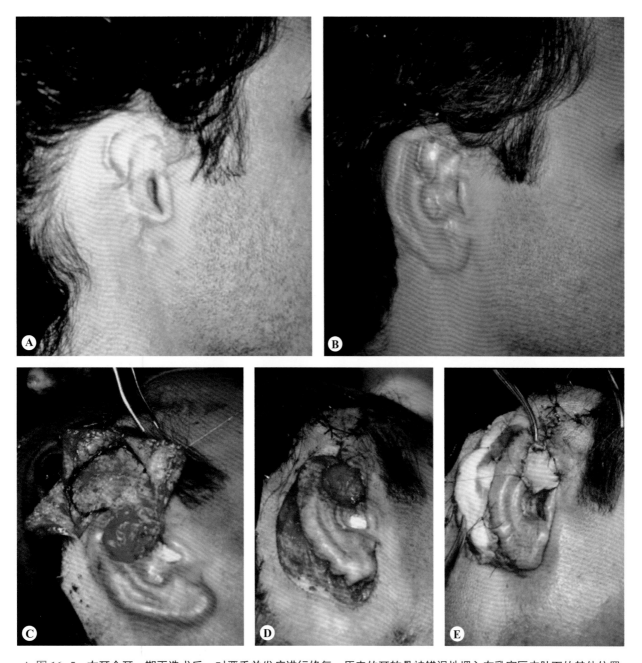

▲ 图 16-5　右耳全耳一期再造术后，对严重并发症进行修复。原来的耳软骨被错误地埋入在乳突区皮肤下的其他位置

A. 患者，男，23 岁，因车祸造成全耳截断，只残留耳屏和外耳道；B. 同一患者两期重建手术后效果，对皮肤坏死和软骨暴露进行治疗；C. 二期手术照片显示形成颞区筋膜瓣；D. 筋膜已从上向下旋转，支撑起新耳廓；E. 在筋膜瓣和再造耳后部行皮肤移植

架的暴露部分，然后旋转皮肤覆盖创面，在伤口边缘上进行了简单的缝合。有一个病例，在二次耳再造后，患者没有按照我们的时间表定期来进行术后护理。3 周后，患者来本院发现再造耳上缘出现小面积皮肤坏死，且有一小段软骨暴露

（图 16-10）。很明显，坏死的原因是他没有在意伤口的包扎。后来的 1 个月内他每周都会定期来处理伤口，所以在未进行任何手术的情况下问题就解决了。

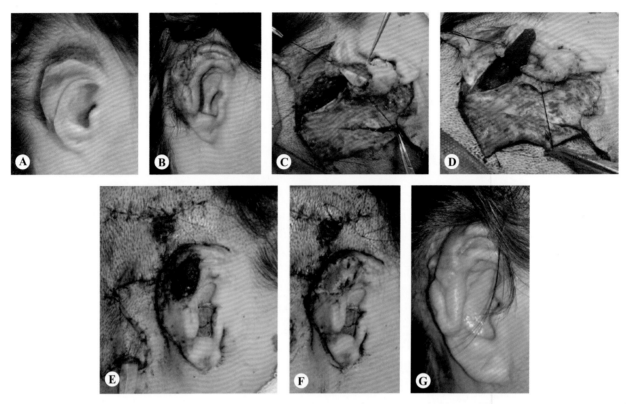

▲ 图 16-6　对严重右侧小耳症患者进行耳再造术，术后出现复杂并发症

A. 一名女性患者的术前照片，显示在别处进行的 6 次再造手术的效果；B. 术后 2 个月，在以前手术瘢痕下植入新的耳软骨支架。她回到医院时，有一小块移植的软骨外露。C. 由于患者无筋膜瓣，所以设计并形成了颞肌瓣向前旋转，以覆盖暴露的软骨；E 和 F. 旋转并缝合颞肌瓣，并进行皮肤移植；G. 同一患者修复后 6 个月效果，未影响手术效果。1 年后，患者将接受另一次再造手术

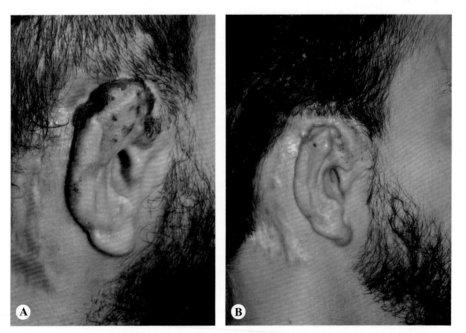

▲ 图 16-7　严重的右侧小耳畸形进行二期耳再造术，出现小范围皮肤坏死

A. 经过两期耳再造术后，右耳上缘出现小面积皮肤坏死，并有小面积软骨暴露；B. 患者每周进行一次术后护理，连续 1 个月，未进行任何手术，恢复良好

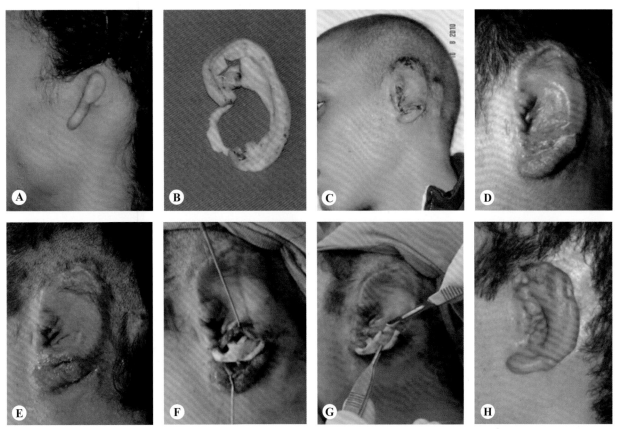

▲ 图 16-8　耳再造术后 2 个月出现过敏反应

A. 患者，男，19 岁，左侧重度小耳症；B. 遵循手术计划和技术路线，精心雕刻并植入耳廓支架；C. 术后 2 个月，患者照片显示良好手术的效果；D. 此照片寄出 1 个月后，再造耳出现不明过敏反应；E. 覆盖支架的皮肤和耳垂上出现蜕皮，局部有分泌物，遂又回本院接受治疗；F 和 G. 局部反应越来越强烈。笔者决定切除在再造术中嵌入的软骨支架下段。切除后停用抗生素乳膏，然后局部组织得到治愈。H. 二期手术于 1 年后进行，未使用原有的局部药物，无过敏反应

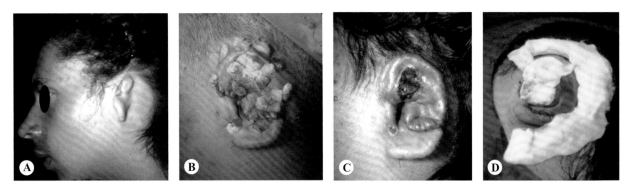

▲ 图 16-9　使用外部缝线固定敷料可能会导致术后多个部位皮肤坏死

A. 患者，男，19 岁，左侧小耳症；B. 同一患者耳再造术后 4 天；C. 三角窝局部坏死。治疗措施是 1 周后切除坏死区域并植皮。D. 笔者使用的敷料是湿的棉片而不是外缝线，避免了此类并发症

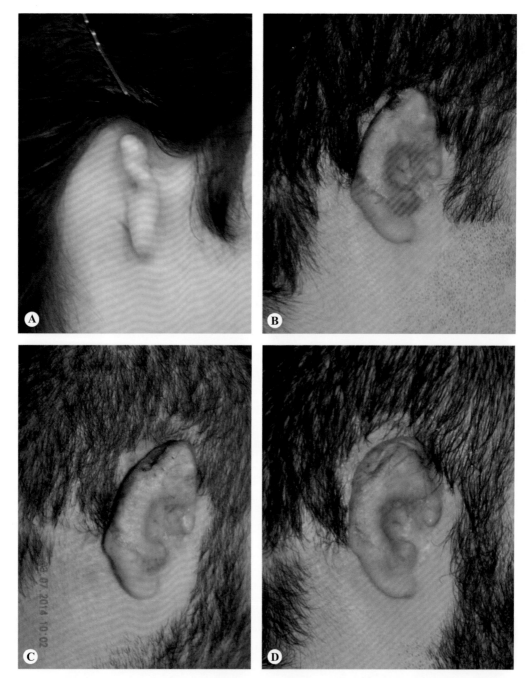

▲ 图 16-10　因为患者术后 3 周内没有进行常规的术后护理，二期耳再造术后 2 个月出现小面积坏死
A. 患者右侧重度小耳症；B. 再造耳上缘有小面积坏死；C. 经仔细换药后，坏死区域痊愈；D. 由后向前的推进皮瓣覆盖该区域

（四）远期并发症

　　笔者把术后 2 个月后出现的并发症称为"远期并发症"。有以下分类：①软骨支架再吸收；②支架位移；③耳廓支架凹凸变浅。

二、软骨支架再吸收

　　这种并发症只发生在技术失败和术后感染的情况下。在第一个出现此类并发症的病例中，可能是由于在不良受区上进行了软骨移植，比如在二期手术中皮瓣对支架的压力过大。

如果受区不能提供足够的血管形成，就会损害软骨的完整性。事实上，再造耳的所有美学和解剖学细节都取决于移植支架的凹凸形态。另一方面，感染过程破坏了局部循环，影响了软骨组织的营养，这一点很好理解。如果问题得到适当和迅速的处理，可以减轻后续结果。曾有一个患者由于严重的局部感染，几乎整个耳支架被吸收。

第二次重建术应在感染痊愈后1年进行。创伤造成的瘢痕组织必须完全恢复才能接受另一次软骨移植。

（一）框架位移

在笔者的第一批患者中有2例患者由于再造耳的耳轮出现了位移导致手术结果不良。笔者的结论是他们的软骨非常薄，不能维持原有的位置。基于此，笔者开始在一个宽的基础上创建了耳轮的凹凸框架。不过，耳廓并不会完全移位，移植的支架由于被皮肤覆盖仍在会处于原位。这就是为什么要尽力找到再造耳正确的位置和方位，以便与脸部的其他部位达到和谐。有1例患者虽然耳部支架凹凸分明且美观，但耳朵纵轴向后旋，这并没有引起患者不满。

（二）耳廓支架凹凸变浅

笔者已经说过，美学效果取决于软骨支架上面雕刻的凹凸线条。凹凸变浅不是一个并发症，而是骨骼缺失的问题。在重建后2或3个月，当皮肤水肿已经消退后，会显示出美学效果。然而，感染或皮肤覆盖物的过度压力可能会改变再造耳的特征。

三、耳再造术中及术后如何避免并发症

耳再造术中及术后的并发症可以避免。在术中和术后的常规技术和观察非常重要，具体包括以下几个方面。

1. 手术技术。外科医生必须熟悉这项技术并有足够的使用经验。

2. 在手术过程中，外科医生必须在每次手术中仔细操作。

3. 止血。在手术的每个阶段，包括肋软骨的切除和重建，都要进行细致的止血。

4. 一期再造术后的敷料。外科医生必须使用柔软而牢固的敷料，并轻压再造的耳朵。

5. 二期再造手术后的敷料。外科医生必须在再造耳的后部使用有压缩性的敷料，以保持皮肤移植物与创面表面持续接触。

6. 拆除绷带。一期再造4天后、二期再造后7天后，必须小心拆除绷带。

7. 更换绷带。绷带必须在外科医生及其团队的监督下，每7天或10天定期更换一次，至少持续2个月。

四、讨论

耳再造术中和术后最令人沮丧和担忧的情况之一就是出现并发症，需要立即仔细地治疗。尽管外科医生可能付出了很多努力，运用他所有的知识和技能为患者创造了一个重要的器官，但意外的并发症仍然可能发生。无论何时发生并发症，外科医生必须立即做出正确的治疗决定。即使外科医生按照所有正确的步骤进行手术，从患者第一次会诊到实施手术计划、进行手术，在术

中或术后仍可能发生并发症。然而，有些情况更容易发生这些并发症，例如有既往手术史（二次重建术）的患者，以及创伤性截断后接受手术的患者。在这两种情况下，耳廓及邻近区域瘢痕组织对手术计划和手术实施都是一个持续的挑战。对于外科医生来说，仔细分析耳区瘢痕，仔细评估其位置和方向，在手术中规划切口是非常有用的。当一个患者接受了耳部手术，必须仔细评估手术瘢痕，因为皮下瘢痕组织的血液供应不良，可能会在手术过程中产生很大的困难，而且也会对其他手术操作产生更多不利影响。

术中最可怕的并发症是肋软骨切取过程中的胸膜穿孔，这种并发症需要立即治疗。虽然这种情况到目前为止笔者还没有遇到，但强烈建议外科医生评估伤口，识别是否穿孔，如果穿孔则需采取适当的措施。

手术后取下绷带，如果发现局部感染，立即使用抗生素进行局部和全身治疗，直到分泌物消失。如果皮肤覆盖物受损，耳廓框架部分暴露，最好的选择是旋转筋膜瓣并在上面进行皮肤移植。有时需要切除部分软骨，因为在暴露 48h 后，用局部筋膜瓣和皮肤移植覆盖是不够的。

2%～5% 的病例可能发生耳再造后的并发症，多见于二次重建术及创伤性截断伴复杂性软组织撕裂伤后。因此，在进行再造术前，应该进行充分的检查并了解以前的手术史是非常重要的。先天性畸形的初始耳部重建手术，由于正常的皮肤覆盖层没有任何瘢痕，并且皮下无任何纤维化，所以这类问题较少发生。并发症可分为术中并发症、早期并发症（术后 2 周）、中期并发症（术后 2 周至 2 个月）或远期并发症（术后 2 个月或更长时间）。

五、结论

由于耳再造是一项非常困难的手术，术中和术后的并发症可能会影响结果。我在切除肋软骨的过程中从未遇到过胸膜穿孔的情况，因为是在骨膜下进行的，这种方式会再生出一个新的肋软骨弓。皮肤坏死是最常见的早期并发症，治疗方法是去除暴露的软骨。此外，可用颞浅筋膜瓣＋皮肤移植来修复暴露的软骨。术后必须每 7～10 天定期更换绷带，外科医生必须检查再造的耳朵。术中、术后尽量避免并发症更为重要。

参考文献

[1] Avelar JM (1979) Simplified technique for total reconstruction of the auricle in one single stage. Abstract VII International Congress of Plastic Surgery. Cortograf, Rio de Janeiro, p 150

[2] Avelar JM (1983) A new fascial flap for use in craniofacial surgery. Ann Acad Med Singap 2:382-387

[3] Avelar JM (1986a) Deformidades Congênitas do Pavilhão Auricular: Experiência em 138 Casos de reconstrução da Orelha. Rev. Soc Bras Cir Plást 1:28-43

[4] Avelar JM (1986b) Importance of ear reconstruction for the aesthetic balance of the facial contour. Aesthet Plast Surg 10:147-156

[5] Avelar JM (1993) A new cervical cutaneous flap for ear reconstruction. Rev Bras Cir 83(3):111-122

[6] Avelar JM (1997a) Creation of the auricle. Avelar JM (ed). Ed. Hipocrates, São Paulo

[7] Avelar JM (1997b) Papel Social da Cirurgia Plástica - Simpósio Nacional de Responsabilidade Civil e Penal de Médicos promovido pelo Instituto Brasileiro de Extensão Jurídica para Profissionais de Outras Áreas (IBEJ) - Campos do Jordão

[8] Avelar JM (2002) Reconstrução auricular nas microtias - Técnica Pessoal. In: Cirurgia Plástica - Fundamentos e Arte - Cirurgia Reparadora de Cabeça e Pescoço. Ed. by Mélega - Rio de Janeiro: Medis Editora Medica e Científica Ltda., pp

972-993

[9] Avelar (2003) Correcao de Orelhas em Abano. In: Melega JM, Baroudi R, eds. Cirurgia plástica fundamentos e arte: cirurgia estética. Rio de Janeiro: Medsi; pp 271-280

[10] Avelar JM (2011) Deformidades Congênitas da Orelha - Microtia; Cirurgia Plástica, pp 349-364; Sérgio Carreirão (ed.) Editora Atheneu, Rio de Janeiro. ISBN: 978-85-388-0223-5

[11] Brent B (1974) Ear reconstruction with an expansile framework of autogenous rib cartilage. Plast Reconstr Surg 53:619

[12] Converse JM (1958a) Reconstruction of the auricle: Part I. Plast Reconstr Surg 22:150

[13] Converse JM (1958b) Reconstruction of the auricle: Part II. Plast Reconstr Surg 2:230

[14] Firmim F, Coccaro PJ, Converse JM (1974) Cephalometric analysis in the diagnosis and treatment planning of craniofacial dysostoses. Plast Reconstr Surg 54:300

[15] Fukuda Q (1974) The microtia ear: survey of 180 cases in ten years. Plast Reconstr Surg 53:458

[16] Spina V, Kamakura L, Psillakis JM (1971) Total reconstruction of the ear in congenital microtia. Plast Reconstr Surg 48:349

[17] Tanzer RC (1959) Total reconstruction of the external ear. Plast Reconstr Surg 23:1

[18] Tanzer RC (1971) Total reconstruction of the auricle: the evolution of a plan of treatment. Plast Reconstr Surg 47:523

第 17 章　改善面部轮廓的耳廓缩小成形术
Reduction Otoplasty to Improve Facial Contour

Juarez M. Avelar　著

谢　祥　译

一、概述

众所周知，招风耳是最常见的先天性耳廓畸形，需要耳廓成形术，以达到耳廓和面部轮廓的平衡。当患者出现耳廓部分或完全缺失时，可通过耳再造术进行矫正。然而，当耳廓过大时，由于面部轮廓失衡，有失美观，可能会给患者带来一些生理上的不适。在笔者 43 年的职业生涯中，这种被称为"巨耳症"的先天性畸形并不常见，但这种疾病会对患者和家属带来许多心理影响。基于这些原因，描述这种耳廓畸形是有意义的，因为对这种畸形的矫正是一个持续的挑战。虽然很少有患者抱怨耳廓过大，但这种缺陷影响了患者的身体外观，并产生心理影响。

自从笔者发表了关于耳廓畸形的分类文章（Avelar，1986a、b，2011，2013）以来，笔者描述了"巨耳畸形"的临床特征，即软骨规则、两侧皮肤覆盖正常、软骨大于正常的耳廓。这种畸形造成患者面部本身以及面部和头之间失衡，呈现出一种奇特的面貌。当看到一个人出现了这种畸形，你会明显发现他的耳廓在脸的两侧都呈现出奇怪的凸起。

在临床上，巨耳症与招风耳有很大的不同，因为巨耳症的患者耳廓软骨比正常大得多。但是，招风耳患者表现为解剖结构和美学外观上的变化（这不是本章的主题）。

然而，巨耳患者也可能伴有招风耳，可以是单侧（图 17-1），也可能是双侧（图 17-2）。需要注意的是，老年人的耳朵的尺寸可能会由于耳垂肥大而增大，这与巨耳症的临床特征不一样，老年人是耳垂明显变长，但耳廓软骨大小是正常的。

据 Tanzer 和 Converse（1964）报道，Di Martino 于 1856 年发表了第一例巨耳症的矫正手术。这项技术基本上是通过切除部分三角窝和耳舟来完成的。其他几位作者重复了 Di Martino 的方法，分别是 Cocheril（1894）、Cheyne 和 Burghard（1903）、Binnie（1921）以及 Day（1921），他们介绍了对基本技术的改进。

然而，Gersuny（1903）在这一领域做出了最重要的贡献，他提出了一种新的手术概念，即对耳舟进行椭圆状切除，并缩短耳轮。时至今

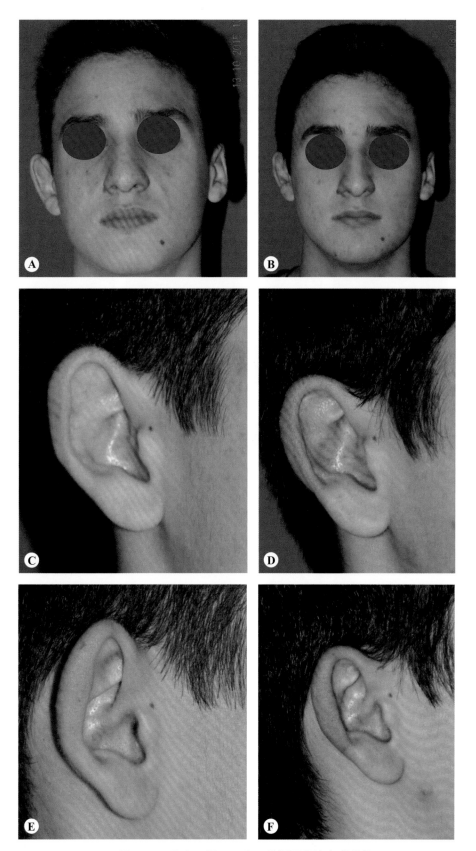

▲ 图 17-1　患者，男，17 岁，单侧耳廓缩小成形术

A、C 和 E. 术前右侧巨耳；B、D 和 F. 同一患者右侧使用 Avelar 技术行耳廓缩小成形术后 1 年效果

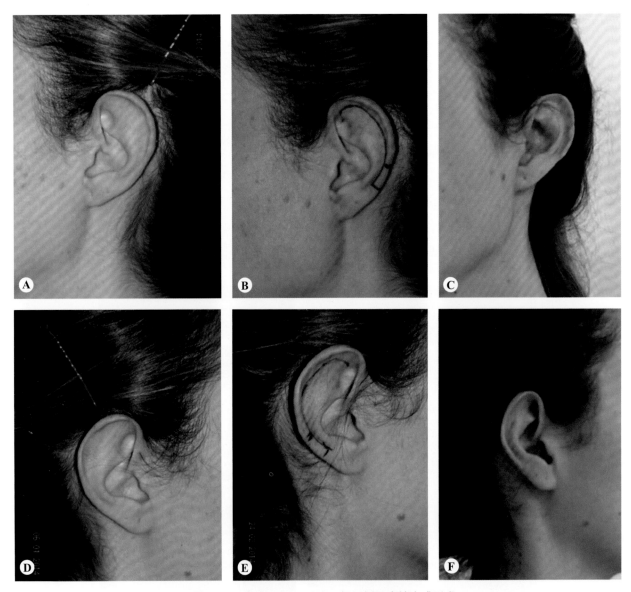

▲ 图 17-2　患者，女，19 岁，行双侧耳廓缩小成形术

A 和 D. 术前双侧巨耳；B 和 E. 根据 Avelar 技术用蓝色线标记手术切口；C 和 F. 同一患者双侧耳廓缩小成形术后 1 年效果

日，他的方法仍是耳廓缩小成形术的重要方法。后来，Kolle（1909）在这个手术的基础上，建议通过切除耳轮前段来缩短耳轮并三角形切除对耳轮。

　　富有才华的外科医生 Malbec（1931，1938a、b）发表了一项"星形"切除耳轮、耳舟和对耳轮的手术技术，不进行任何皮肤剥离。他的手术与 Cheyne 和 Burghard（1903）描述的手术非常相似，但目的是缩小耳廓上 1/3 的宽度。这种手

术对于切除耳轮、对耳轮和耳舟的皮肤肿瘤非常有效。然而，对于美容修复来说，它不是最常用的方法，因为它会留下难看的瘢痕，可能会使患者不满意。

　　在 Webster（1945）的其他出版物中详细描述了如何塑造新的耳轮皱襞。后来，Peer 和 Walker（1957）、Peer（1957）对 Gersuny 的方法进行了一些改进。最近，Hinderer 等（1987）提到了他自己对矫正重度和中度巨耳畸形的技术，

即在耳舟的不同水平上进行软骨和皮肤切除，以增进美学效果。

在1992年马德里举行的国际整形外科大会上，笔者展示了自己在巨耳症矫正方面的贡献（Avelar，1992，1997）。笔者的方法结合了Gersuny、Webster、Antia和Buch的几种方法（1967）。笔者手术的基本原则是切除耳舟软骨从而缩小耳廓上1/3的宽度；保留后壁的皮肤覆盖，并且切除耳部另一区域的耳轮；最后旋转推进皮肤软骨瓣，将缝合后的切口隐藏在耳轮褶皱里。

二、方法

（一）手术方案

在任何整形外科领域，制订手术方案是外科手术前的一个基本步骤。必须对每个患者进行详细的检查，检查所有耳软骨的解剖异常。用X线胶片创建两个模型能有效地帮助预测再造耳的形态。第一个被称为S模型，展示了术前耳朵的大小、形状、解剖结构和维度（图17-3）。第二个被称为T模型，根据外科医生的想法，展示拟建器官的大小和形状（图17-4）。

即使当X线片弯曲，外科医生也有足够的时间来考虑切除的组织数量以及切除后耳廓的旋转情况。这是一种术前联想练习，对于节省手术时间非常有用。可以用尺子来验证耳廓缩小后的大小。

（二）手术

手术在局部麻醉联合静脉镇静下进行。需要强调的是，根据手术方案画线后再进行浸润麻醉。

（三）画线

根据手术方案，画线是术前的另一个重要步骤。在这个过程中，必须按照该技术画出所有的切口。在耳舟上画一个椭圆形的"岛"状切口（图17-3）。然而，当耳廓在垂直方向过长时，"岛"

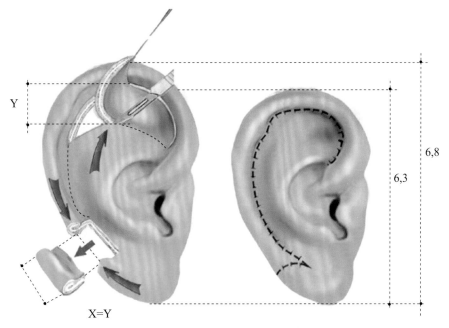

▲ 图 17-3　在耳舟和耳轮上椭圆形切除
宽度"Y"与"X"相似，只是为了在垂直方向上减少长度

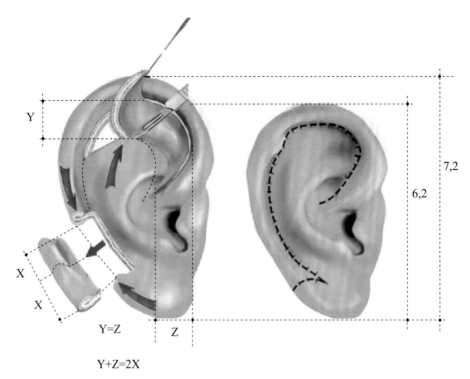

▲ 图 17-4　耳廓在垂直和水平方向的缩小

这是两个方向切除相加的结果，即 "Y" + "Z" = 2 "X"

状切口水平地位于耳上半部分，同时切除耳轮的下半部分。因此，只会在垂直方向上缩小耳部。椭圆切除的宽度 "Y" 与耳轮上切除的宽度 "X" 相似（图 17-3）。

然而，当巨耳症为纵向和横向增大时，必须改变画线，以减少其横向增大。画一个 C 形切口，包括切除三角窝前部，减少耳廓的宽度（图 17-4）。沿着耳轮沟从上向下直至耳垂，画出另一个切口（图 17-5）。在耳廓和耳垂之间画出切除的部分。切除宽度 "Y" + "Z" = "X" + "X"（图 17-4）。

（四）皮瓣的切口、切除和旋转

切除耳廓耳甲基部前应进行局部浸润麻醉，以避免损失画线。根据先前的标记（图 17-5）切开皮肤，只做耳廓前面皮肤和软骨的切口。为了给复合瓣提供良好的血供，不要切开后面皮肤。

耳甲后面的软骨膜与后部皮瓣相连（图 17-5）。因此，皮瓣的厚度和血供为新耳提供了足够的支撑。在耳后面形成的软骨膜皮瓣，与耳轮边缘相连（图 17-5）。软骨和皮肤被切除后，保留软骨膜在其原有位置（图 17-5）。

在耳轮的下半部切除一段宽 2 "X" 的耳轮，与在耳舟和前部切除的皮肤软骨膜瓣大小一致，垂直部分为 "Y" + "Z"。这意味着在水平和垂直两个维度上进行切除。因此，耳廓缩的越小，切除的范围就越大，包括垂直部分（图 17-6）。

将耳轮由上向下旋转后缝合，切除耳廓与耳垂之间的后侧多余皮肤，软骨无须缝合。缝合皮肤后，软骨自然对合（图 17-6）。

有时患者抱怨耳垂像耳廓一样过长。在耳垂的前后方做皮肤切口来缩小耳垂。耳垂过大可能为单侧（图 17-7），但更常见的是双侧耳垂巨大，因此需要缩小两个耳垂（图 17-8）。

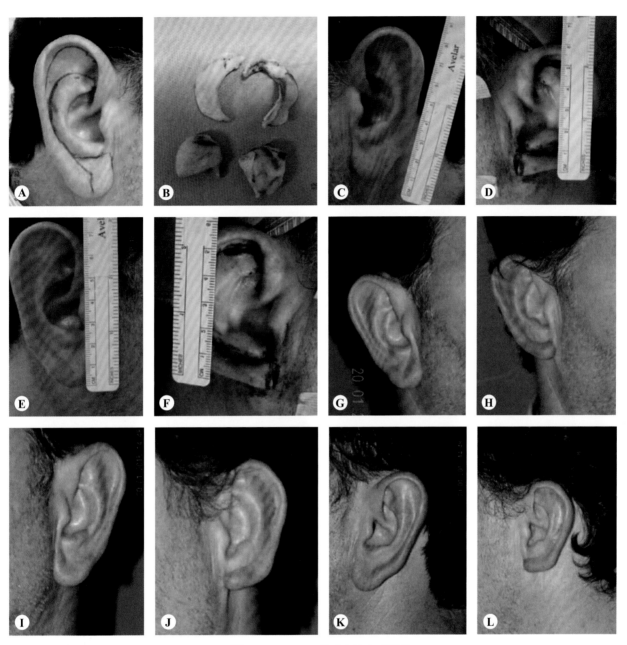

▲ 图 17-5　**Avelar 的耳廓缩小成形术**

A. 在右耳上的画线，缩小耳垂的画线；B. 双耳切除的部分：上图为从耳舟切除的皮肤和软骨；下图为切除的耳垂组织。围术期照片显示耳廓缩小。C 和 E. 皮肤和软骨切除前；D 和 F. 同一患者切除耳廓和耳垂后即刻。从尺子上能看到切除组织的大小。G. 右耳术前；H. 手术后；I. 左耳术前；J. 术后；K. 术前左侧耳部侧面图；L. 耳廓缩小成形术后

（五）包扎

在耳廓前后使用湿棉绷带。严禁对耳部做贯穿缝合，因为这可能会阻断血液循环，造成严重后果。术后 5～6 天更换绷带，再包扎 6～7 天，拆线前拆除绷带。

三、讨论

需要强调的是，耳廓的大小、形状、位置和方位的任何改变都会影响面部美观和平衡性，对患者产生心理影响。当患者和家属都因为耳廓大

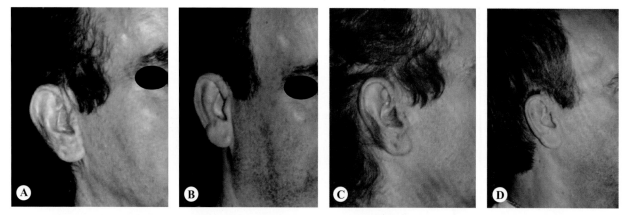

▲ 图 17-6　患者，男，51 岁，右侧耳廓缩小成形术
A 和 C. 术前；B 和 D. 同一患者在用 Avelar 技术进行耳廓缩小成形术后 1 年。患者以前耳朵上毛发过多；术中切除了有毛发的皮肤

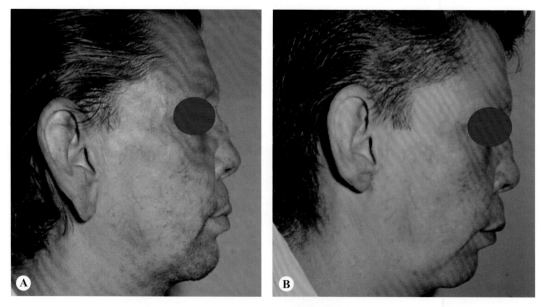

▲ 图 17-7　右耳耳垂缩小
A. 术前，耳垂过长；B. 同一患者通过本章介绍的技术进行耳垂缩小手术

于正常尺寸抱怨不够美观时，就需要缩小耳廓。制订手术方案是术前的基本步骤。术前画线必须在患者清醒时对着镜子向患者展示整个过程。在耳舟上画一个椭圆形的切口线，并在耳轮和对耳轮之间做切口。当耳廓垂直长度过长时，椭圆形切口水平地位于耳的上部。然而，如果耳廓过长过宽，就需要画出包括部分三角窝的 C 形切口线。另一个切口是沿着耳舟从上向下，直到耳垂。在耳廓和耳垂之间的切口线是手术的补充。手术在局部麻醉和静脉镇静下进行。按照画线做切口，在耳廓前面切口深达皮肤和软骨，不切开后面的皮肤。从后面的软骨膜表面剥离，形成一个软骨膜皮肤瓣，与耳轮相连。切除皮肤和软骨后，将耳轮从上向下旋转推进，再进行缝合。切除耳廓与耳垂之间后侧的多余皮肤，并用湿棉绷带包扎 1 周。耳垂肥大可为单侧，但多为双侧，可通过切除前侧和后侧耳垂皮肤来进行调整。

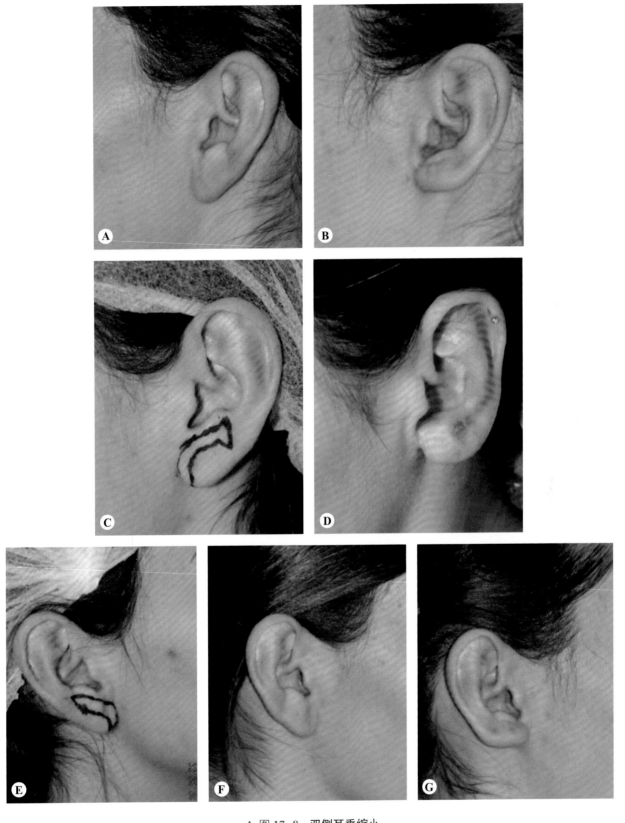

▲ 图 17-8 双侧耳垂缩小

A 和 F. 手术前的照片显示由于耳垂过长，导致双耳不对称；B 和 G. 同一患者双侧耳垂缩小后；C 和 E. 术前画线；D. 右耳耳垂缩小术后特写照片

四、结论

笔者用这种方法得到了很自然的效果。后面的皮瓣很容易从上向下滑动，使耳廓保持自然的形态。耳轮的前部能很好地旋转，最终达到自然的美学效果。瘢痕位于耳朵的褶皱处，不明显。当耳垂过长时，可将其切除，并同时切除耳轮的下部。

参考文献

[1] Antia NH, Buch VI (1967) Chondro-cutaneous advancement flap for the marginal defects of the ear. Plast Reconstr Surg 39:472

[2] Avelar JM (1986a) Deformidades congênitas do pavilhão auricular: experiência em 138 casos de reconstrução da orelha. Rev Soe Bras Cir Plast 1:28-43

[3] Avelar JM (1986b) Importance of ear reconstruction for the aesthetic balance of the facial contour. Aesthet Plast Surg 10:147-156

[4] Avelar JM (1992) Reduction otoplasty - a new technique to correct macrotia. In: Hinderer UT (ed) Abstract, X congress of the international conference for plastic and reconstructive surgery, Madrid, pp 68-69

[5] Avelar JM (1997) Creation of the auricle. In: Avelar JM (ed) Reduction otoplasty in macrotia, vol 20. Ed. Hipócrates, São Paulo, pp 351-361

[6] Avelar JM (2011) Deformidades Congênitas da Orelha - Microtia. In: Carreirão S (ed) Cirurgia Plástica. Editora Atheneu, Rio de Janeiro, pp 349-364. ISBN: 978-85-388-0223-5

[7] Avelar JM (2013) The upper pole. In: Avelar JM (ed) Ear reconstruction, vol 9. Springer, Heidelberg, pp 101-116

[8] Binnie JF (1921) Manual of operative surgery. Blakiston's Son and Co., Philadelphia

[9] Cheyne WW, Burghard SF (1903) Manual of surgical treatment. Longmans, Green and Co., London

[10] Cocheril R (1894) Essai sur la Restauration du pavillon de Oreille. Paris Theses, Lille

[11] Day HF (1921) Reconstruction of ear. Boston Med Surg J 185:146

[12] Gersuny R (1903) Über einige kosmetische Operationen. Wien Med Wschr 48:2253-2257

[13] Hinderer UT, Del Rio JL, Fregenal FJ (1987) Otoplasty for prominent ears. Aesthet Plast Surg 11(2):63-69

[14] Kolle FS (1909) Plastic and Cosmetic Surgery, 191(1):135.

[15] Malbec EF (1931) Cirurgia estetica del pabellon auricular. In: Avelar JM, Malbec EF (eds) História Ciência y Arte en Cirugía Estética, vol 8. Hipócrates, São Paulo, pp 433-440

[16] Malbec EF (1938a) Cirugia estética dei pabellón auricular. Sem Med 18:994

[17] Malbec EF (1938b) Deformidades dei Lobulo de la oreja y su correcioón estética. Sem Med 32:62

[18] Peer LA (1957) Behavior of skin grafts interchanged between parents and infants. Transplant Buli 4:109

[19] Peer LA, Walker JC (1957) Total reconstruction of the ear. J Int Surg 27:290

[20] Tanzer RC, Converse JM (1964) Deformities of the auricle. In: Converse JM (ed) Reconstructive Plastic Surgery. Saunders, Philadelphia, p 1073

[21] Webster DB (1945) The ear apparatus of the kangaroo rat Dipodomys. Am J Anat:114-115

第18章 穿耳孔造成损伤后的耳廓重建术
Ear Reconstruction After Destruction Caused by Piercing

Juarez M. Avelar 著

谢 祥 译

一、概述

佩戴穿孔饰品是人们自愿通过穿刺人体的某些部位，佩戴金属制成的异物（首饰）来实现个人对美的追求。青少年有多种表达情感、焦虑等心理状态的方式，佩戴穿孔饰品是其中之一，通常与爱美有关（Pitanguy，1986）。对美的诠释不必遵循预定的规则，因为审美总是随时间而变化，也根据民族、社会、道德和文化等不同方面产生变化。另一方面，审美受到媒体的影响，因为它可以反映出目前社会最和谐平衡之处（Avelar，2000；Rees，1973）。佩戴穿孔饰品已经成为一种非常普遍的做法，但可能会导致严重的并发症，特别是耳廓穿孔，由于局部感染，有时会产生一系列的影响。

对自己的身体穿孔是一种个人行为，它满足了患者对自我审美的评估。皮肤是人体最大的器官；事实上，这种形式的身体装饰可以在很多部位进行，如眼眶区域和眼睑，但更常见的是在鼻子和耳朵以及其他部位，通常最多的是在嘴唇、牙龈和舌头部位进行穿孔。此外，许多模特戴肚脐钉；还可以发现有些年轻人会打乳头钉，甚至

在生殖区佩戴穿孔装饰；纵观亚洲到南美洲，从原始和现代社会，会发现甚至成年人也会佩戴穿孔饰品。

我们无法估计在人群中行穿孔的比例，但已知的是，每种穿孔在青少年和成人中都很常见（Pérez-Potapos 和 Cossio，2006）。而且一个人只打一个洞是很罕见的。

穿孔的主要动机与宗教、反叛、美学、神秘主义、成年礼有关。穿孔后佩戴饰品被赋予了很大的审美意义，但它可能会对青少年和成人产生严重的健康风险。最严重的问题可能发生在打耳洞后。严重的并发症可由局部感染引起，随后穿孔区域损坏（图18-1）。由于人们经常打耳洞，所以可能会对耳朵造成部分或全部损坏。笔者的患者曾因一侧耳朵穿孔而出现复杂的畸形。

二、穿耳孔引起的并发症

耳朵附着于头的两侧，超过95%的时间暴露在外，因此人们最喜欢穿耳洞，并且人们容易忽略对耳部的清洁（Avelar，1984，2011）。耳部的结构很精巧，除了耳垂是由两层皮肤形成，所有

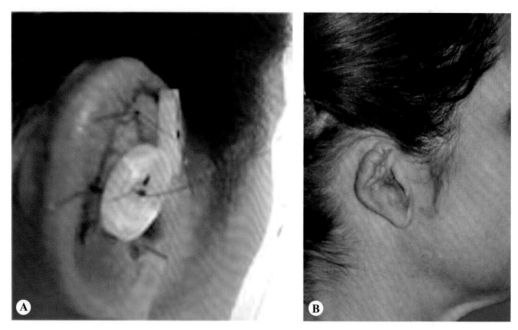

▲ 图 18-1　患者在发廊由于发夹造成右耳损伤，导致严重感染

A. 前侧面图显示耳部肿胀，耳部附着两个异物，目的是避免回缩；B. 感染治愈后，耳部发生复杂的收缩

微妙的结构由软骨构成，形成了耳部不规则、奇特的褶皱和隆起。软骨的解剖结构缺少血管，因此在钻孔穿刺时，无法抵抗细菌入侵。由于一直处于暴露状态，耳朵成为穿孔的首选器官（图18-2）。因此，正如 Cicchetti 等（2002）所述，穿孔将外来元素引入皮肤，给细菌提供了入侵的机会，从而可能导致局部感染，造成严重、不可逆转的后果。不仅软骨内没有血管，皮肤循环对外来入侵也是保护甚微。笔者曾遇到过一些复杂性局部感染患者，他们不得不转到重症监护病房数天甚至数周（图 18-3）。由于感染侵入，抗生素不能有效抵抗微生物对于耳软骨的侵袭，产生的复杂性化脓现象，从而形成复杂的耳部框架吸收。结果，皮肤会自动折叠并扭曲耳部的结构。这种情况是耳部再造中较为复杂的情况，因为皮肤变得缺乏弹性，不适合手术，必须使用肋软骨来替代缺失的框架（Avelar 等 1984，1987，2013）。

　　一旦畸形形成，影响美观，软骨膜和软骨缺

失难以治疗；这种耳朵类似于菜花。如 Fernandez 等（2008）所述，软骨膜炎是一种较为严重的并发症，目前这种并发症相当常见。局部症状为耳部肿胀、发红、疼痛（耳垂除外，由于不含软骨）（图 18-1 至图 18-3）。如果由于疏忽漏诊或未怀疑感染而延误治疗，则会出现全面水肿，感染可扩散导致软骨缺血性坏死，软骨膜下脓肿（Hanif 等 2004）。建议手术引流、清创坏死组织并予以静脉内药物治疗（图 18-1 至图 18-3）。在治疗效果不好时，耳软骨损坏、褶皱和变形，形成瘢痕，使整形重建手术极其困难（Avelar，1986，1989）。

三、耳畸形重建

　　为了矫正耳朵畸形，患者必须在一、二、三期手术阶段接受复杂的软骨移植手术。耳上极的一些畸形可以进行单次治疗（图 18-4 至图 18-6），严重的畸形则需要 2～3 次。在第一期手术中，

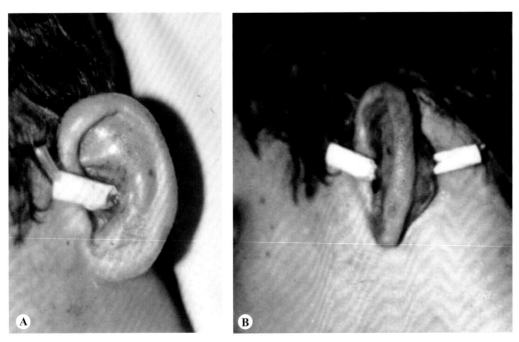

▲ 图 18-2 左耳穿孔引起的严重感染

A. 前斜位图：引流贯穿耳廓；B. 同一患者的侧面图

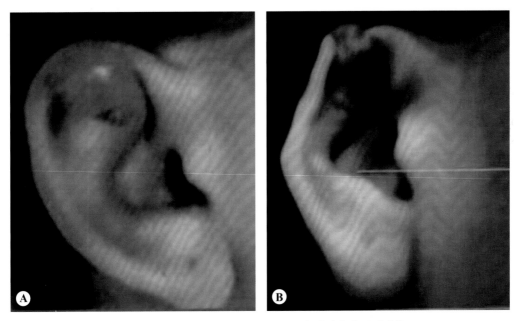

▲ 图 18-3 患者，女，17 岁，右耳穿孔致上端严重感染

A. 穿孔 3 天后；B. 同一患者在强化治疗 2 周后，因感染出现皮肤收缩

从第八或第九肋弓取出肋软骨，再造新的耳廓支架。手术中雕刻新的支架创建耳轮和对耳轮，然后小心地插入皮下，形成耳廓结构（图 18-7 和图 18-8）。因为乳突区域的皮肤覆盖非常厚且无弹性，通常需要使用组织扩张器（图 18-9 和图 18-10）。乳突区不是耳再造的理想皮肤，但目前来说是最佳之选，因为它在拟建的耳廓区域。在乳突区，用特殊器械在不损伤附近的血管的情况

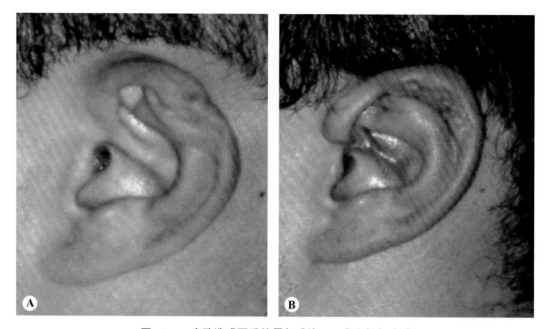

▲ 图 18-4 穿孔造成严重的局部感染，耳朵上极部分破坏

A. 患者，男，19 岁，左耳术前照片，由于严重的局部感染造成上极复杂的损伤；B. 同一患者术后照片，用新的 D 形软骨移植，并从颅耳沟向前推进岛状皮瓣，重建耳舟

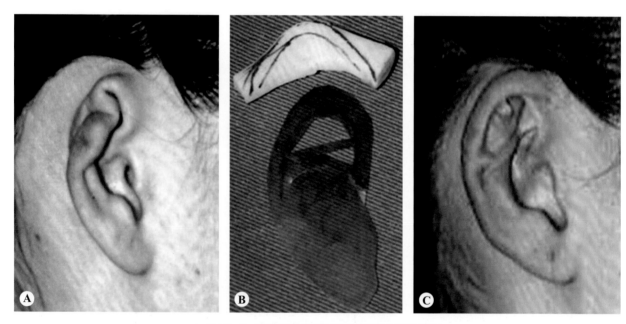

▲ 图 18-5 穿孔引起的感染造成耳朵的部分破坏

A. 患者，女，19 岁，右耳术前照片，显示皮肤收缩，影响美观，耳软骨严重受损；B. 用 X 线片制作新耳廓支架的模片，依照模片雕刻肋软骨再造缺失的部分耳廓；C. 同一患者在一期重建术中植入缺失部分的支架的术后照片

下剥离形成皮下通道使用组织扩张器扩张。皮肤保持完整厚度均一是一个令人满意的步骤，然后嵌入新的耳廓支架。笔者倾向于切取第 9 肋软骨

来雕刻出新的支架（图 18-9 和图 18-10）。

术后，为了保护再造的耳朵，需要使用特殊的绷带包扎；术后 4~5 天更换绷带，之后每 10

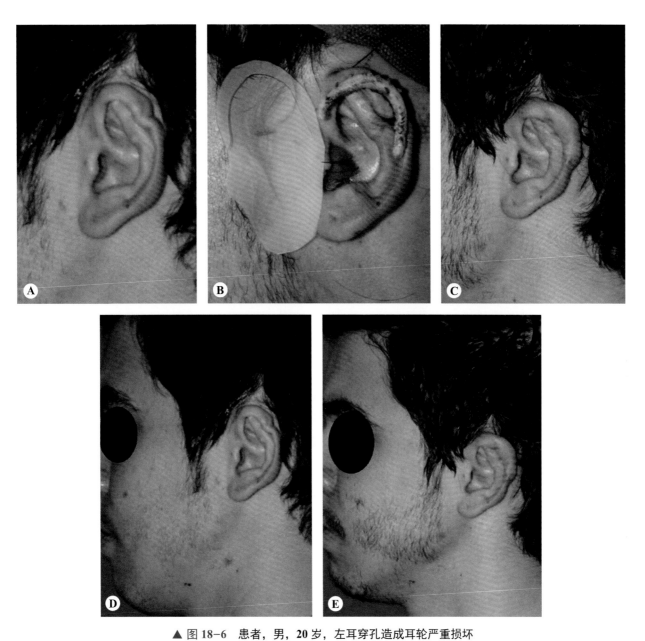

▲ 图 18-6　患者，男，20 岁，左耳穿孔造成耳轮严重损坏

A 和 D. 术前耳轮的外观；B. 术中照片显示新耳廓的投影和用肋软骨雕刻好的新耳轮；C 和 E. 同一患者耳轮重建 1 年后效果

天更换一次，至少持续 2 个月。在二期手术中，在覆盖新耳廓支架的区域附近做切口，掀起耳廓，随后进行皮肤移植，闭合创面并保持其翘起的形态（Avelar，1986，1987，1990，2011，2013）。

四、耳垂增大

　　耳垂扩张器是一种不同寻常的穿孔方式，因为它为更多式样的饰品提供了更加充足的空间。如上所述，耳垂仅由两层皮肤组成，不含软骨。由于这些解剖特征，擅长穿孔工作的人员通常会创造出新方式来装饰耳朵。在年轻男女和成年人中普遍存在，包括印度人。

　　然而，目前一些非印度裔的患者（男性和女性）使用相似的方法将耳垂拉长，作为身体装饰和美丽的标志。有时患者会出现一些异常情况，

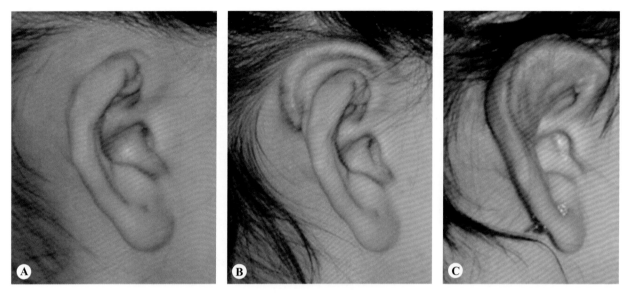

▲ 图 18-7　穿孔引起局部严重感染导致耳软骨严重受损，进行耳廓上极重建

A. 患者，女，右耳术前，这是由于穿孔造成部分耳软骨破坏而引起的复杂并发症。上极的皮肤回缩，无法重建缺失的部分。B. 依照手术方案，在第一期重建手术中用肋软骨仔细雕刻出一个 D 形耳廓支架，并植入皮下；C. 两期耳廓上极重建术后的最终结果

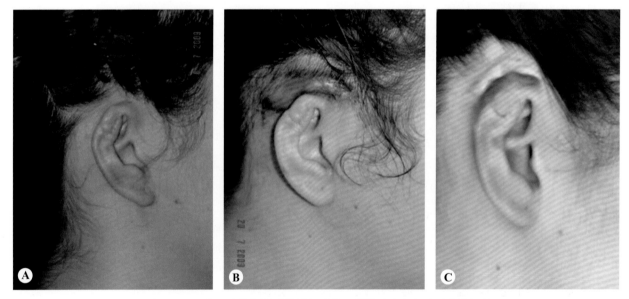

▲ 图 18-8　穿耳孔引起严重的局部感染，导致耳廓上部严重皮肤回缩

A. 患者，女，20 岁，右耳术前。上极皮肤回缩，无法重建缺损皮肤。B. 用肋软骨小心雕刻耳支架，并植入上极皮下，以完成耳轮重建
C. 同一患者一期手术后 7 年，到目前为止未进行二期手术

导致严重的并发症，这是因为穿孔都是由外行来做的，出现问题后才通过外科手术来解决这些问题。

当笔者从医学院毕业时，我在巴西亚马逊丛林工作了 1 年，在那里提供志愿医疗服务。笔者的工作是帮助小城镇和原始村庄的穷人。笔者记得当时在远离文明的地方工作，有一个部落对这一章的主题有着特殊的习俗。一名 11 岁的女孩因耳垂出血前来求医。她告诉笔者，为了达到部落习惯的美感，她开始改变耳垂的形状和大小。

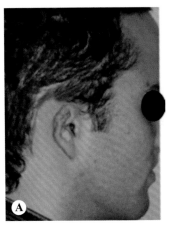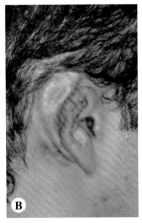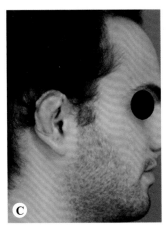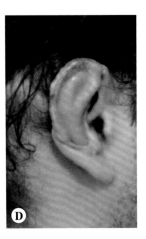

▲ 图 18-9　穿耳孔引起感染导致部分耳廓畸形

A. 患者，男，21 岁，右耳术前照片，右耳严重受损，无美感；B. 同一患者，用肋软骨雕刻新的耳廓支架，以再造缺失的部分，植入新耳廓支架术后 1 年；C. 同一患者一期重建术后 2 年；D. 新耳廓的特写图片

首先，她在 2 个耳垂的中心做了穿孔，耳洞内挂上小块金属或石头。然后，悬挂更重更大的金属或石块，逐渐耳垂被缓缓拉长，形成一个更大的圆圈，直到耳垂长到可以向上旋转到达耳朵的上极。这种耳垂的扩张除了作为一种装饰之外，在整个人群中赋予一种特殊的意义，使女孩成为部落中一个重要的女性成员。然而，因为她的耳垂被撕裂破坏，这意味着她不会成为部落的领导成员。

也有一些非本地的人使用同样的方法来拉长耳垂，他们以此为美并悬挂物品进行个人装饰。因为耳垂延长失败，耳垂组织撕裂，甚至耳垂严重受损，他们过去常常来医院治疗。耳垂的修复可以在局部麻醉下进行。这种情况是一种独特的组织扩张现象，这是整形外科的一个重要领域，尤其是在耳再造领域。

五、讨论

穿孔是一种利用身体作为装饰的方式，这种装饰可能会损害器官的结构，从一开始就会造成严重的后果，从长远来看也是如此。这是一种可怕的操作，由外行人执行，他们不遵守卫生原则，没有无菌观念。年轻人和成年人对自己身体进行这种穿孔的原因是多种多样，包括美学、宗教、人为身份、在人群中寻求优越感和同辈压力。

不管是什么原因导致年轻人和成年人寻求人为的认同，它们只能用改变身体的方法来实现。由于缺乏卫生和消毒程序，这种穿孔有局部和全身性感染的风险。人们喜欢把物品放在耳朵、鼻子、眉毛、嘴唇、牙龈、肚脐，甚至生殖器内。当耳朵穿孔时，可能会导致严重的感染，导致部分或全部的器官破坏。皮肤有大量的细菌。金属异物穿孔后，可引起局部和全身感染，对患者造成不良后果。笔者有 38 例患者由于穿孔导致耳朵严重局部感染，破坏了耳软骨，进而发展为严重的畸形（Avelar，1987，1990，1997，2011，2013）。所有此类畸形的患者均为是单侧畸形。感染后的耳廓皮下严重的纤维化，皮肤出现回缩、皱褶，无美感，类似于"菜花"，这种重建手术是耳外科领域中最困难的手术之一（Fernandez，2008）。

修复穿孔引起的耳畸形需要部分或全部再

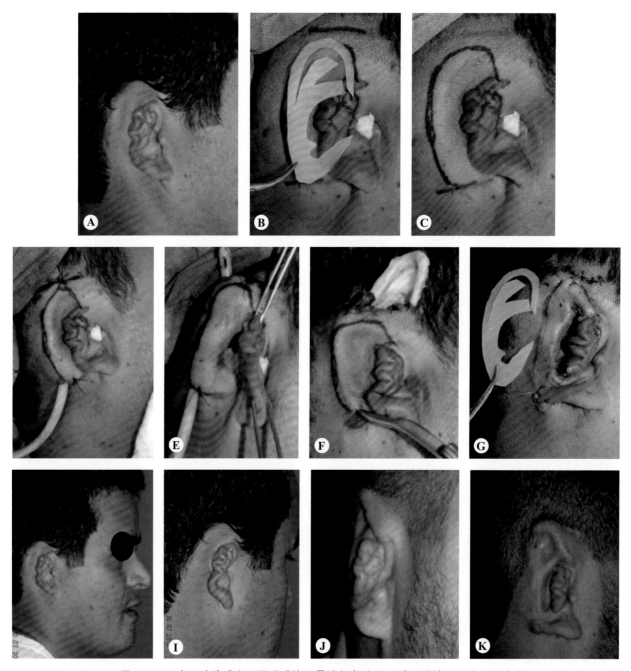

▲ 图 18-10　穿耳孔造成右耳严重感染，导致复杂畸形，系列照片显示全耳再造术

A. 患者，男，24 岁，右耳术前照片显示严重损伤，无美感；B. 对再造耳的手术规划；C. 再造耳的空间投影；D 和 E. 乳突区皮肤的快速即刻扩张；F. 用肋软骨雕刻的耳廓支架，剥离皮下隧道，将支架植入皮下；G. 软骨支架已经通过皮下隧道植入皮下；H 和 I. 耳部受损；J 和 K. 同一患者第一次手术再造后 6 个月

造，用肋软骨雕刻新的耳支架。与任何其他外伤性耳部畸形类似，治疗这种疾病需要一期、二期或三期手术才能完成。在某些情况下，可以在一次手术中修复上极，但在大多数情况下，两次手术是必要的。在一期手术中，切取肋软骨，雕刻成患者缺失的耳部软骨部分，仔细雕琢所有解剖细节。在皮肤切开后，新支架植入乳突区皮肤下。术后，患者必须继续接受外科医生及其

团队的护理。二期手术在 6 个月后进行，此时必须在一期手术形成的新耳廓边缘处做皮肤切口，在创面植皮，皮片可取自对侧耳廓背面的皮肤。

染导致纤维组织回缩。矫正因穿孔造成的严重畸形一直是一个挑战。在所有的病例中，由于软骨被感染破坏，所以需要替换掉耳廓支架的缺失部分。我对患者的治疗方法是，在耳廓残存的皮肤下植入缺失的软骨支架。然而，对于大多数患者，2～3 次手术是必要的。只有在穿孔引起的感染完全恢复后才能进行手术。这些问题在男性和女性身上都有。

六、结论

异物穿过耳朵后的几天内就会出现感染，感

参考文献

[1] Avelar JM (1986) Congenital deformities of the auricular pavilion - experiences of about 138 cases of ear reconstruction. (Deformidades congênitas do pavilhão auricular: experiência em 138 casos de reconstrução da orelha). Rev Soc Bras Cir Plast (1):28-43

[2] Avelar JM (1987) A new technique for reconstruction of the auricle in acquired deformities. Ann Plast Surg 18(5):454-464

[3] Avelar JM (1989) Modelagem do arcabouço auricular nas reconstruções da orelha. In: Avelar JM (ed) Cirurgia Plástica na Infância. Hipócrates, São Paulo, pp 287-290

[4] Avelar JM (1990) Princípios fundamentales en la reconstrucción de la oreja. In: Avelar JM, Malbec EF (eds) História Ciência y Arte en Cirugía Estética. Hipócrates, São Paulo, pp 449-465

[5] Avelar JM (1997) Papel Social da Cirurgia Plástica - Simpósio Nacional de Responsabilidade Civil e Penal de Médicos Promovido pelo Instituto Brasileiro de Extensão Jurídica para Profissionais de Outras Áreas (IBEJ), Campos do Jordão - SP. Simpósio Nacional de Responsabilidade Civil e Penal de Médicos promovido pelo Instituto Brasileiro de Extensão Jurídica para Profissionais de Outras Áreas (IBEJ), Campos do Jordão

[6] Avelar JM (2000) Concept of beauty (Conceito de Beleza). In Plastic surgery is not obligation of result (In Cirurgia Plástica - Obrigação de meio e não obrigação de fim ou de resultado). Editado por Juarez M. Avelar. Ed. Hipócrates, São Paulo; 183-120.

[7] Avelar JM (2011) Deformidades Congênitas da Orelha - Microtia; Cirurgia Plástica, p. 349-364; Editor: Dr. SérgioCarreirão;

Editora Atheneu, Rio de Janeiro ISBN: 978-85-388-0223-5

[8] Avelar JM (2013) Acquired deformities of the auricle. In Avelar JM (ed.) Ear reconstruction, Springer, Heidelberg., (11):129-149. ISBN 978-3-642-35682-7

[9] Avelar JM, Avelar TM (2013) Modeling of the new auricular framework. In: Avelar JM (ed) Ear reconstruction. Springer, Heidelberg, pp 15-31

[10] Avelar JM, Psillakis JM, Viterbo F (1984) Use of large composite grafts in the reconstruction of deformities of the nose and ear. Br J Plast Surg 37(l):55-60

[11] Cicchetti S, Skillman J, Gault DT (2002) Piercing the upper ear: a simple infection, a difficult reconstruction. Br J Plast Surg 55(3):194-197

[12] Fernandez AP et al (2008) Pericondrite pós-piercing. Rev Bras Otorrinolaringol 74(6):933-937

[13] Hanif J, Frosh A, Marnane C, Ghufoor K, Rivron R, Sandhu G. (2004) High ear piercing and the rising incidence of perichondritis of the pinna (publication types: case reports). March; Ear, Nose, and Throat Department, University Hospital of Wales, Cardiff.

[14] Pérez-Potapos ML, Cossio ML (2006) Tatuajes y perforaciones en adolescentes. Rev Med Chil 134:1322-1329

[15] Pitanguy I (1986) Philosophical Perspectives and psychosocial aspects of body contour. In: Avelar, Illouz (Eds) Liposuction (in Liposuction). Hippocrates, Saint Paul, pp. 3-7

[16] Rees TD (1973) Chapter 1: Concepts of beauty. In: Rees TD, Wood-Smith D (eds) Cosmetic Facial Surgery. W. B. Saunders Company, Philadelphia

相 关 图 书 推 荐

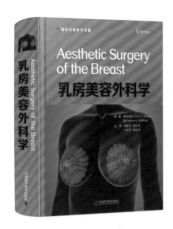

原著　[罗马尼亚] Toma T. Mugea 等
主译　吴毅平　郝立君　亓发芝　胡志奇
定价　498.00 元

本书是引进自 Springer 出版社的一部高质量乳房整形美容外科技术方面的著作，由罗马尼亚资深整形外科 Mugea 教授编撰，由华中科技大学同济医学院附属同济医院整形美容外科吴毅平教授、哈尔滨医科大学附属第一医院整形美容外科郝立君教授、复旦大学附属中山医院整形外科亓发芝教授、南方医科大学南方医院整形美容外科胡志奇教授共同主持翻译。全书共分九大部分：第一部分综述美学、乳房美学和乳房整形历史；第二部分介绍乳房的解剖、发育和术前评估；第三部分为麻醉、术前风险评估及乳房手术常用的肿胀麻醉技术；第四部分介绍隆乳术、计算机辅助假体选择及假体与组织间的相互作用；第五部分讲述乳房整形手术的并发症与修复手术；第六部分结合乳房下垂分级介绍了各种乳房固定术；第七部分为乳房缩小术及减少复发等措施；第八部分为其他乳房畸形的手术整复；第九部分则为原著者对乳房整形的思考。

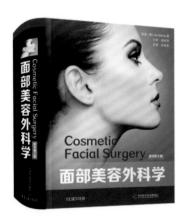

原著　[美] Joe Niamtu Ⅲ
主审　郭树忠
主译　师俊莉
定价　498.00 元

本书引进自 ELSEVIER 出版集团，是一部全面介绍当代面部美容外科学的经典教科书。本书为全新第 2 版，共 15 章。书中所述均基于真实病例及术者经验，并配有3000 余张手术前后高清照片及手绘插图，生动描述了面部美容手术过程中的各项操作，同时阐明了重要概念及技巧，使手术步骤阐释浅显易懂。著者在面颈部提升、眶周年轻化、假体移植、脂肪移植、微创美容等方面有独特的观点与技术，在很多手术方面的一些小技巧也非常实用，特别是有关年轻化的内容，是著者在大量实践与创新基础上的理论总结，对国内从事医疗美容工作的医生很有帮助。本书内容翔实、阐释简明、图表丰富，既可作为住院医生和低年资外科医生的指导书，又可作为中、高级外科医生了解新技术的参考书。

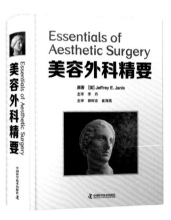

原著　[美] Jeffrey E. Janis

主译　李　丹

主审　郭树忠　崔海燕

定价　398.00 元

本书引进自 Thieme 出版社，是一部新颖、独特、全面的实用医疗美容指南。全书分九部分，涵盖了美容外科从皮肤护理到无创治疗、外科手术方法的全部内容，采用简洁的文字条目 + 清晰的图表形式编写，各章基本均由一位年轻的整形外科医生和一位临床经验丰富的整形医生共同撰写，前者的观点与后者的经验紧密结合，为读者带来宝贵的阅读视角，同时还给出专家提示、小贴士、注意、专家评论等多维信息帮助读者加深理解。本书观点明确，贴近临床，信息全面，既可作为医疗美容相关从业人员的培训教材，又可作为美容外科医师的案头必备参考书。

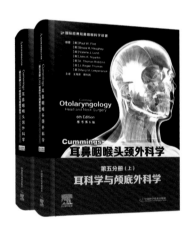

原著　[美] Paul W. Flint 等

主译　王海波　樊兆民

定价　548.00 元

耳鼻咽喉头颈外科学涉及人体重要的感觉器官，包括听觉、平衡觉、嗅觉、味觉，以及呼吸和吞咽功能等，所涵盖的疾病已远超传统的"四炎一聋"范畴，临床诊治的疾病不仅包括该区域器官的原发疾病，全身性疾病在耳鼻咽喉的特殊表现也越来越受到重视。随着循证医学的发展，如何获得高水平的临床研究证据，越来越受到人们的重视。

本书引进自世界知名的 Elsevier 出版集团，是 Cummings Otolaryngology-Head and Neck Surgery, 6e 中文翻译版系列分册之一。本书详尽介绍了耳部的应用解剖学、系统解剖学及相关疾病的生理病理学，并从分子机制、遗传学等方面对外耳、中耳、内耳及前庭平衡器官等方面做了全面讲解。同时，对耳显微科学、耳神经 - 侧颅底外科学、内耳疾病、听力修复及康复、听觉植入学、前庭疾病、面神经疾病等方面，就疾病的病因学、听力学及影像学评估、临床表现、诊断及治疗等方面进行了具体、深入的介绍和阐述。

本书内容翔实、图文并茂，密切结合临床加以阐述，实用性与可读性强，可供耳科学及相关学科临床医师和研究人员参考阅读。

相 关 图 书 推 荐

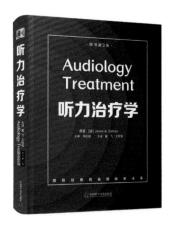

原著　[美] Jason A. Galster

主审　杨仕明

主译　冀　飞　王秋菊

定价　180.00 元

本书引自 Thieme 出版社，是一部实用性极强的听力专科理论及操作指南，系统介绍了治疗听力损失及相关问题的常见方法、疗效评估，以及听力保护方面的专业理论知识和临床实践经验。全书共 17 章，全面介绍了听力损失的治疗原则、助听器的基本原理和信号处理及耳模等耦合器件的验配技术、成人及儿童助听器的验配方法和效果评估、成人和儿童的人工耳蜗植入、骨传导及其他听觉辅助装置等最新技术、听力保护装置、耳鸣和听觉过敏的处理等内容。各章中特别标注了相关知识点、注意事项及技术用语，同时配有丰富的彩色图表。本书内容简洁清晰，配图精美丰富，是听力相关专业临床医生和技术人员实践的理想参考用书，同时也是一部不可多得的听力相关问题的操作指导宝典。

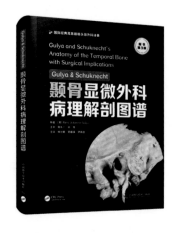

原著　[美] Aina Julianna Gulya

主审　韩东一　孙　伟

主译　杨仕明　郭维维　伊海金

定价　258.00 元

本书引进自世界知名的 CRC 出版社，由美国乔治·华盛顿大学 Aina Julianna Gulya 教授领衔编写，是一部颞骨手术解剖的实用图谱，亦是国际上研究颞骨组织学及手术解剖学的经典之作。本书为全新第 3 版，着重阐述了颞骨手术解剖的相关内容，不仅涵盖了颞骨连续标本切片及颞骨外科显微解剖，而且包括各种病理状态下外科手术操作图谱。书中图文并茂地展示了人类颞骨的精细解剖结构，从临床实际应用出发，紧密结合各种耳科疾病特点，可作为颞骨解剖的教学工具书，亦可供耳鼻咽喉头颈外科、神经外科、神经内科等专业基础研究人员及相关临床医师等阅读参考。

出版社官方微店